Rehabilitation und Prävention 55

Springer-Verlag Berlin Heidelberg GmbH

Monika M. Thiel

Logopädie bei kindlichen Hörstörungen

Ein mehrdimensionales Konzept für Therapie und Beratung

Mit einem Beitrag von Achim Breitfuß

Mit 14 Abbildungen

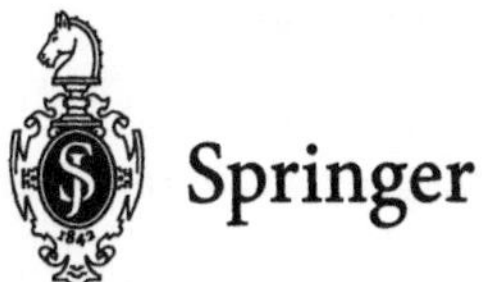

Springer

Autorin

Monika M. Thiel
Internet: www.angelfire.com/mt/monikathiel
e-mail: thiel@usa.com

Staatliche Berufsfachschule für Logopädie
an der Universität München
Pettenkoferstr. 4 a
D-80336 München

Beitragsautor

Achim Breitfuß
Frankfurt am Main

ISSN 0172-6412
ISBN 978-3-540-66515-1

Die Deutsche Bibliothek - CIP-Einheitsaufnahme
Logopädie bei kindlichen Hörstörungen: ein mehrdimensionales Konzept für Therapie und Beratung/Monika M. Thiel. Mit Beitr. von A. Breitfuß. - Berlin; Heidelberg; New York; Barcelona; Hongkong; London; Mailand; Paris; Singapur; Tokio: Springer, 2000
(Rehabilitation und Prävention; Bd. 55)
ISBN 978-3-540-66515-1 ISBN 978-3-642-57160-2 (eBook)
DOI 10.1007/978-3-642-57160-2

Umschlaggestaltung: Künkel + Lopka Werbeagentur GmbH, Heidelberg
Zeichnungen: P. Lübke, Wachenheim
Satz: K+V Fotosatz GmbH, Beerfelden

SPIN 10735275 22/3133 SY - 5 4 3 2 1 0 - Gedruckt auf säurefreiem Papier

Vorwort

Das vorliegende Buch entstand aus der Praxis und ist die theoretische Aufarbeitung mehrerer Jahre logopädischer Therapie mit hörgeschädigten Kindern und ihren Familien. Erst im Laufe der Zeit wurde mir bewußt, daß der Ansatz an sich neu ist und nicht dem entspricht, was weitläufig Praxis in der Arbeit mit Hörgeschädigten ist.

Meine Praktikanten aus Logopädie, Sprachheilpädagogik und Hörgeschädigtenpädagogik reagierten immer wieder erstaunt darauf, was sie während der Therapien beobachteten, und fragten nach dem dahinterstehenden Konzept. Viele wunderten sich, daß Sprachtherapie mit hörgeschädigten Kindern auch auf diesem Weg ausgesprochen erfolgreich ist, wo doch sonst eher angestrengtes Üben, Konzentration auf den auditiven Kanal und das mühsame Anbilden von Lauten die Regel sei.

Die Idee, direktiv und eindimensional allein mit dem Kind ohne Einbeziehung verschiedener Sinneskanäle und der gesamten kindlichen Persönlichkeit zu arbeiten, erschien mir dagegen verkürzt und abwegig.

Das nachfolgend vorgestellte mehrdimensionale Therapie- und Beratungskonzept ist ein Ansatz, der die Begleitung der familiären Krisenbewältigung in den Mittelpunkt rückt und zugleich das Kind darin fördert und motiviert, sich Sprache aktiv anzueignen. Die Einbeziehung geeigneter Wahrnehmungsbereiche und Bewegungselemente unterstützt diese Eigenmotivation. Es leuchtet nicht ein, daß diese grundlegende Integrations- und Motivationshilfe beim Spracherwerb ausgerechnet hörgeschädigten Kindern vorenthalten werden sollte. Hörgerichtete und multisensorische Förderung schließen einander nicht aus!

Das Ergebnis dieser Überlegungen liegt nun mit dem mehrdimensionalen Therapie- und Beratungskonzept vor. Ich hoffe, daß es vielen Logopäden, Sprachheil- und Hörgeschädigtenpädagogen Impulse liefert, wie die betroffenen Kinder und ihre Familien adäquat unterstützt werden können, ohne daß dabei der gemeinsame Spaß und die Heiterkeit zu kurz kommen.

MONIKA M. THIEL New York City, im Januar 2000

Zugunsten einer besseren Lesbarkeit wird im Singular die feminine Form der Schreibweise von „Logopädin" und „Psychologin", jedoch die maskuline Form von „Therapeut" und „Untersucher" verwendet. Im Plural wird durchgängig die maskuline Form gewählt. Aus demselben Grund wird von „den Eltern" gesprochen, auch wenn die traditionelle Familienstruktur heute so oftmals nicht mehr existiert. Die Bezeichnung „Eltern" meint genauso alleinerziehende Mütter und Väter. Die Bezeichnungen „hörrestig" und „gehörlos" werden synonym verwendet, ohne damit bestimmte ideologische Richtungen zu favorisieren. Als Oberbegriff für alle Schweregrade wird der Begriff „hörgeschädigt" benutzt.

Inhaltsverzeichnis

Einleitung und Überblick

Mit dem hier beschriebenen *mehrdimensionalen Therapie- und Beratungskonzept* wird erstmals ein umfassender logopädischer Praxisleitfaden für die Behandlung hörgeschädigter Kinder zur Verfügung gestellt. Das Buch bietet Logopäden, Sprachtherapeuten und Pädagogen einen in dieser Form neuen Ansatz für die *Therapie und Elternarbeit* in Verbindung mit konkreten Vorschlägen und Beispielen für die praktische Umsetzung.

Das mehrdimensionale Konzept entstand aus dem Wunsch, die logopädische Therapie hörgeschädigter Kinder grundsätzlich *ganzheitlich* und *motivationsorientiert* zu gestalten. Dabei wird das Kind nicht primär über seinen „Mangel", d.h. unter dem Aspekt der Hörschädigung definiert und beurteilt. Statt dessen wird es in erster Linie als „normales" Kind mit Stärken und Schwächen wahr- und angenommen. Zugleich wird auf seine speziellen Probleme in kompetenter Weise eingegangen.

Der ganzheitliche Aspekt bezieht sich auch auf das soziale Umfeld und die Familie des Kindes. Sie gehören zur unmittelbaren Erfahrungswelt des Kindes und prägen sein Selbstverständnis und seine gesamte emotionale, kognitive und körperliche Entwicklung nachhaltig. Daher werden die unmittelbaren Bezugspersonen möglichst direkt in die Therapie miteingebunden und darin unterstützt, ihre eigenen Kräfte zur Bewältigung der Situation zu mobilisieren und entfalten. Nicht zuletzt zeigt sich der Ansatz bei der Wahl der Methoden: Erkenntnisse aus der sensorischen Integrations-Therapie sowie der Lern- und Motivationstheorie fließen in die Arbeitsweise ein und werden entsprechend umgesetzt.

Als Einführung in das Thema dient zunächst ein kurzer Überblick über die *Grundlagen und Verfahren der Kinderaudiometrie*. Darin wird zum einen beschrieben, wie die einzelnen audiometrischen Untersuchungen durchgeführt und interpretiert werden. Zum anderen behandelt dieser Teil die Besonderheiten bei der *Anpassung von Hörgeräten und Cochlear-Implant-Sprachprozessoren* bei Kindern.

Anschließend werden die Ergebnisse der Hörtests in Beziehung zum Sprachbefund des Kindes gesetzt. Es zeigt sich, daß die zu erwartende Relation zwischen dem Grad des Hörverlustes und dem entsprechenden Ausmaß der Sprachstörung ein eher theoretisches Konstrukt darstellt. In der Praxis läßt sich z. B. eine hochgradige Schwerhörigkeit noch längst nicht immer einer schweren Sprachentwicklungsstörung zuordnen. Ebenso überrascht es manchmal, wie gravierend die Sprachstörung bei einer nur gering- bis mittelgradigen Hörstörung sein kann. Faktoren wie die Verteilung des Hörverlustes über die Frequenzen im Hauptsprachbereich, der Zeitpunkt der Diagnose, der Beginn der Hörgeräteversorgung, aber auch die individuellen Möglichkeiten und Grenzen des Kindes und der Eltern spielen hier unter anderem eine Rolle. Alle diese Voraussetzungen müssen bei der Therapieplanung berücksichtigt werden.

! **Ziel der logopädischen Therapie ist es, das Kind im Rahmen seiner Möglichkeiten und Grenzen entsprechend so zu fördern, daß es seine Persönlichkeit und seine sprachlichen Fähigkeiten optimal entfalten kann.**

Auf diese Weise kann das Kind entscheidend darin unterstützt werden, langfristig zu einem *selbstbewußten, mündigen Umgang mit seiner Hörstörung* zu finden. Die Förderung der Sprachentwicklung erfolgt im Hinblick auf eine sprachliche Kommunikation, die sich in erster Linie an den *individuellen Alltagsanforderungen* des Kindes orientiert. Vorrangig geht es darum, dem Kind einen Dialog mit seiner Familie und seiner Umwelt zu ermöglichen. Diese Dialogfähigkeit wird maßgeblich über Interaktion in Verbindung mit Sprache erlernt. Ein möglichst offenes Sprachverstehen wird zwar angestrebt, aber nicht zum Hauptziel der Therapie erhoben. Daneben wird an der Frustrationstoleranz und der Bewältigung von Mißerfolgen gearbeitet. Das Tempo, die Reihenfolge der Entwicklungsschritte und die Prioritäten werden dabei maßgeblich durch das Kind und seine Familie bestimmt. Die Teilziele orientieren sich am jeweils aktuellen Sprachentwicklungsstatus und am Gesamtentwicklungsstand und -potential des Kindes.

! **Im Mittelpunkt des therapeutischen Vorgehens steht der Spaß des Kindes am erlebnisbezogenen Lernen und an der Kommunikation.**

Die Sprachentwicklung wird *multisensorisch* gefördert. Durch das Einbeziehen geeigneter Wahrnehmungskanäle und Bewegungselemente, die dem Kind helfen, das Defizit im auditiven Bereich zu kompensieren, wird die Konzentration erhöht und die Integration des auditiven Kanals gefördert. Gleichzeitig wird die Motivation des Kindes zur Sprache erhöht, wie dies einseitig auditiv-verbal ausgerichtete Konzepte kaum leisten können. Die Auswahl der Materialien orientiert sich an den kindlichen Interessen und Bedürfnissen. Im Hinblick auf die Qualitätssicherung bezüglich der Beratung und Therapie ist eine intensive interdisziplinäre Zusammenarbeit mit allen beteiligten Berufsgruppen unerläßlich.

Die dargestellten Aspekte und Bereiche sind in ihrer Reihenfolge nicht als starres Programm zu verstehen, sondern als Ansatz für eine zeitgemäße, individuelle logopädische Therapie bei audiogenen Kommunikations- und Sprachentwicklungsstörungen. Die Auswahl der Themen erfolgte vorrangig nach dem Gesichtspunkt der Praxisrelevanz. Zahlreiche *Checklisten, Übersichten, Kopiervorlagen und Übungsvorschläge* ergänzen das Konzept und erleichtern den praktischen Einsatz in der Therapie. Im Einzelfall werden immer wieder Abwandlungen und Erweiterungen der hier vorgeschlagenen Vorgehensweise nötig sein.

! **Zuletzt steht immer das jeweilige Kind, seine Möglichkeiten und Bedürfnisse sowie die besondere Situation der jeweiligen Familie im Zentrum des Interesses.**

Das individuelle Vorgehen verlangt einen flexiblen Umgang mit dem „Konzept“ und die Bereitschaft des Teams und der einzelnen Therapeuten, mitunter auch zu improvisieren.

1 Einführung in die audiometrischen Untersuchungsmethoden

Achim Breitfuß

Allgemein sind audiologische Testverfahren als Hilfsmittel anzusehen, die zur Beurteilung von Hörstörungen im Sinne einer Differentialdiagnose führen. Die im folgenden beschriebenen Testverfahren dienen dazu, Störungen im Mittelohr von solchen im Innenohr zu unterscheiden. Hierbei differenziert man zwischen subjektiven und objektiven Testverfahren. *Subjektive Tests* sind auf die Mitarbeit des Kindes angewiesen; zu ihnen zählen Tonschwellenaudiogramm, Sprachaudiogramm und Aufblähkurve. Zu den *objektiven Untersuchungen* gehören die Impedanzmessung, die otoakustischen Emissionen und die Hirnstammaudiometrie.

Die Relevanz der einzelnen Untersuchungen wird deutlich, wenn man sich an der Anatomie und den 3 Abschnitten des Ohres (Abb. 1.1, Übersicht 1.1) orientiert.

1.1 Anatomie des Ohres

Der Schall wird über die Ohrmuschel aufgenommen und gelangt über den *äußeren Gehörgang* an das *Trommelfell*, welches die Grenze zum ebenfalls luftgefüllten *Mittelohr* bildet. Das Trommelfell ist eine hauchdünne, straff gespannte Membran, die durch die Schallwellen zu vibrieren beginnt. Das so in Schwingungen versetzte Trommelfell leitet über die gelenkartig verbundene Gehörknöchelchenkette (*Hammer, Amboß und Steigbügel*) den Schall weiter an die Membran des ovalen Fensters. Dort löst die Membranbewegung eine Wanderwelle in der Lymphflüssigkeit des *Innenohres* aus. Diese Wellenbewegung überträgt sich auf die *Basilarmembran* und damit auf die Haarzellen der Gehörschnecke (Cochlea). Hier findet die Umwandlung der bisher akustisch-mechanischen Energie in elektrische Energie statt. Diese elektrische Erregung wird über die Nervenfasern, die dann gebündelt als N. cochlearis zum Hörzentrum verlaufen, an das Großhirn weitergeleitet.

1.2 Formen der Schwerhörigkeit

Der Störungsort entscheidet über die Art der Schwerhörigkeit (Übersicht 1.2).

Die *Schalleitungsschwerhörigkeit* ist eine Störung der Schallaufnahme und Schallweiterleitung im äußeren Ohr und im Mittelohr (Abb. 1.2). Die häufig-

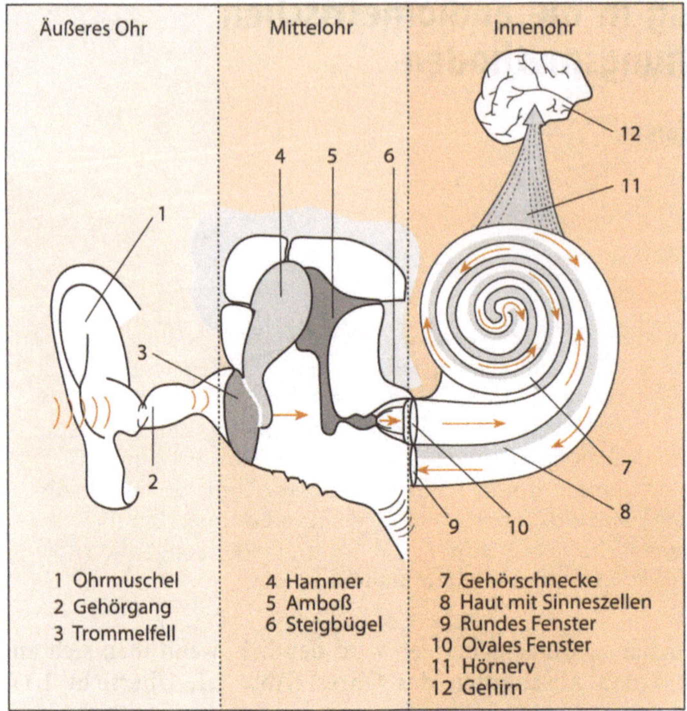

Abb. 1.1. Schematische Übersicht über das Ohr. (Aus Jacobs et al. 1996, S. 9)

Übersicht 1.1. Das Hörorgan

Das Hörorgan läßt sich in drei Abschnitte unterteilen (Abb. 1.1):

- Äußeres Ohr.
- Mittelohr.
- Innenohr.

Übersicht 1.2. Funktionsstörungen

Es lassen sich drei Arten von Funktionsstörungen des Hörorgans unterscheiden:

- Schalleitungsschwerhörigkeit.
- Schallempfindungsschwerhörigkeit.
- Kombinierte Schwerhörigkeit.

Abb. 1.2. Schalleitungsschwerhörigkeit (▶ = Knochenleitung, ○ = Luftleitung)

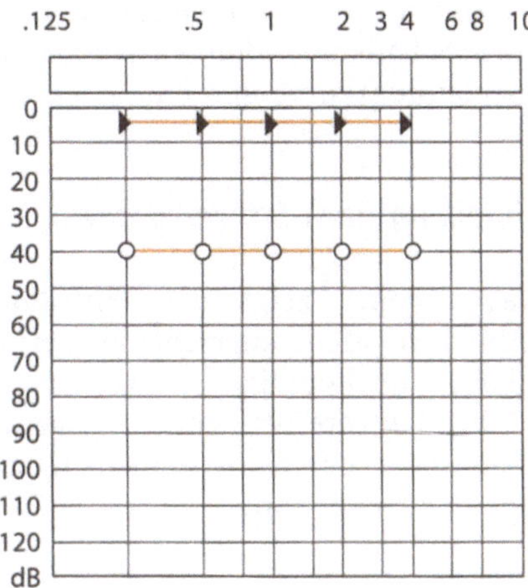

ste Ursache hierfür ist eine akute oder chronische Mittelohrentzündung. Außerdem gibt es noch einige Formen von Syndromen, die eine Mißbildung der Gehörknöchelchenkette mit sich bringen. Die Schalleitungsschwerhörigkeit kann teilweise mit konservativen oder mit chirugischen Methoden behandelt werden. Im Audiogramm ist sie zu erkennen an einer normalen Knochenleitungskurve und einer herabgesetzten Luftleitungskurve bis maximal 60 dB.

Schallempfindungsschwerhörigkeiten (Abb. 1.3) beziehen sich ausschließlich auf Störungen im Innenohr, also in der Cochlea. Im Audiogramm zeigt sich dies gleichermaßen durch eine herabgesetzte Knochenleitungs- wie Luftleitungskurve.

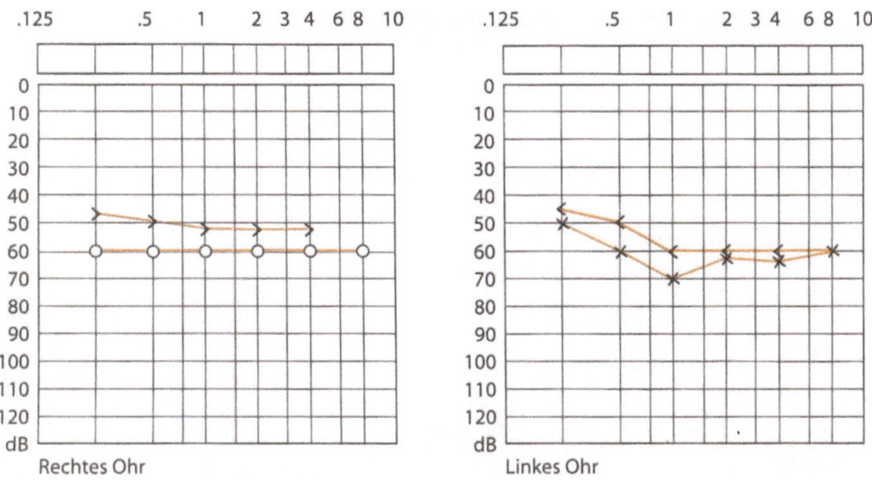

Abb. 1.3. Kurvenverlauf einer mittelgradigen Schallempfindungsschwerhörigkeit (> und < = Knochenleitung, ○ und x = Luftleitung)

Kombinierte Schwerhörigkeiten sind Mischformen einer Schalleitungs- und einer Schallempfindungsschwerhörigkeit. Man findet eine herabgesetzte Knochenleitungskurve und eine noch stärker abgesenkte Luftleitungskurve.

Einteilung nach Schweregraden

Das Schema zeigt die Einteilung in vier verschiedene Schweregrade (Abb. 1.4). Man unterscheidet geringgradige (bis 40 dB), mittelgradige (40–70 dB), hochgradige Schwerhörigkeit (70–90 dB) und Hörrestigkeit (ab 90 dB). Letztere bezeichnet ein gerade noch meßbares Resthörvermögen, das aber wegen der faktisch nicht mehr verwertbaren Eindrücke einer Gehörlosigkeit gleichkommt.

1.3 Subjektive Hörtests und ihre Durchführung

Die Grundlage jeder Schwerhörigkeitsdiagnostik bilden die subjektiven Hörtests. Im Gegensatz zu den objektiven Messungen ist die Durchführung und Auswertung bei diesen Tests ausnahmslos von den Reaktionen der Kinder und der Interpretation des Untersuchers abhängig.

Tonschwellenaudiometrie

Die Tonschwellenaudiometrie ist die wichtigste frequenzspezifische Messung zur subjektiven Bestimmung der Hörschwelle der Luft- und Knochenleitung. Sie kann je nach Alter im freien Schallfeld (Freifeld) oder getrenntohrig mit Hilfe von Kopfhörern vorgenommen werden.

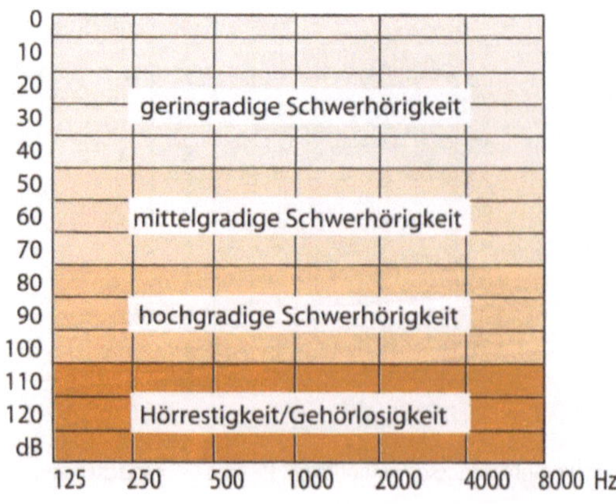

Abb. 1.4. Einteilung der Schweregrade. (Ergänzt nach der Vorlage von Jacobs et al. 1996, S. 15)

Übersicht 1.3. Symbole im Tonschwellenaudiogramm

	Rechts		Links
LL Luftleitung (mit Kopfhörer)	o--o		x--x
KL Knochenleitung (mit Kopfhörer)	>-->		<--<
Freifeldtest (ohne Kopfhörer)	●--●	Rauschen	
	■--■	Sinustöne	
Aufblähkurve	●--●	Rauschen	
	◇--◇	Sinustöne	
Keine Reaktion	∅		
KL LL nicht meßbar	↘		↘
Vertäubung LL	▲--▲		▲--▲
Vertäubung KL	▶--▶		▶--▶

Audiogrammformular

Zur Darstellung des Hörverlustes wird heute allgemein das Audiogrammformular benutzt. Es hat von oben nach unten eine Intensitätsskala von 0–130 dB (HL) und von links nach rechts eine Frequenzskala, die von 125 Hz bis 10000 Hz reicht.

Die hier dargestellten Symbole werden vom Untersucher im Audiogrammformular eingetragen (Übersicht 1.3).

Durchführung der Tonschwellenaudiometrie

Der spezielle Zuschnitt der Tonschwellenaudiometrie und ihre differenzierte, kindgerechte Durchführung ist gerade bei *kleineren Kindern* immens wichtig. Die meisten Kinder haben großen Respekt vor der ungewohnten Einrichtung eines Audiometrieraumes. Sie wirken ängstlich oder weigern sich gar, den Raum zu betreten. Der Untersucher muß versuchen, ein Vertrauensverhältnis aufzubauen. Meistens kommt dann das Kind in Begleitung der Eltern schon aus Neugierde gerne in den Raum hinein. Dort kann es entweder alleine oder mit einem Elternteil an einem kindgerechten Tisch sitzen. Nun erst sollte der frontal sitzende Untersucher mit den ersten Tests beginnen. Dem kleinen Kind werden nacheinander einige Töne aus Lautsprechern, die rechts und links von ihm aufgestellt sind, angeboten. Hierbei muß der Untersucher auf seine Reaktionen achten. Dies geschieht im *freien Schallfeld*, also ohne Kopfhörer, die kleinere Kinder nur irritieren würden. Durch die genaue Beobachtung und Interpretation der Reaktionen ergibt sich eine ungefähre Hörschwelle. Auf dem Formular des Audiogramms wird vermerkt, daß es sich um Freifeldreaktionen handelt. Da es eine seitenunabhängige Testung ist, werden diese meistens nur auf einer Seite eingetragen.

Bei etwas *größeren Kindern* wird dann die Freifeldaudiometrie mit einer sog. *Spielaudiometrie* ergänzt. Hierbei wird der kindliche Spieltrieb als Motivationsfaktor eingesetzt. Gut geeignet ist z. B. ein einfaches Steckspiel, da es eine genaue Festlegung der Spielschritte und die Begrenzung der Spieldauer erlaubt. Wiederum wird ein akustischer Reiz von rechts oder links gegeben. Das Kind darf dann einen Spielschritt durchführen, z. B. ein Klötzchen in das Steckspiel stecken, wenn es den Reiz wahrgenommen hat. Natürlich wird diese Spielhandlung mit kleineren Kindern vorher geübt, um sicherzustellen, daß sie die Aufgabenstellung richtig umsetzen und sich auf das Hören konzentrieren können. Dabei wird mit überschwelligen Reizen begonnen. Die Spielaudiometrie führt zu einer weiteren genaueren Tonschwellenmessung, sobald das Kind einen Kopfhörer toleriert. So kann eine getrenntohrige Messung erreicht werden, wie sie auch bei Erwachsenen Standard ist.

Die bisher beschriebenen Tests dienen der Untersuchung der Luftleitung. Darüber hinaus sollte möglichst auch die Knochenleitung gemessen werden, um eine Schalleitungsschwerhörigkeit zu erkennen. Dabei wird dem Kind ein Vibrator auf den Warzenfortsatz des Schläfenbeines (Mastoid) hinter dem jeweils zu testenden Ohr aufgesetzt. Es werden wiederum verschiedene Lautstärken angeboten. Auch hierbei wird das Steckspiel verwendet. Die Messung der Knochenleitung wird dem Kind kaum mehr Schwierigkeiten bereiten. Unter Umgehung des Mittelohrs überprüft dieser Test nur die Leistungen des Innenohres.

Sprachaudiogramm

Ergänzend zur Tonschwellenaudiometrie sollte nach Möglichkeit immer ein Sprachaudiogramm durchgeführt werden (Übersicht 1.4 und 1.5)

Durchführung der Sprachaudiometrie

Bei allen drei Tests wird die Lautstärke der angebotenen Sprache verändert. Den Kindern werden im freien Schallfeld oder über den Kopfhörer die Wörter in verschiedenen Lautstärken angeboten, und sie sollen diese nachsprechen. Sowohl beim Mainzer Kindersprachtest als auch beim Göttinger Kindersprachverständnistest stehen Bildtafeln als Hilfsmittel zur Verfügung, so

Übersicht 1.4. Auswertung der Sprachaudiometrie

Die sprachaudiometrischen Tests sollen Aussagen liefern in bezug auf:

- die Bestimmung der Sprachverständlichkeitsschwelle,
- das Bestimmen des überschwelligen Sprachverstehens,
- das Sprachverstehen unter besonderen Bedingungen (Geräuschkulisse, mit Hörgerät/Cochlear-Implant).

Übersicht 1.5. Verschiedene sprachaudiometrische Tests

Es existieren mehrere Tests zum Sprachverstehen, die in Abhängigkeit vom Alter des Kindes verwendet werden:

- Mainzer Kindersprachtest 1–3 (für 3–4jährige), auch mit Bildtafeln.
- Göttinger Kindersprachverständnistest 1 und 2 (für 3–6jährige), nur Einsilber, auch mit Bildtafeln.
- Freiburger Sprachverständlichkeitstest (für Schulkinder und Erwachsene), Einsilber und Mehrsilber.

daß die Kinder die gehörten Wörter auch zeigen können. Bei sehr schüchternen oder sprachauffälligen Kindern, die nicht nachsprechen wollen, ist dies vorteilhaft. Auch bei ausländischen Kindern, die wenig oder gar kein Deutsch verstehen, sind die Tafeln u. U. hilfreich.

In der senkrechten Achse wird die Lautstärke (dB) und in der waagerechten Achse die Verständlichkeit (%) eingetragen (Abb. 1.5). Die Kurve gibt an, wieviele Wörter bei einer bestimmten Lautstärke richtig nachgesprochen (oder gezeigt) werden. Bei normalem Hörvermögen wird eine 100%ige Einsilberverständlichkeit bei 45 dB erreicht. Im freien Schallfeld ist dies bei 50 dB zu erwarten.

Der Freiburger Sprachverständlichkeitstest für Schulkinder ab etwa 8 Jahren und Erwachsene besteht aus mehrsilbigen Zahlen und verschiedenen ein-

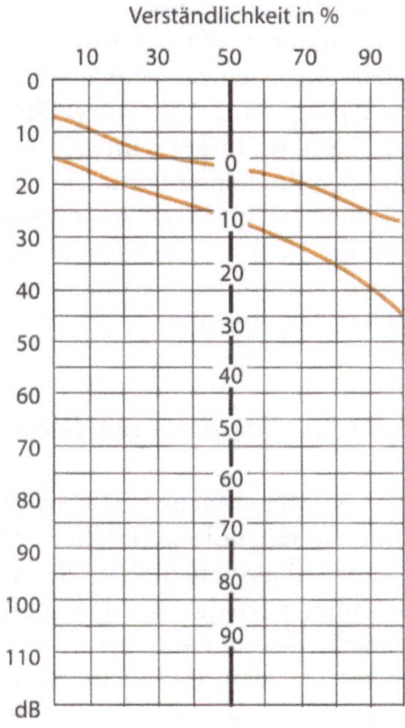

Abb. 1.5. Sprachaudiogrammformular

silbigen Wörtern. Auf dem Sprachaudiogrammformular sollte gekennzeichnet sein, welcher Test angewendet wurde.

Noch stärker als bei der Tonschwellenbestimmung ist der Untersucher bei diesem Test auf die Mitarbeit des Kindes angewiesen. Dabei spielen noch individuell bedingte Faktoren wie Konzentration, Interesse und Assoziationsvermögen eine Rolle.

Zusammenhang zwischen Tonschwellenaudiogramm und Sprachaudiogramm

Das Ton- und das Sprachaudiogramm stehen in direktem Zusammenhang. Projiziert man das Sprachfeld (die sog. Sprachbanane, vgl. Kap. 5.2, „Zusammenhang von Sprachstörung und frequenzspezifischem Verlauf der Hörkurve“) in das Tonaudiogramm, erhält man eine gewisse Vorstellung vom sprachlichen Restgehör. Bei einer Schalleitungsschwerhörigkeit verschiebt sich die Einsilberkurve zu den höheren Lautstärken hin, und zwar um den Betrag der tonaudiometrischen Knochen-Luftleitungs-Differenz. Die Einsilberkurve bei reiner Schallempfindungsschwerhörigkeit verläuft weniger steil und wird meistens, je nach Schweregrad, keine 100%ige Einsilberverständlichkeit erreichen.

Ermittlung der Aufblähkurve mit Hörgeräten und dem Cochlear-Implant

Nachdem in den vorhergehenden Abschnitten die diagnostischen Tests zur Erfassung einer Hörstörung dargestellt wurden, werden nun die Testverfahren erläutert, die bei Kindern durchgeführt werden, die entweder Hörgeräte oder ein Cochlear-Implant tragen. Alle diese Testverfahren haben zum Ziel, den Hörgewinn mit Hörgeräten bzw. dem Cochlear-Implant zu dokumentieren. Ein wichtiger Hinweis hierfür ist die Aufblähkurve (ABK). Genau wie bei der Freifeldaudiometrie sitzt das mit Hörgeräten oder dem Cochlear-Implant versorgte Kind im Audiometrieraum frontal zum Untersucher, der wieder die Reaktionen auf von rechts oder links gegebene Geräusche beobachtet. Bei etwas größeren Kindern wird dieser Test in eine Spielsituation mit einem Steckspiel eingebaut.

Sprachaudiogramm mit Hörgeräten und dem Cochlear-Implant

Die Kinder, welche auch schon bei der Diagnostik einen altersentsprechenden sprachaudiometrischen Test im freien Schallfeld durchgeführt haben, werden dies natürlich auch mit Hörgeräten oder Cochlear-Implant schaffen. Diesmal sitzt das Kind frontal zum Lautsprecher und versucht, die ihm in verschiedenen Lautstärken angebotenen Wörter nachzusprechen oder wahlweise auf den Bildtafeln zu zeigen. Im Vergleich zu den Messungen ohne Hörgeräte oder Cochlear-Implant geben diese Kurven dem Untersucher Auskunft über die akustische Erreichbarkeit des Kindes. Sowohl die Aufblähkurve als auch das Sprachaudiogramm zeigen den meßbaren Gewinn, den das Kind von den Hörgeräten oder dem Cochlear-Implant hat.

Motivationshilfen bei der Kinderaudiometrie

Die Durchführbarkeit der Tests in der Kinderaudiometrie steht und fällt mit der Motivation des Kindes, darum wird der Untersucher einige Grundregeln beachten. Schon vor dem eigentlichen Test sollte der Untersucher Kontakt zum Kind aufnehmen, es begrüßt haben und sicherstellen, daß das Kind auf ihn reagiert. Bei dieser ersten Begegnung können schon viele Ängste abgebaut werden. Im Audiometrieraum kann man das Kind dann teilweise selbst entscheiden lassen, welches der Spiele für die Prüfung verwendet wird. Es muß dem Kind zwar immer klar gemacht werden, daß der Untersucher die Regeln bestimmt. Andererseits kann man auch Umwege mit dem Kind gehen und ihm so Brücken bauen, die u. U. ein konstruktives Arbeiten möglich machen. Werden z. B. die Kopfhörer im Moment nicht toleriert, muß die Testanordnung einfach kurzfristig geändert werden. Auch ein sichtbares zeitliches Limit, z. B. nur noch fünf verbleibende Klötzchen, dient der Motivation und spornt nochmals richtig an. Läßt die Konzentration des Kindes merklich nach, sollte eine kleine Pause eingelegt werden. Die Eltern können einen Test u. U. sehr unterstützen, indem sie anfangs selber (z. B. beim Steckspiel) mitmachen. Ist die Anwesenheit der Eltern mehr störend, muß man versuchen, alleine mit dem Kind zu arbeiten. Manchmal gibt es Kinder, die sich total verweigern. Wenn alle Motivationshilfen scheitern, sollte ein neuer Termin angesetzt werden, bevor sich eine noch größere Abneigung festsetzt. Eltern können nun in der Vorbereitung zur nächsten Untersuchung die notwendigen Spielanleitungen zu Hause üben.

Außerdem sollte für das Kind eine angenehme Umgebung im Warteraum geschaffen werden. Beispielsweise können die Kinder, die das möchten, eigene Fotos oder selbstgemalte Bilder zum Aufhängen mitbringen. Dies bietet sich an, da viele Kinder häufiger zu Kontrollterminen erscheinen müssen. Der Untersucher wird dem Kind das Gefühl geben, daß er Zeit für es hat, aber gleichzeitig die relativ kurze kindliche Aufmerksamkeitsspanne optimal ausnutzen.

ZUSAMMENFASSUNG

Die subjektiven Tests bilden die wichtigste Grundlage für die Beurteilung der jeweiligen Hörstörung. In die Beurteilung geht neben den Meßergebnissen immer die Verhaltensbeobachtung des Kindes während der Untersuchung mit ein. Der einzige Nachteil der subjektiven Verfahren besteht darin, daß sie immer die Kooperation und konzentrierte Mitarbeit des Kindes erfordern.

1.4 Objektive Hörtests und ihre Auswertung

Alle bisher beschriebenen Untersuchungen sind subjektive Tests. Der Untersucher ist dabei auf die aktive Mitarbeit des Kindes angewiesen. Zudem geschieht die Auswertung subjektiv durch den Tester. Im Gegensatz dazu gibt es eine Reihe von objektiven Tests, auf die hier auch kurz eingegangen wird (Übersicht 1.6).

Impedanzmessung

Die Impedanzmessung liefert objektive Informationen über die Schallweiterleitung im Mittelohrbereich. Sie besteht aus Tympanometrie und Stapediusreflexmessung. Die Tympanometrie gibt Auskunft über die Schwingungsfähigkeit des Trommelfells und der Gehörknöchelchen. Die Messung erfolgt durch künstliche Luftdruckveränderung im äußeren Gehörgang. Dazu wird dem Kind eine mit einem weichen Stöpsel versehene Sonde vorsichtig in den Gehörgang geschoben. Der nur wenige Sekunden dauernde Test liefert eine Kurve, das Tympanogramm (Abb. 1.6). Das erzielte Ergebnis gilt als normal, wenn die Kurve glockenförmig verläuft und der höchste Punkt im Nullbereich liegt.

Der Stapediusreflex ist die unwillkürliche Zusammenziehung des Stapediusmuskels. Die nun einsetzende Versteifung der Gehörknöchelchenkette und des Trommelfells bewirkt eine vermehrte Schallreflexion vom Trommel-

Übersicht 1.6. Objektive Hörtests
- Impedanzmessung.
- Otoakustische Emissionen (OAE).
- Hirnstammaudiometrie (BERA).

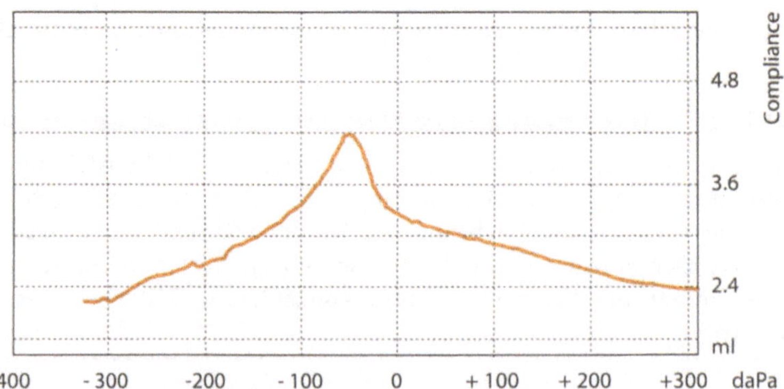

Abb. 1.6. Kurve einer Tympanometrie mit normaler Compliance (Nachgiebigkeit des Trommelfells)

fell. Dadurch wird das Innenohr vor zu lauten Schalleindrücken geschützt. Kann der Stapediusreflex nicht ausgelöst werden, liegt entweder eine Schalleitungsschwerhörigkeit oder eine Schallempfindungsschwerhörigkeit mit einem Hörverlust von mehr als 80 dB vor.

Otoakustische Emissionen (OAE)

Die Ableitung der otoakustischen Emissionen gibt schnell und zuverlässig eine Aussage über das Innenohr, aber nur hinsichtlich der Tatsache, ob eine Schallempfindungsschwerhörigkeit vorliegt oder nicht. Eine Aussage über den Schweregrad ist damit nicht möglich. Auch für diese Untersuchung wird ein Stöpsel in den Gehörgang eingeführt, und auch sie dauert nur wenige Sekunden.

Die Ableitung der OAEs ergibt allerdings nur zuverlässige Aussagen, wenn optimale Mittelohrverhältnisse vorliegen und der äußere Gehörgang von Cerumen befreit worden ist.

Hirnstammaudiometrie (BERA)

Die Hirnstammaudiometrie (*BERA* „Brainstem Electric Response Audiometry") bietet die Möglichkeit einer genauen Hörschwellenbestimmung. Diese Untersuchung findet bei Kindern meist in Sedierung statt, da die ca. einstündige Messung durch jede Bewegung gestört wird. Bei der bisher verwendeten Click-BERA ist es nicht möglich, die frequenzspezifische Hörschwelle zu bestimmen, sondern nur die Schwelle für einen kleinen Ausschnitt um 2 kHz. Die Notched-Noise-BERA hingegen arbeitet mit Tonebursts, deren Seitenbänder durch Breitbandrauschen mit einer Lücke („notch") im Untersuchungsfrequenzbereich maskiert werden. Somit ist es möglich, frequenzspezifisch bei 500 Hz, 1000 Hz, 2000 Hz und 4000 Hz zu stimulieren. Mit diesen zusätzlichen Angaben läßt sich eine optimale Hörgeräteanpassung auch bei kleineren oder mehrfachbehinderten Kindern durchführen.

Bei begründetem Verdacht auf eine Schwerhörigkeit müssen optimalerweise alle beschriebenen Tests durchgeführt werden, um ein differenziertes Bild der Hörstörung zu erhalten. Alle diese Tests sollten ein einheitliches Bild der Hörstörung ergeben. Ist dies nicht der Fall, bleibt die Frage, welche zu wiederholen sind. Auch die sog. objektiven Untersuchungen bergen Fehler, die nicht immer gleich auffallen und evtl. schlecht zu erkennen sind. Ein erfahrener, pädaudiologischer Untersucher wird sich immer zusätzlich auf seine subjektiven Beobachtungen verlassen und diesen im Zweifelsfall tatsächlich einen gewissen Vorrang geben. Auch die Beobachtungen der Eltern sollten ernst genommen werden, da sie die meiste Zeit mit dem Kind verbringen. Wenn alle Ergebnisse divergieren, sollten die Untersuchungen nach geraumer Zeit wiederholt werden, um die laufende Hörgeräteanpassung optimieren zu können. Dies trifft um so mehr bei mehrfachbehinderten Kindern zu.

ZUSAMMENFASSUNG

Die objektiven Tests dienen einerseits der Bestätigung und Kontrolle der Diagnose aus den subjektiven Untersuchungen. Darüber hinaus ermöglichen sie verläßliche Ergebnisse, ohne dabei von der Mitarbeit des Kindes abhängig zu sein. Bei widersprüchlichen Meßdaten besitzen die Ergebnisse der subjektiven Tests zusammen mit der Beobachtung des Kindes in der Regel Vorrang vor den objektiven Messungen.

1.5 Anpassung von Hörgeräten und Cochlear-Implant-Sprachprozessoren

Im einzelnen werden Aufbau, Funktionsweise und Funktionsbeeinträchtigungen der Geräte dargestellt. Darüber hinaus wird auf Besonderheiten eingegangen, die sich bei der Kinderversorgung ergeben, und es werden einige hilfreiche Zusatzgeräte erläutert.

Aufbau eines Hörgerätes

Hörgeräte sind technische Hilfsmittel, die eine Hörstörung nur ansatzweise ausgleichen können. Über das Mikrophon werden akustische Signale aufgenommen, die über entsprechende Signalverarbeitungsstrategien verarbeitet bzw. verstärkt, und dann dem hörgestörten Ohr durch das Ohrpaßstück zugeführt werden.

Im folgenden werden die einzelnen Bauteile eines Hörgerätes (Abb. 1.7) beschrieben. Zugleich wird auf mögliche Stör- und Fehlerquellen eingegangen:

- *Mikrophon*:
  Das Mikrophon dient ausschließlich der Schallaufnahme und -umwandlung in elektrische Schwingungen. Dieses kleine, feine und vor allem weitgehend offenliegende Bauelement führt bei Verunreinigungen, z. B. durch Wasser oder Sandkörnchen dazu, daß keine oder nur eine stark verzerrte Signalaufnahme stattfindet.

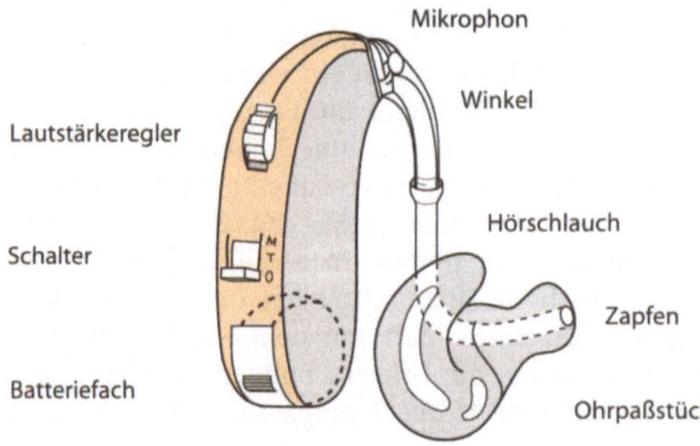

Abb. 1.7. Schematische Darstellung eines Hörgerätes. (Ergänzt nach der Vorlage von Jacobs et al. 1996, S. 24)

- *Batteriefach*:
  Das Batteriefach befindet sich immer im unteren Bereich des Hörgerätes und ist je nach Leistung mit einer größeren oder kleineren Batterie versehen, die die benötigte Energie liefert. Läßt diese etwas nach, kommt es nicht zur vollen Übertragung, und das Kind hört schlechter. Einige Hörgerätefirmen bieten bei Kindern eine besondere Sicherung an, um das unkontrollierte Herausnehmen zu verhindern. Außerdem können diese herausklappbaren Batteriefächer sehr leicht abbrechen oder ausleiern. Die Batterie hat dann keinen optimalen Kontakt, wodurch das Gerät nicht funktionsfähig ist.
- *An-/Ausschalter*:
  Der Schalter, mit dem das Hörgerät an- und ausgeschaltet wird, ist kurz oberhalb des Batteriefaches zu finden. In welcher Stellung das Hörgerät nun ein- oder ausgeschaltet wird, ist je nach Firma verschieden. Meist liegen die Schalter in exponierter Stellung und können dadurch schnell abbrechen, wodurch das Hörgerät nur eingeschränkt funktionieren kann. An dem An-/Ausschalter ist oft noch ein zusätzlicher Telefonschalter angebracht, der nur bei vorhandener Induktionsschleife verwendet werden kann (z.B. im Telefon und in vielen modernen Sälen). Dies ermöglicht dann ein direkteres Hören. Ohne vorhandene Induktionsschleife wird eine T-Stellung das Hören stark verzerren.
- *Lautstärkeregler*:
  Der Lautstärkeregler, der direkt oberhalb des An- und Ausschalters liegt, dient der Einstellung der Übertragungslautstärke des Hörgerätes. Bei Kindern wird er meistens abgedeckt, um unkontrollierte und unbemerkte Veränderungen zu vermeiden. Ansonsten kann vielleicht die Unbehaglichkeitsgrenze überschritten werden, was zur Ablehnung der Hörgeräte führt. Einige Hörgeräte haben anstatt eines Lautstärkereglers eine automatische Selbstregulierung. Neue digitale Hörgeräte können den Lautstärkeregler programmiertechnisch bei der gewünschten Lautstärke fixieren.
- *Ohrpaßstück*:
  Das Ohrpaßstück ist durch einen *Schlauch* direkt mit dem *Hörgerätewinkel* verbunden. Es leitet den verstärkten Schall in den äußeren Gehörgang bis unmittelbar vor das Trommelfell. An der Schallaustrittsöffnung des Ohrpaßstückes (*Zapfen*) kann durch übermäßige Ohrenschmalzproduktion (Cerumen) der Schlauch verstopft werden, wodurch nicht die volle Verstärkung des Hörgerätes am Trommelfell ankommen wird.
- *Rückkopplungspfeifen*:
  Es entsteht durch das genannte Verschließen des Schallschlauches oder durch nicht mehr abdichtende Ohrpaßstücke (vor allem bei hochgradig verstärkenden Hörgeräten), oft aber auch einfach durch ein verrutschtes Ohrpaßstück. In einfachen Fällen kann man sich mit dem Festdrücken des Ohrpaßstückes in den Gehörgang behelfen.

Die beschriebenen Teile und ihre Funktionsbeeinträchtigungen beziehen sich auf Hinter-dem-Ohr (HdO)-Hörgeräte. Darüber hinaus gibt es noch andere Hörgerätebauarten, z.B. das Knochenleitungshörgerät, welches bei Ohrmißbildungen oder Gehörgangsatresie verwendet wird. Das Gerät funktioniert mit einem Vibrator (ähnlich des Knochenleitungstests), der beidseitig auf das Mastoid aufgesetzt wird. Die beiden Vibratoren können nicht mit einem Ohrpaßstück am Ohr befestigt werden, und daher werden sie beispielsweise mit einem Stirnband oder einem Bügel zusammengehalten. Das Hörgerät, das in der Bauweise einem HdO-Gerät entspricht, nimmt den Schall auf, verstärkt ihn und überträgt ihn dann über den Vibrator auf das Mastoid.

Phase der Hörgeräteanpassung

Die Hörgeräteanpassung bei Kleinkindern und Kindern muß sehr behutsam angebahnt werden, da nicht nur die Kinder mit der neuen Situation zurechtkommen müssen, sondern auch die Eltern. Teilweise reagieren die Kinder auf das neue Hören, indem sie die Hörgeräte ablehnen; sie fürchten sich vor den ungewohnten Eindrücken. Außerdem können die neuen Ohrpaßstücke an irgendeiner Stelle drücken, was sehr unangenehm ist. Bei größeren Kindern sowie ihren Eltern tritt die kosmetische Komponente sehr in den Vordergrund und provoziert ablehnende Reaktionen. Ist die Anpassung nicht optimal, kann entweder eine zu laute Einstellung schmerzhaft sein, oder eine zu leise Einstellung eine Lauschhaltung verhindern. Bei mehrfachbehinderten Kindern kommt noch die gestörte zentrale Wahrnehmung oder geistige Entwicklung als zusätzliche Schwierigkeit hinzu. Eine Anpassung ist dadurch sehr zeitaufwendig.

In jeder Phase der Anpassung ist es wichtig, die Eltern immer mit einzubeziehen, damit sie die Notwendigkeit der Hörgeräte erkennen und Probleme und Erfolgsmeldungen richtig interpretieren können. Die beteiligten Logopäden oder andere behandelnde Therapeuten sollten ihre Beobachtungen ebenfalls mit einbringen können, um eine optimale Hörgeräteversorgung zu ermöglichen.

Aufbau eines Cochlear-Implants

Das Cochlear-Implant ist ein technisches System, welches aus zwei Komponenten besteht, und zwar aus einer inneren und einer äußeren (Abb. 1.8).

Die *innere Komponente* wird operativ implantiert, dabei wird der Elektrodenträger in die Cochlea eingeführt und mit einem Stimulator verbunden, der unter die Haut hinter dem Ohr (Mastoid) eingesetzt wird. Die *äußeren Komponenten* werden vom Kind getragen. Zu ihnen gehören ein Sprachprozessor, ein HdO-Set mit einem Mikrophon und einem Sender sowie ein Verbindungskabel. Das Mikrophon wandelt akustische Signale in elektrische um. Im Sprachprozessor werden diese unter Benutzung teilweise wählbarer Sprachkodierungsstrategien weiterverarbeitet. Der Sender erhält nun die Signale und leitet sie durch die Haut an den Empfänger. Im Sender ist ein Magnet befestigt, der immer die korrekte Position gegenüber der implantierten Komponente gewährleistet.

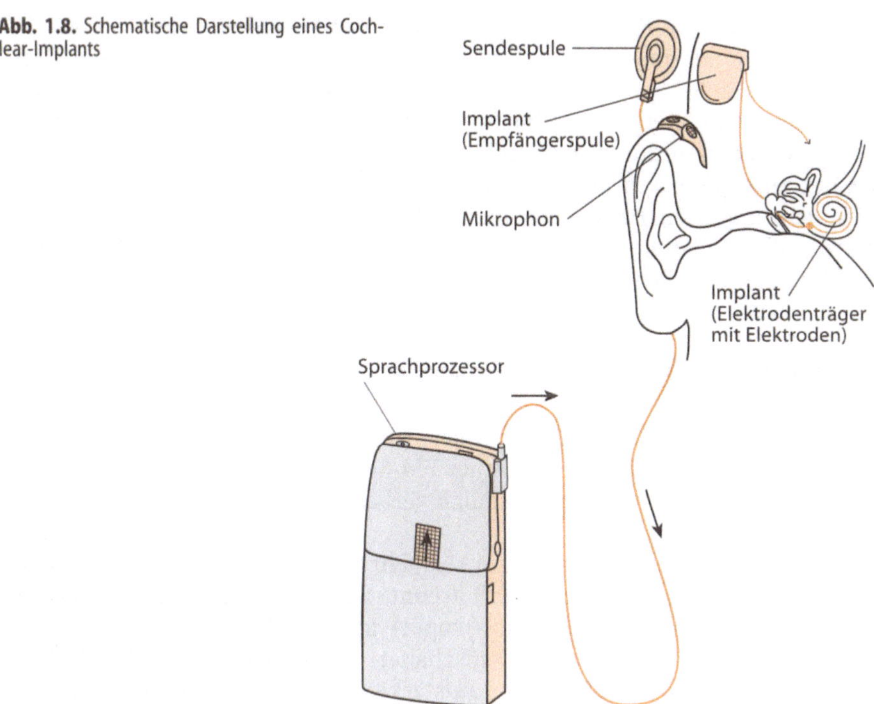

Abb. 1.8. Schematische Darstellung eines Cochlear-Implants

Durch die Miniaturisierung der elektronischen Bauteile des Sprachprozessors wird zukünftig nur noch ein HdO-Sprachprozessor benötigt. Diese HdO-Geräte befinden sich momentan in der Erprobungsphase. In absehbarer Zeit werden sie auch bei Kindern angepaßt werden können.

Besonderheiten bei der Anpassung eines Cochlear-Implant-Sprachprozessors

Ähnlich wie bei der Hörgeräteanpassung muß die Sprachprozessoreinstellung behutsam begonnen werden. Während der Anpassung werden dem Kind Töne unterschiedlicher Frequenz und Intensität angeboten. Da man nicht genau weiß, ob und wie das Kind sie hören wird, ist besonderes Fingerspitzengefühl nötig. Das Kind soll wie bei der Tonschwellenaudiometrie jedesmal, wenn es etwas gehört hat, eine Spielhandlung ausführen. Bei kleinen Kindern wird die Anpassung nur mittels Verhaltens- und Reaktionsbeobachtung erfolgen. Manchmal empfinden Kinder die neuen Höreindrücke im ersten Moment als unangenehm oder befremdlich. Teilweise reagieren Kinder, die vorher mit Hörgeräten versorgt waren, nach der Umversorgung durch das Cochlear-Implant, bezogen auf die Aufblähkurve, zunächst schlechter als mit Hörgeräten. Mit der schrittweisen Gewöhnung an das neue Gerät verbessert sich dies jedoch rasch wieder. Um eine optimale Hörentwicklung zu ermöglichen, müssen alle äußeren Komponenten öfter überprüft werden. Schon ein defektes Kabel kann zu einem verzerrten Höreindruck führen. Genau wie bei Hörgeräten müssen der Ladestatus der Batterien oder Akkus sowie die technische Funktionstüchtigkeit regelmäßig kontrolliert werden. Auch die Sprachprozessoren können durch technische Defekte ausfallen und somit gar keinen oder nur einen eingeschränkten Höreindruck vermitteln.

Die verschiedenen Herstellerfirmen haben unterschiedliche Prüfmechanismen für die äußeren Komponenten. Daher sollten die Anweisungen und Empfehlungen der Firmen unbedingt beachtet werden[1].

Zusatzgeräte für die logopädische Therapie

Während das Stetho-Clip nur der Überprüfung der Funktionsfähigkeit der Hörgeräte dient, kann der Einsatz eines FM-Systems das Sprachverstehen und somit die Therapiebedingungen deutlich verbessern.

- *Stetho-Clip*:
  Wenn man die Verbindung zwischen Ohrpaßstück und Hörgerätewinkel vorsichtig (mit den Fingernägeln) trennt, kann man ein sog. Stetho-Clip anschließen (ähnlich eines Stethoskopes) und die Klangqualität überprüfen, indem man das Hörgerät einschaltet und einige Wörter ins Mikrophon spricht. Dabei sollte der Lautstärkeregler heruntergedreht sein, da ansonsten ein zu lautes Schallereignis ins gesunde Ohr des Untersuchers vordringt.
- *FM-System*:
  Das Frequenz-Modulations (FM)-System überwindet die negativen Effekte von Lärm (z.B. im Klassenzimmer), Distanz und Nachhall, unter denen alle Träger einer Hörhilfe leiden. Das FM-System besteht aus einem Mikrophon, das nahe am Mund des Sprechers plaziert wird, und einem Sender. Der Empfänger wird vom Hörgeräte- oder Cochlear-Implant-Träger getragen und an die Hörgeräte oder an den Sprachprozessor angeschlossen. Das Signal wird mit Hilfe von Radiowellen übertragen. Durch die kurze Distanz zwischen dem Mund des Sprechers und seinem Mikrophon werden die genannten negativen Effekte verringert, so daß der Hörgeschädigte den Sprecher viel besser versteht.

[1] In Kap. 9.5 „Checkliste bei Verdacht auf Defekt der Hörgeräte oder des Cochlear-Implants" befindet sich eine aktuelle Adreßliste der Cochlear-Implant-Firmen.

ZUSAMMENFASSUNG

Die Anpassung von Hörgeräten und Sprachprozessoren bei Kindern ist eine schwierige und zeitaufwendige Aufgabe, die in die Hände von erfahrenen, pädaudiologischen Fachkräften gehört. Um optimale Höreindrücke zu gewährleisten, müssen alle technischen Hörhilfen immer in einem einwandfreien Zustand sein. Oft können technische Defekte aber mit einfachen Mitteln behoben werden.

Kurioses über den Verbleib von Hörgeräten und Sprachprozessoren

Es kommt immer wieder vor, daß hörgeschädigte Kinder ohne Hörgeräte oder Sprachprozessor zur audiologischen Untersuchung oder auch zur logopädischen Therapie erscheinen. Manchmal sind die Geräte einfach vergessen worden, meist sind sie aber defekt. Darüber gibt es auch einige ganz amüsante Geschichten zu erzählen.

Eines Montagmorgens rief eine verzweifelte Mutter an, und berichtete über ihr heulendes und verstörtes Kind, dessen Sprachprozessor ausgefallen sei. Auf Nachfragen erklärte die Mutter, daß dieses Kind nach einem Ausflug sehr dringend zur Toilette mußte. Es war dann so dringend, daß das Kind beim Herunterlassen der Hose nicht mehr auf den Sprachprozessor achtete. Das Unglück war geschehen, und man mußte den Sprachprozessor wegen mangelnder Schwimmfähigkeit aus der Schüssel fischen. Gerade dieses Kind achtete immer besonders sorgfältig auf die externen Teile seines Cochlear-Implants.

Fast in jedem „Hörgeräteleben“ gehen dieselben mindestens einmal auch im wörtlichen Sinne baden. Viele Kinder vergessen sie einfach, wenn sie zu schnell ins Schwimmbad oder in die Badewanne gehen. Diese nun nassen Hörgeräte wollte eine Mutter trocknen. Sie legte sie in die Mikrowelle und vergaß sie dann. Als es aus der Küche sehr merkwürdig roch, erinnerte sie sich an die Hörgeräte. Leider konnte man diese allenfalls noch als Kunstobjekte ausstellen.

Eines Tages gab mir eine andere Mutter zur Begrüßung viele kleine Teile in die Hand. Nach mehrmaligen Hinschauen konnte ich einige Hörgerätebauteile noch erkennen. Die Mutter erzählte dann, daß ihr kleiner Rauhhaardakkel die Hörgeräte vom Tisch genommen und sie als Spielzeug verwendet hätte. Das klägliche Ergebnis hielt ich nun in der Hand.

Auch die Geschwister von hörgeschädigten Kindern können Eltern in Verzweiflung stürzen. Mir ist ein Fall in lebhafter Erinnerung geblieben, wo die Eltern auf der Suche nach den verschwundenen Hörgeräten mit einigen Freunden einen ganzen Sandkasten mit dem Sieb durchkämmten und nichts gefunden haben. Am nächsten Tag fand man die Hörgeräte in der Hosentasche des Bruders wieder. Leider erst nach dem Waschen.

2 Hörstörungen und ihre Bedeutung für die Sprachentwicklung

Die Kenntnis der dargestellten audiometrischen Untersuchungen bildet eine wichtige Voraussetzung für die logopädische Therapie hörgeschädigter Kinder. Bevor der eigentliche Therapieansatz ausführlich beschrieben wird, bedarf es einiger Erläuterungen zur aktuellen Versorgungspraxis mit Hörgeräten und Cochlear-Implant. Eine theoretische Einführung in den Zusammenhang von Hörstörungen und Sprache bietet die weitere Grundlage zum Verständnis des Therapiekonzeptes.

Auf welchem Hintergrund die speziellen Probleme hörgeschädigter Kinder zu beurteilen sind, zeigt zunächst ein Überblick über die Gehörentwicklung beim gesunden Kind. Dabei wird auf die verursachenden Faktoren für Hörstörungen nur kurz eingegangen. Im Einzelfall kann die Ursache oft nicht definitiv geklärt werden. Dennoch sollten zumindest die *möglichen* Faktoren bekannt sein.

Größere Relevanz für die konkrete logopädische Arbeit hat die Liste der Indikationen für eine Hörgeräte- oder Cochlear-Implant-Versorgung und der Zusammenhang zwischen Hörstörungen und Sprachentwicklung. Hier wird dann auch auf die Besonderheiten in der Entwicklung hörgeschädigter Kinder eingegangen.

2.1 Gehörentwicklung als Grundlage der Sprachentwicklung

Die Zeittafel der Gehörentwicklung verdeutlicht in anschaulicher Weise, wieviel bei intaktem Gehör von Kleinkindern in den jeweiligen Entwicklungsphasen gehört werden kann (vgl. auch Wirth 1994, S. 204 ff). Die Entwicklung des Gehörs und die darauf aufbauende Hörbahnreifung ermöglichen erst die Lautsprachentwicklung.

Bereits der Säugling reagiert auf Sprache, imitiert sie und experimentiert mit ihr. Etwa ab dem 6. Lebensmonat beginnt er, ein Verständnis für die Bedeutung der Sprache aufzubauen.

Anders betrachtet, veranschaulicht Übersicht 2.1 aber auch, welche Höreindrücke dem Kind schon im frühen Säuglingsalter und vorher entgangen sein können, wenn Störungen diese Entwicklung beeinträchtigen.

Übersicht 2.1. Gehörentwicklung und frühe Sprachentwicklung beim gesunden Kind

6. Schwangerschaftswoche	Das Hörorgan ist angelegt.
22. Schwangerschaftswoche	Vorgeburtliches Hören: Erste Reaktionen des Fötus (veränderte Herzfrequenz, Bewegung) auf akustische Reize.
Geburtsphase	Das Neugeborene reagiert auf überschwellige akustische Reize (z. B. mit Innehalten in der Bewegung, veränderter Atmung, Schreckreaktionen auf laute Geräusche).
1. Lebensmonat	Das Kind zeigt auditive Aufmerksamkeit und beruhigt sich bei kontinuierlichen, leiseren Geräuschen aus unmittelbarer Nähe.
Ab 6. Lebenswoche	Beginn der ersten Lallperiode mit undifferenzierter Lautproduktion.
3.–6. Lebensmonat	Kopfdrehen in Richtung der Schallquelle, die Augen suchen die Schallquelle. Das Kind zeigt unterschiedliche Reaktionen auf verschiedene Geräusche. Die Stimmen der Eltern werden erkannt. Stimmen und Musik beruhigen. Die Suche nach der Schallquelle wird vervollkommnet.
6.–9. Lebensmonat	Zweite Lallperiode. Nachahmen von Geräuschen. Angleichung des Lautsystems an die Muttersprache durch Selbst- und Fremdnachahmung. Parallel beginnt die Entwicklung des Sprachverständnisses mit dem Verstehen typischer Intonationsmuster.
9. Lebensmonat	Das Kind versteht bekannte Wörter und einfache Aufforderungen im situativen Kontext und zeigt erste eigene intentionale Sprachäußerungen.
10. Lebensmonat	Das Kind dreht bei Benennen den Kopf zum Gegenstand.
11.–15. Lebensmonat	Einfache Verbote und Gebote werden befolgt. Das Kind baut einen triangulären Blickkontakt auf und spricht einzelne Wörter. Es nähert sich kontinuierlich dem akustischen und semantischen Kodex der Muttersprache an.

2.2 Ursachen für Hörstörungen

Nach der Darstellung der physiologischen Hör-Sprach-Entwicklung wird in diesem Kapitel auf die verschiedenen Ursachen eingegangen, die einer Hörschädigung zugrunde liegen können. Wird eine bestehende Hörstörung nicht erkannt, entgehen dem Kind wesentliche Höreindrücke. Außerdem kann es zu folgenschweren Fehldiagnosen und entsprechend inadäquaten Behandlungen kommen. Solche Fehler, wie auch die späte Erfassung hörgeschädigter Kinder könnten mit einer universellen Frühdiagnostik vermieden werden.

Im Laufe der zuvor beschriebenen Entwicklung des Gehörs kann es zu verschiedenen Störungen kommen. Als verursachende Faktoren kommen eine Reihe von Erkrankungen und Syndromen in Frage.

! **In der Praxis kann die genaue Ursache jedoch nur selten nachgewiesen werden. Eltern und Behandler müssen sich dann mit Vermutungen zufrieden geben.**

Grundsätzlich teilt man in hereditäre (genetische) und erworbene Ursachen ein.

Genetische Hörstörungen

Genetische Hörstörungen treten entweder isoliert oder im Rahmen einer erblichen Grunderkrankung bzw. eines Syndroms auf. Bei den verschiedenen relevanten Syndromen kann die Hörstörung in Verbindung mit Ohrmißbildungen (am äußeren Ohr, Mittel- oder Innenohr), mit Haut- oder Augenerkrankungen, mit neurologischen Krankheiten, mit Skelettanomalien und zusammen mit Nieren- oder Stoffwechselerkrankungen auftreten. Auf eine genauere Beschreibung der einzelnen Syndrome wird hier verzichtet (vgl. auch Fachliteratur, z. B. Becker et al. 1986, S. 152–154; Biesalski u. Frank 1994; Leiber 1990; Hartmann u. Seifert 1998, S. 580 ff; Wirth 1994, S. 216 ff). Die wohl bekanntesten Syndrome im Zusammenhang mit Hörstörungen sind das Waardenburg-Syndrom, das Usher-Syndrom, das Franceschetti-Syndrom, das Pierre-Robin-Syndrom, das Alport-Syndrom, das Goldenhar-Syndrom, das Pendred-Syndrom sowie verschiedene Chromosomenanomalien, z. B. das cri-du-chat-Syndrom.

! **Bei Verdacht auf hereditäre Verursachung der Hörstörung sollte den Eltern trotz der geringen Aussicht auf eindeutige Abklärung eine *humangenetische Untersuchung und Beratung* angeboten werden, auch im Hinblick auf die weitere Familienplanung. Dies gilt sowohl bei familiärer Häufung der Schwerhörigkeit als auch bei Hinweisen auf ein Syndrom. Weiterhin ist hier unbedingt eine *Hörprüfung bei den Geschwisterkindern* und möglichst auch den Eltern zu empfehlen.**

Erworbene Hörstörungen

Die erworbenen, exogenen Hörschädigungen werden nach ihrem vermutlichen Eintrittszeitpunkt in *prä-, peri- und postnatale* Schädigungen unterteilt.

Pränatale Hörschädigung

Die Ursachen dieser Schädigung sind in Übersicht 2.2 zusammengestellt.

Übersicht 2.2. Ursache: Pränatale Schädigung
- Infektionen der Mutter:
  - ► Toxoplasmose (parasitär), virale Infekte wie Röteln, Herpes, Mumps, Poliomyelitis, Influenza, bakterielle Infekte wie Lues, Listeriose.
- Sauerstoffmangel mit Embryopathie.
- Toxische Schäden insbesondere durch:
  - ► potentiell ototoxische Medikamente wie bestimmte Antibiotika (insbesondere Aminoglykoside), Salicylate, Zytostatika, Chinin.
  - ► Alkohol und Drogen (selten).
- Weitere Ursachen (selten):
  - ► Diabetes mellitus der Mutter, Mangelernährung, Röntgenstrahlung.

Perinatale Hörschädigung

Übersicht 2.3 zeigt mögliche Komplikationen während der Geburt, die zu einer Beeinträchtigung des Hörvermögens führen können.

Übersicht 2.3. Ursache: Perinatale Schädigung
- Asphyxie, Hypoxie.
- Frühgeburtlichkeit.
- Hyperbilirubinämie (Kernikterus aufgrund von Rhesusinkompatibilität).

Postnatale Hörschädigung

In der kindlichen Entwicklung können folgende Faktoren das Hörorgan schädigen (Übersicht 2.4).

Übersicht 2.4. Ursache: Postnatale Schädigung

- Infektionskrankheiten wie Meningitis, Enzephalitis, Mumps, Masern, speziell: Otitis media.
- Toxische Schäden durch ototoxische Medikamente.
- Traumata.
- Mittelohrtumoren.
- Cholesteatom (überwiegend erworben).

Idiopathische Ursache

! **In vielen Fällen bleibt die genaue Ursache der Hörschädigung auch nach eingehender Anamnese und gründlicher ärztlicher Diagnostik unbekannt. Für die betroffenen Eltern ist diese Unklarheit oft belastend.**

Es scheint leichter, sich mit etwas abzufinden, wenn man weiß, wie es dazu kam. Bleibt die Ursache ungeklärt, suchen viele Eltern bei sich selbst nach den Gründen bzw. nach der „Schuld". Häufig fühlen sie sich verantwortlich für die Behinderung ihres Kindes und vermuten, sie hätten irgendetwas versäumt oder falsch gemacht, was zu der Hörschädigung geführt habe. Eine direkte Verantwortung der Eltern für die Hörbehinderung ist aber, wie die Aufzählung der Ursachen deutlich zeigt, sehr unwahrscheinlich. Eine Teilaufgabe der Aufklärungs- und Beratungsarbeit ist es daher auch, den Eltern bei der Bewältigung dieser zumeist unbegründeten Schuldgefühle und Selbstvorwürfe zu helfen (vgl. dazu auch Kap. 4.1, Abschnitt „Unterstützung der Betroffenen in der Anfangsphase" und Kap. 8.1, „Bereich I: Elternberatung").

ZUSAMMENFASSUNG

- Die Ursache einer Hörschädigung läßt sich häufig nicht klären.
- Es gibt genetische und erworbene Hörstörungen.
- Bezüglich des Zeitpunktes der Schädigung unterscheidet man prä-, peri- und postnatale Ursachen.
- In der Regel liegt die Verantwortung für die Entstehung der Hörbehinderung nicht bei den Eltern.

Risikofaktoren

Die in Frage kommenden Ursachen für kindliche Hörschädigungen wurden beschrieben. Darüber hinaus sollte bei vermeintlich normalhörenden Kindern mit bestimmten Risikofaktoren in der Anamnese oder mit Auffälligkeiten im Befund immer auch die Möglichkeit einer bisher nicht diagnostizierten Hörstörung in Betracht gezogen werden. Dies gilt insbesondere, wenn einer der folgenden Befunde bekannt ist oder Hinweise darauf vorliegen:

- Familiäre Häufung von Hörstörungen,
- Komplikationen während der Schwangerschaft,
- Komplikationen während der Geburt,
- Frühgeburtlichkeit,
- Vorerkrankungen wie Meningitis oder Enzephalitis,
- Mißbildungen, v.a. im Kopfbereich wie Lippen-Kiefer-Gaumen-Spalten,
- Schädel-Hirn-Trauma,
- neurologische Auffälligkeiten,
- Nierenerkrankungen,
- Schilddrüsenerkrankungen,
- Netzhauterkrankungen,
- Stoffwechselkrankheiten,
- zurückliegende schwere, lebensbedrohliche Erkrankungen mit hoher Wahrscheinlichkeit der Medikation ototoxischer Präparate.

ZUSAMMENFASSUNG

- Als Risikofaktoren kommen vor allem bestimmte Syndrome, Frühgeburtlichkeit, familiäre Häufung sowie bestimmte Medikationen in Frage.
- Beim Vorliegen von Risikofaktoren in der Anamnese sollte unbedingt ein Hörtest erfolgen.

Fehldiagnosen bei nicht erkannter Hörstörung

Es kommt leider immer wieder vor, daß hörgeschädigte Kinder einem Arzt oder Therapeuten beispielsweise mit den Befunden „Verhaltensauffälligkeit" oder „Sprachstörung" vorgestellt werden, ohne daß die audiogene Ursache bemerkt wurde. In einzelnen Fällen wurden Kinder nur aufgrund ihrer Schwerhörigkeit bereits als geistig behindert eingestuft und entsprechend eingeschult (vgl. hierzu Behrendt u. Pascher 1998, S. 34ff). Die Ursache der Störung wurde einfach nicht näher untersucht. Wird die Hörstörung in solchen Fällen erkannt und das Kind rechtzeitig mit Hörgeräten versorgt und gefördert, können die Verhaltensauffälligkeiten abgebaut werden. Denn häufig resultierte der Verhaltensbefund aus der ständigen Frustration, sich nicht mitteilen zu können und von anderen nicht verstanden zu werden. Darüber hinaus können aber auch geistig behinderte Kinder zusätzlich schwerhörig sein. Bei ihnen wird eine vorhandene Hörstörung leicht übersehen.

Die folgenden Störungen können ebenso unabhängig vom Hörstatus auftreten und ergeben eigene Krankheitsbilder (Übersicht 2.5). Die Diagnosen können in einzelnen Fällen allerdings durch das Übersehen einer vorhandenen Hörschädigung zustande gekommen sein.

! **Bei entsprechenden anamnestischen oder diagnostischen Hinweisen sollte unbedingt eine Hörprüfung zum Ausschluß einer zugrundeliegenden Schwerhörigkeit erfolgen.**

Übersicht 2.5. Mögliche ungenaue oder falsche Diagnosen bei nicht erkannter Schwerhörigkeit

- Mutismus.
- Sprachentwicklungsstörung.
- Artikulationsstörung bis hin zur universellen Dyslalie.
- Verhaltensauffälligkeiten wie aggressive Tendenzen, motorische Unruhe, zurückgezogenes Verhalten, allgemeine Verweigerungshaltung.
- Hyperkinetisches Syndrom.
- Auditive Aufmerksamkeits- oder Wahrnehmungsstörung.
- Schul- und Erziehungsschwierigkeiten.
- Geistige Behinderung.

ZUSAMMENFASSUNG

- Wird eine Hörstörung nicht erkannt, können die in der Folge entwikkelten Sekundärsymptome mit anderen Störungsbildern verwechselt werden.
- Im Zweifelsfall sollte immer eine Hörprüfung durchgeführt werden.

In welchem Alter werden Hörschädigungen diagnostiziert?

! **Immer noch werden die meisten hörgeschädigten Kinder erst nach dem 2. Lebensjahr diagnostiziert und entsprechend versorgt.**

Bei den Vorsorgeuntersuchungen U3–U8, die in der Praxis teilweise nur oberflächlich durchgeführt werden, werden Hörstörungen oft nicht erkannt. In den meisten Fällen sind es die Eltern, denen auffällt, daß das Kind nicht auf Geräusche reagiert oder nicht spricht. Sprechen sie ihren Kinderarzt darauf an, führt dies häufig leider nicht zu einer pädaudiologischen Untersuchung.

In Kap. 9.4 ist eine Checkliste der aktuellen US-amerikanischen National Campaign for Hearing Health, NCHH (1999), die sich für ein allgemeines Neugeborenen-Screening einsetzt, zu finden („Elterncheckliste beim Verdacht auf Hörschädigung"). Dieser Fragebogen ist als praktische Orientierung für Eltern konzipiert und geht von konkreten Verhaltensbeobachtungen des Säuglings oder Kleinkinds aus. Die Eltern dokumentieren darin ihren Eindruck durch das Beantworten einfacher Ja-Nein-Fragen. Ergibt der Fragebogen Auffälligkeiten zur Hörentwicklung, können die Eltern ihrem Kinderarzt die Dringlichkeit einer Hördiagnostik damit verdeutlichen.

Dies erscheint sinnvoll. Denn leider kommt es immer noch vor, daß Eltern mit Hinweisen wie „das wachse sich noch aus" vertröstet werden. So vergehen manchmal Jahre, bis die entsprechende Versorgung und Förderung des Kindes einsetzen kann. Das beschriebene Verhalten erscheint insbesondere dann unverzeihlich, wenn ein erhöhtes Risiko vorliegt, z. B. aufgrund von Frühgeburtlichkeit, familiärer Vorbelastung, hochdosierten, potentiell ototoxischen Medikamentengaben oder bei bestimmten Syndromen. Die Praxis zeigt aber, daß viele Kinderärzte diese Zusammenhänge immer noch zu wenig berücksichtigen.

Wie kommt es zu diesen späten Diagnosen?

! **Eine Hörschädigung ist bis auf die Fälle von Mißbildungen im Bereich des äußeren Ohres nicht sichtbar.**

Viele schwerhörige Kinder erwecken beim Laien den Eindruck, daß sie auf Sprache reagieren. Solange das Kind sich nicht auffällig verhält, bleibt auch häufig die Hörstörung unerkannt.

Auch wenn das Kind den Sprachinhalt nicht versteht, ist es durchaus möglich, daß es die grobe Bedeutung aus dem Zusammenhang wie der Situation, der Mimik und Gestik oder dem Mundbild erfaßt. Das schwerhörige Kind lernt, diese begleitenden Signale zunehmend besser zu interpretieren. Gelingt es ihm gut, im Alltag auf diese Weise zu kompensieren, fällt die Hörstörung weniger auf. Bei genauer Beobachtung sind die kindlichen Reaktionen aber wechselhaft und kontingent.

Teilweise gelingt das Verstehen nur grob, teilweise präziser, so daß es aussieht, als verstehe das Kind Lautsprache. Entsprechend reagiert das Kind manchmal sicher, oft aber auch gar nicht oder unpassend. Manche Eltern deuten dieses scheinbar willkürliche Verhalten anfangs als Ungehorsam und vermuten, ihr Kind wolle einfach nur nicht hören.

! **Der Zeitpunkt der Diagnose hängt auch vom Grad des Hörverlustes ab.**

Meist besonders spät, oft erst im Vorschul- oder Schulalter, werden Kinder mit gering- bis mittelgradiger Schwerhörigkeit diagnostiziert. Neben der Schallempfindungsschwerhörigkeit kommt als mögliche Ursache hierfür eine Schalleitungsschwerhörigkeit aufgrund von rezidivierenden Tubenbelüftungsstörungen oder insbesondere chronischen Paukenhöhlenergüssen in Frage.

Viele dieser gering- oder mittelgradig schwerhörigen Kinder haben gelernt, gut zu kompensieren und sich für kurze Zeit stark zu konzentrieren. So passieren sie grobe Screeninguntersuchungen teilweise anstandslos. Sofern die Eltern den Arzt oder Therapeuten nicht auf ihre Beobachtungen bezüglich des Hörens in Alltagssituationen aufmerksam machen, zeigt sich das Ausmaß der Schwierigkeiten dieser Kinder teilweise erst bei längerer, regelmäßiger Beobachtung. Manchmal entsteht der Verdacht auf eine Hörstörung auch erst im Laufe einer logopädischen Therapie. Symptome sind beispielsweise:

- Konzentrationsschwierigkeiten,
- häufiges Nachfragen,
- motorische Unruhe,

- schwankende sprachliche Leistungen, vorrangig im expressiven, aber auch im rezeptiven Bereich etc.

In diesen Fällen liegt es dann auch in der Verantwortung der behandelnden Logopädin, eine pädaudiologische Untersuchung zu empfehlen.

Forderung nach Routineuntersuchungen

Insgesamt ist immer noch zu beklagen, daß viele Diagnosen weit später gestellt werden, als das möglich wäre. So verstreicht für die Sprachentwicklung nur schwer wiederzubringende, wertvolle Zeit ungenutzt (vgl. Wendlandt 1998, S. 33). Unter diesem Gesichtspunkt ist es um so weniger zu verstehen, daß sich in einem Land wie der Bundesrepublik Deutschland immer noch kein *routinemäßiges Neugeborenen-Screeningverfahren*, wenigstens bei Kindern mit Risikofaktoren durchgesetzt hat, wie es in einigen anderen Ländern schon seit Jahren Praxis ist. Die technischen Voraussetzungen, diese Früherkennungsuntersuchung mit einem Minimum an Zeit und Aufwand durchzuführen, sind längst vorhanden.

ZUSAMMENFASSUNG

- Hörstörungen sind nicht direkt sichtbar und bleiben daher häufig lange unerkannt, solange das Kind sich unauffällig verhält.
- Die meisten Kinder werden erst nach dem 2. Lebensjahr diagnostiziert und versorgt.
- Meist sind es die Eltern, die eine bestehende Hörstörung vermuten.
  - Bei allen Neugeborenen sollten Screeninguntersuchungen routinemäßig durchgeführt werden.

2.3 Welche Kinder werden mit Hörgeräten oder einem Cochlear-Implant versorgt?

Neben den Voraussetzungen für eine erfolgreiche Hörgeräte- und Cochlear-Implant-Versorgung wird auf Sonderfälle und Fragen der Qualitätssicherung eingegangen. Zudem wird die Bedeutung des Eintrittszeitpunktes der Hörschädigung für die gesamte kindliche Entwicklung, die Sprachentwicklung und für das Verhalten des Kindes beleuchtet.

Ist eine Hörgeräteversorgung erforderlich, kann die Hörgeräteanpassung nach der genauen Diagnosestellung der Schwerhörigkeit bereits ab dem Säuglingsalter beginnen. Eine frühzeitige Untersuchung empfiehlt sich besonders bei allen Kindern mit Risikofaktoren in der Eigen- oder Familienanamnese.

Es bleibt zu ergänzen, daß eine geeignete Hörgeräteversorgung bei manchen Formen der Schwerhörigkeit, insbesondere bei Hochtonabfall, trotz modernster technischer Möglichkeiten problematisch sein kann.

Indikationen für eine Hörgeräteversorgung bei Kindern

Bei den in Übersicht 2.6 genannten Formen und Graden der Schallempfindungs- und Schalleitungsschwerhörigkeit ist eine Hörgeräteanpassung erforderlich.

Die Anpassung leistungsfähigster Hörgeräte kann sich im Einzelfall als ungenügend herausstellen. Reicht der Gewinn bei optimaler Ausnutzung der Hörreste mit Hörgeräten nicht dazu aus, daß das Kind Sprache erwerben kann, ist die Indikation für eine Cochlear-Implantation gegeben (s. Übersicht 2.7).

Übersicht 2.6. Grade der Schwerhörigkeit, die eine Hörgeräteversorgung verlangen

- Hörrestigkeit.
- Mittel- bis hochgradige Schwerhörigkeit.
- Hochtonschwerhörigkeit (Versorgung oft schwierig).
- Geringgradige Schwerhörigkeit ab 30 dB Hörverlust (wegen der Sprachentwicklung).
- Einseitige Hörstörungen (nur bei Bedarf).
- Progrediente Hörstörungen.
- Ohrmißbildungen.
- Hörstörungen im Zusammenhang von Mehrfachbehinderungen.

Übersicht 2.7. Krankheitsverläufe, die eine Cochlear-Implantation nahelegen

- Gehörlosigkeit nach Meningitis (Implantation dringend wegen drohender Verknöcherung der Cochlea).
- Beidseitige Hörrestigkeit.
- Beidseitige hochgradige Schwerhörigkeit, bei der trotz Hörgeräteversorgung keine ausreichende Lautsprachentwicklung gewährleistet ist.
- Progrediente Hörstörung mit Stagnation oder Verlust der erreichten Sprachentwicklung.
- Nichtakzeptanz der Hörgeräte (wie etwa aufgrund mangelnden Hörgewinns).

Indikationen für eine Cochlear-Implant-Versorgung bei Kindern

In beiden Fällen, bei der Hörgeräteversorgung wie bei der Cochlear-Implantation, kommt es jedoch nicht nur auf die Indikation an. Es gibt bestimmte Bedingungen, von denen der Erfolg der Versorgung abhängt. Dazu gehören spezielle Untersuchungen und Anpassungsmethoden genauso wie eine zusätzliche Förderung und die Kooperation der Eltern.

Während die Voraussetzungen zur Hörgeräteanpassung mehr die Hörtests und den Vorgang der Anpassung betreffen, sind die Voraussetzungen für eine erfolgreiche Cochlear-Implantation ungleich aufwendiger.

Über die in Übersicht 2.7 aufgelisteten Indikationen hinaus sind verschiedene Gründe dafür verantwortlich. Zum einen hängt dies mit dem Eingriff als solchem zusammen, bei dem eine Prothese in den Körper des Kindes eingesetzt wird. Zum anderen spielt die unterschiedliche Art der Schallumwandlung und der damit verbundene andersartige Höreindruck eine Rolle. Nicht zuletzt geht es um die Kooperation der Eltern in der anschließenden Rehabilitationsphase.

! **Ohne zusätzliche Hör- und Sprachförderung und regelmäßige Ansprache im Alltag ist ein Nutzen des Cochlear-Implants für den kindlichen Spracherwerb fraglich.**

ZUSAMMENFASSUNG

- Die Indikationen zur Versorgung mit Hörgeräten und dem Cochlear-Implant unterscheiden sich.
- Eine Cochlear-Implantation erfordert die Erfüllung bestimmter Voraussetzungen, die über die reine Indikation hinaus gehen.

Voraussetzungen für eine erfolgreiche Hörgeräteversorgung

Die Untersuchungen vor und im Rahmen einer Hörgeräteanpassung dienen der optimalen Einstellung der Hörgeräte auf den individuellen Hörverlust des Kindes. Eine Abwägung, in welchem Verhältnis die Anpassung zum voraussichtlichen Gewinn des Kindes für die Sprachentwicklung steht, ist zunächst sekundär und schwer vorhersagbar. Es wird versucht, dem Kind die unter den gegebenen Voraussetzungen optimalen Höreindrücke zu ermöglichen. Ein operativer Eingriff ist bekanntlich nicht nötig. Der Schaden, der durch das Tragen fachmännisch eingestellter Hörgeräte entstehen kann, ist vergleichsweise gering.

Die Therapie besteht im wesentlichen im regelmäßigen Tragen der Hörgeräte und einer entsprechenden pädagogischen und logopädischen Anleitung der Eltern zum sprachentwicklungsförderndem Verhalten sowie regelmäßiger audiologischer Verlaufskontrollen und logopädischer Therapie des Kindes.

Der Erfolg der Versorgung hängt dann von verschiedenen Faktoren ab. Neben der Akzeptanz der Hörgeräte spielen hier die Motivation des Kindes und seine Fähigkeit, eigene Stärken in anderen Bereichen für die Hör-Sprach-Entwicklung zu nutzen, genauso wie eine individuell an den Bedürfnissen und Interessen des Kindes orientierte logopädische Therapie eine maßgebende Rolle. Zusätzliche Störungen in anderen Bereichen stehen einer Versorgung mit Hörgeräten nur selten im Wege.

ZUSAMMENFASSUNG

- **Hörgeräteversorgung verletzt das Hörorgan nicht und ist daher reversibel.**
- **Als Voraussetzung für die Hörgeräteanpassung genügt die Indikation Schwerhörigkeit.**

Voraussetzungen für eine erfolgreiche Cochlear-Implantation

Anders sieht es bei der Cochlear-Implantation aus. Der Eingriff wird nur dann zu empfehlen sein, wenn von der Versorgung ein entsprechender Gewinn für die Hör-Sprach-Entwicklung erwartet werden kann. Denn einerseits bedeutet die Operation einen massiven Eingriff, anderseits werden auf der implantierten Seite die Haarzellen und somit die letzten verbleibenden Hörreste irreversibel zerstört.

! **In der Regel[1] erfolgt bei Kindern die Implantation nach vorheriger Hörgeräteanpassung.**

Beobachten Eltern und Mitarbeiter des therapeutischen Teams, wie Fachärzte für Phoniatrie und Pädaudiologie, HNO-Ärzte, Logopäden und Frühförderer, daß das Kind auch nach einiger Zeit des Tragens keinen ausreichenden Gewinn mit den Hörgeräten hat, kann je nach Art und Schweregrad des Hörverlustes und anderer individueller Voraussetzungen eine Cochlear-Implantation erwogen werden. Bevor diese Entscheidung endgültig getroffen wird, bedarf es aber vieler einzelner Voruntersuchungen.

Andere Bedingungen liegen vor bei angeborener *Gehörlosigkeit* oder später eingetretenem Verlust des Hörvermögens wie beispielsweise *nach Meningitis* (drohende Verknöcherung der Cochlea). In diesem Fall sollte, sofern die Eltern die Operation wünschen, die weiteren Kriterien erfüllt sind und anderweitig nichts dagegen spricht, möglichst rasch implantiert werden. Denn es ist dann wichtig, die Hörbahnreifung nicht zu verzögern bzw. das Kind nicht unnötig lange ohne Höreindrücke zu lassen, um die Hör-Sprach-Entwicklung nicht zu gefährden.

Zunächst gibt es einige unabdingbare *organische Voraussetzungen*, ohne die eine Implantation sinnlos ist. Die Versorgung erfordert einen *intakten Hörnerv*, da sonst keine Weiterleitung der elektrischen Signale an das Gehirn möglich ist. Die diagnostischen Verfahren der Wahl sind hier die Elektrosti-

[1] Ausnahmen sind lediglich angeborene oder erworbene Gehörlosigkeit.

mulation (Promontorialtest) sowie zur objektiven Ermittlung der Hörschwelle die Notched-Noise-BERA (vgl. Kap. 1.4, Abschnitt „Hirnstammaudiometrie"). Weiterhin muß die Cochlea in irgendeiner Weise angelegt sein. Eine computertomographische Untersuchung des Schädels, insbesondere des Felsenbeins bildet die operationstechnisch relevanten Strukturen optimal ab. Schließlich muß das Kind operationsfähig sein.

Sind die medizinischen Voraussetzungen erfüllt, müssen *Prognose und Motivation* überprüft werden. Genauso wie die Hörgeräteversorgung gewährleistet auch die Cochlear-Implantation nicht automatisch und in jedem Fall, daß das Kind zur Sprache kommt. Die Hör-Sprach-Entwicklung ist von vielen Faktoren abhängig. So können beispielsweise eingeschränkte kognitive Fähigkeiten, emotionale Störungen, mangelhafte Ansprache oder soziale Faktoren dafür verantwortlich sein, daß die Lautsprachentwicklung nicht gelingt. Genauso können eine unzureichende Hörförderung oder auch die mangelhafte Wartung der Geräte den Erfolg der Implantation beeinträchtigen. Einer Implantation sollte aus diesen Gründen immer eine gründliche Diagnostik und Beratung durch das gesamte interdisziplinäre Team, d.h. in der Regel ein klinisches Untersuchungsteam vorausgehen.

Insbesondere die *psychologische und logopädische Untersuchung* zur Beurteilung des allgemeinen Entwicklungsstandes, des Sprachstatus und des Kommunikationsverhaltens des Kindes sind für die Prognose unerläßlich (vgl. Kap. 9.1, „Anamnesefragebogen für kindliche Hörstörungen" und Kap. 9.2, „Diagnostikbogen für kindliche Hörstörungen"). Berichte und Empfehlungen der betreuenden schulischen Einrichtung bzw. der Frühförderstelle ergänzen dieses Bild. Weiterhin ist die intensive *Beratung und Aufklärung der Eltern* wichtig. Diese Familiengespräche dienen einmal dazu, die Erwartungs- und Motivationshaltung der Eltern mittels Befragung und Beobachtung zu erheben und die entscheidende Bedeutung der anschließenden Rehabilitationsmaßnahmen und der langfristigen Kooperationsbereitschaft der Eltern zu betonen. Zum anderen werden die Eltern in bezug auf Möglichkeiten und Grenzen der Implantation informiert. Dazu gehört die Einschätzung zur Prognose des Kindes und Informationen zur adäquaten und optimalen Förderung nach der Implantation.

Häufig sind mit der Frage nach einer Cochlear-Implantation *unrealistische Erwartungen* der Betroffenen verknüpft. Sei es, daß die Eltern davon ausgehen, daß das Kind danach sofort hören oder sprechen kann oder auch, daß die Hörbehinderung mit der Operation ein für allemal überwunden sei.

! **Vielen Eltern ist anfangs nicht klar, daß das Cochlear-Implant zwar in den meisten Fällen das Hören verbessert, aber keine Garantie für den Spracherwerb bietet.**

Sie berücksichtigen auch nicht, daß ein Kind mit dem Cochlear-Implant immer noch ein hochgradig schwerhöriges oder gehörloses Kind bleibt und auch in der Aufblähkurve maximal mittelgradige Ergebnisse erzielen wird. Um hier eine realistische Einschätzung zu fördern und das Kind und seine

Eltern auf den Eingriff vorzubereiten, sollte die Familie nach Möglichkeit vor der Operation andere, bereits implantierte Kinder und deren Eltern kennenlernen. Ebenso sollte ein Gespräch mit dem betreffenden Cochlear-Implant-Centrum oder der zuständigen Rehabilitationseinrichtung sowie mit dem Operateur stattgefunden haben.

Erst in Anschluß an diese Maßnahmen wird in Absprache mit den Eltern sorgfältig abzuwägen sein, ob eine Implantation im Interesse des Kindes durchgeführt werden sollte.

ZUSAMMENFASSUNG

- **Vor einer Implantation sollte fast immer eine Hörgeräteanpassung versucht werden.**
- **Das Einsetzen des Cochlear-Implants zerstört vorhandene Hörreste des implantierten Ohres irreversibel.**
- **Der Implantation gehen eine gründliche Diagnostik sowie Beratungs- und Informationsgespräche voraus.**

Sonderfälle

Schwierig ist die Entscheidung insbesondere bei mehrfachbehinderten Kindern mit massiven kognitiven Einschränkungen sowie bei älteren Kindern ohne erkennbare Lautsprachentwicklung.

Gelegentlich werden heute auch *geistig behinderte Kinder* mit einem Cochlear-Implant versorgt. Hier kann in vielen Fällen davon ausgegangen werden, daß diese Kinder mit der Implantation zwar einerseits mit Sicherheit ihr verbliebenes Restgehör verlieren, andererseits aber zumindest sprachlich kaum von den neuartigen Höreindrücken durch das Cochlear-Implant profitieren dürften. Wird die Implantation dennoch durchgeführt, steht dabei nicht die Sprachentwicklungsförderung im Vordergrund, sondern das Ermöglichen des Kontaktes zur akustischen Umwelt. Mit dem Cochlear-Implant können manche dieser Kinder besser in ihr alltägliches Umfeld integriert und adäquater gefördert werden. Andere sind mit der Verarbeitung des zusätzlichen Sinneseindrucks vielleicht überfordert. Im Sinne einer verantwortlichen Implantationspraxis ist daher eine sorgfältige und fachgerechte Auswertung der Möglichkeiten und Einschränkungen jedes einzelnen Kindes zu fordern.

Andere Probleme können sich für *hörrestige Kinder von Ausländern* ergeben, deren Aufenthalt in der Bundesrepublik nicht für die Zeit der Rehabilitationsphase gesichert ist. Zu den Schwierigkeiten der Nachsorge und der Hör-Sprach-Anbahnung kommt in diesen Fällen noch die Unsicherheit des technischen Supports im Heimatland hinzu. Die Wartung des empfindlichen Cochlear-Implants und damit seine Funktionsfähigkeit ist nicht gewährleistet ohne vorhandene Einrichtungen, die bei Ausfällen die Fehlerquelle ermitteln können, und ohne die Möglichkeit, Ersatzteile zu beschaffen.

Eine dritte Gruppe ist die der *Kinder gehörloser Eltern.* Bisher zieht nur eine Minderheit gehörloser Eltern die Cochlear-Implantation für ihr Kind in

Erwägung. Das kann sich jedoch in den nächsten Jahren und Jahrzehnten ändern. Die Probleme, die sich aus der Entscheidung für das Cochlear-Implant ergeben, betreffen die Identität und Kultur dieser Familien genauso wie die Rehabilitation des Kindes. In der Gemeinschaft der Gehörlosen stellen sich diese Eltern ins Abseits, da Gehörlosigkeit dort nicht als Behinderung, sondern als Kultur aufgefaßt wird. Zugleich riskieren sie die Entfremdung von ihren Kindern, die damit zwischen Gebärdensprache und Lautsprache aufwachsen, während in der Familie u. U. nur gebärdensprachlich kommuniziert wird. Was dieses Leben zwischen zwei „Welten" und seine Auswirkungen auf die Identitätsfindung der Kinder bedeutet, ist aus der Sicht normalhörender Menschen nur schwer zu ermessen (vgl. hierzu auch Kap. 7.1, „Kommunikationsfähigkeit und Identitätsentwicklung").

ZUSAMMENFASSUNG

Bei mehrfachbehinderten Kindern, bei Kindern von Asylbewerbern sowie bei Kindern gehörloser Eltern erfordern die Indikationsbeurteilung und die Prognosestellung besondere Sorgfalt.

Qualitätssicherung tut Not

Leider werden nicht überall umfassende Voruntersuchungen durch ein Team aus unterschiedlichen Berufsgruppen durchgeführt, bevor die Entscheidung pro oder contra Implantation fällt. Dem auf den ersten Blick eingängigen Argument, daß man doch keinem hörrestigen Kind diese Hilfe verweigern könne, wagt kaum jemand zu widersprechen. Daß bestehende Hörreste beim implantierten Ohr unwiederbringlich verloren sind, wenn kein nennenswerter Gewinn mit dem Cochlear-Implant erzielt werden konnte, wird dabei verschwiegen.

Auch wird mancherorts sehr nachlässig mit der Notwendigkeit von Rehabilitationsmaßnahmen im Anschluß an die Prozessoreinstellung umgegangen. Die Notwendigkeit der Rehabilitation wird entweder verschwiegen, oder die Verantwortung dafür wird an die Eltern abgegeben. So gelangen viele Kinder zu spät auf die Warteliste einer logopädischen Praxis, die unmittelbare Behandlung mit intensivem Hörtraining und Sprachförderung im Anschluß an die Prozessoranpassung ist damit nicht in jedem Fall gewährleistet. Eine bessere interdisziplinäre Kooperation könnte diesen Mißstand leicht beseitigen.

Checkliste der Mindestvoraussetzungen für eine Cochlear-Implantation

Um eine erfolgreiche Cochlear-Implantation zu gewährleisten, müssen bestimmte Voraussetzungen erfüllt sein (Übersicht 2.8).

Übersicht 2.8. Checkliste: Cochlear-Implantation

- Der Hörnerv ist intakt (Elektrostimulation).
- Die CT-Aufnahme (bei Bedarf zusätzlich ein MRT) läßt die Anlage und Struktur der Cochlea erkennen.
- Der Allgemeinzustand des Kindes läßt eine Operation zu (Operationsfähigkeit).
- Die psychologische Diagnostik zeigt die Bereitschaft bzw. das Vermögen des Kindes zur Imitation sowie ausbaufähige kognitive Fähigkeiten.
- Es liegen keine Zusatzstörungen vor, die einen Gewinn durch das Cochlear-Implant fraglich erscheinen lassen.
- Die logopädische Beurteilung ergibt, daß der Gewinn durch die Hörgeräteversorgung für den Spracherwerb nicht ausreicht.
- Eine Aufklärung der Eltern über Möglichkeiten und Grenzen der Implantation ist erfolgt.
- Die Bereitschaft der Eltern zur Rehabilitation und zu regelmäßigen Kontrolluntersuchungen des Kindes ist gewährleistet.
- Es sind Möglichkeiten zur technischen Wartung der Geräte vorhanden.

Bedeutung des Eintrittszeitpunktes der Hörschädigung für die Sprachentwicklung

Die meisten Hörschädigungen werden zwischen dem 2. und 4. Lebensjahr diagnostiziert, wobei oft nicht mit Sicherheit zu sagen ist, wann die Schädigung bzw. der Hörverlust genau eingetreten ist.

Besteht eine hochgradige Schwerhörigkeit von Geburt an, also *prälingual*, bleibt die 2. Lallperiode mit der Angleichung des Phonemsystems an das der Muttersprache häufig aus. Die Kinder verstummen dann allmählich und fallen teilweise durch schrilles Schreien auf. Die meisten von ihnen entwickeln verstärkt den visuellen Kanal und beobachten ihre Umwelt sehr aufmerksam und genau. Die Kommunikation mit anderen läuft in der Regel vorrangig über Blickkontakt, Mimik und Gestik, teilweise taktil-kinästhetisch ab, sofern dem Kind von seinen Bezugspersonen nicht eine eigene Sprache wie die Gebärde verstärkt angeboten wird.

Hörschädigungen können aber auch *perilingual* und *postlingual* im Laufe der kindlichen Entwicklung auftreten. Zum einen kann es bei einer bereits bestehenden Hörschädigung jederzeit zu einer weiteren Hörverschlechterung kommen. Zum anderen ist eine plötzliche oder allmähliche Abnahme des Hörvermögens auch bei bis dahin normalhörenden Kindern möglich. Sind die Gehörlosigkeit oder der fortschreitende Hörverlust perilingual eingetreten, stagniert der aktive Wortschatz oder entwickelt sich langsam zurück. Sprechfreude und Äußerungslänge nehmen ab. Das Kind verlernt syntaktische Strukturen, die es vorher beherrscht hat. Oft sind auch Verschlechterungen der Artikulation zu beobachten. Um Sprache zu verstehen, sucht das Kind zunehmend das Mundbild des Gesprächspartners.

Die mit dem Hörverlust verbundene vermehrte Anstrengung und die Frustration in bezug auf Kommunikation äußern sich bei vielen Kindern in motorischer Unruhe oder aggressivem Verhalten. Kleinere Kinder können nicht angeben, daß sie schlechter hören. Bevor eine Schwerhörigkeit vermutet wird, fallen sie daher meist durch die genannten Verhaltensänderungen sowie durch abnehmende Sprechfreude auf. Die Verhaltensauffälligkeiten fallen um so heftiger aus, je länger die Hörbehinderung unerkannt und unversorgt bleibt. Bei vielen älteren Kindern können nach der Hörverschlechterung zudem Konzentrationsschwierigkeiten und ein vermehrtes Nachfragen beobachtet werden. Schulkinder können die Hörverschlechterung teilweise treffend beschreiben.

Der Zeitpunkt des Hörverlustes kann also die Entwicklung des hörgeschädigten Kindes nachhaltig prägen. Die Situation eines von Geburt an schwerhörigen Kindes ist anders als die Auswirkungen einer perilingualen Hörverschlechterung oder eines progredienten Hörverlustes. Nicht zuletzt beeinflussen die Vermutungen zur Dauer der auditorischen Deprivation auch die Prognose hinsichtlich der Sprachentwicklung und die Erwartungen bezüglich des Gewinns, den das Kind durch Hörgeräte und Sprachtherapie hat. In jedem Fall sollte sofort nach der Hörgeräte- oder Cochlear-Implant-Versorgung mit der gezielten Förderung geeigneter Strategien zum Sprachverstehen und zum Sprachaufbau begonnen werden.

ZUSAMMENFASSUNG

- Der Eintrittszeitpunkt der Hörschädigung beeinflußt die Lautsprach- und Gesamtentwicklung des Kindes maßgeblich.
- Bei prä- und perilingualer Hörschädigung ist eine gezielte Förderung der Lautsprachentwicklung nach der Hörgeräte- oder Cochlear-Implant-Versorgung nötig.

Auswirkungen der erschwerten Kommunikationsbedingungen auf das Verhalten

Um mit seiner normalhörenden und sprechenden Umgebung in Dialog zu treten, muß ein hörgeschädigtes Kind weit mehr Geduld, Konzentration und Aufmerksamkeit aufbringen als hörende Kinder.

! **Kommunikation ist für Schwerhörige immer mit Anstrengung und Anspannung verbunden und verlangt auch bereits vom kleinen Kind enorme Leistungen.**

Längst nicht alle Kinder erlernen das Lippenablesen. Aber auch, wenn sie es beherrschen, sind sie in der Regel darauf angewiesen, den Sinn des Gesprochenen aus der genauen Beobachtung des situativen Kontextes und z.B. der

Gestik und Mimik anderer zu ergänzen oder ganz zu erschließen. Dies kann je nach Grad der Hörstörung nur bruchstückhaft gelingen. Entsprechend müssen schwerhörige Kinder schon sehr früh lernen, mit der Frustration des Nichtverstehens oder Nicht-verstanden-werdens in Kommunikationssituationen umzugehen.

Wie bereits im vorangegangenen Kapitel angedeutet, wirken sich diese erschwerten Kommunikationsvoraussetzungen auf das kindliche Verhalten und die Leistungsfähigkeit aus (vgl. Hartmann u. Seifert 1998, S. 605 ff).

! **Bei den betroffenen Kindern sind häufig eine allgemeine motorische Unruhe als Reaktion auf die Anstrengung und wahlweise aggressives oder stark zurückgezogenes Verhalten als Folge der ständigen Frustration im sozialen Umgang zu beobachten.**

Nach der Hörgeräte- oder Cochlear-Implant-Versorgung bleibt die auditive Aufmerksamkeitsspanne oft eingeschränkt, da diese Kinder mehr Konzentration für auditive Informationen aufbringen müssen. Die meisten Kinder „klinken" sich immer mal wieder aus Situationen aus, wenn es ihnen zuviel oder zu anstrengend wird. Manche Kinder schalten einfach vorübergehend das Gerät ab. Schulkinder nehmen die Hörgeräte auch teilweise erst mal ab, wenn sie aus der Schule nach Hause kommen, und gönnen sich eine Auszeit.

! **Ruhe- und Rückzugszeiten sind für die betroffenen Kinder nötig.**

Jedes Kind entwickelt andere Strategien, um mit der Anspannung umzugehen, die die Kompensation der Hörbehinderung mit sich bringt, oder negative Erfahrungen zu verarbeiten. Zu welcher Motivation und welchen Leistungen das einzelne Kind fähig ist, hängt von vielen Faktoren ab. Neben den konkreten Erfahrungen, die das Kind macht, spielen hier sicherlich das Selbstbewußtsein, die individuelle Persönlichkeit und das Alter des Kindes, soziale Fähigkeiten und persönliche Leitbilder (beispielsweise schwerhörige Erwachsene) wie auch die Akzeptanz und Unterstützung durch die Umwelt eine Rolle.

ZUSAMMENFASSUNG

- Lautsprachliche Kommunikation ist für Schwerhörige immer anstrengend und teilweise frustrierend.
- Jedes Kind muß Strategien entwickeln, mit diesen Anforderungen umzugehen.

2.4 Besonderheiten des Spracherwerbs bei hörgeschädigten Kindern

Die verschiedenen Bereiche der Sprachentwicklung, in denen hörgeschädigte Kinder besondere Schwierigkeiten haben, werden ausführlich beschrieben. Dabei wird versucht zu erklären, warum diese Bereiche besonders störanfällig sind, und welcher Mechanismus den beschriebenen Störungen zugrundeliegt.

Außerdem wird auf die spezielle Problematik schwerhöriger Kinder gehörloser Eltern eingegangen.

Jede Form der Schwerhörigkeit bedeutet für den Erwerb und die Entwicklung der Lautsprache eine massive Beeinträchtigung. Die erschwerten Voraussetzungen führen im Verlauf der Sprachentwicklung zu Schwierigkeiten bei der *Sprachrezeption und Sprachproduktion.* Das Ausbleiben der 2. Lallperiode ist nur ein äußeres Symptom dessen, was dem Kind wahrscheinlich schon lange Zeit vorher an Höreindrücken entgangen ist. Die Auswirkungen der Hörschädigung auf die Sprachentwicklung sind vielfältig und betreffen folgende Teilbereiche der Sprache:

- Sprachverständnis, Semantik und Wortschatz,
- Syntax und Morphologie,
- Artikulation,
- Tonus, Atmung und Stimme.

Sprachverständnis, Semantik, Wortschatz

Bereits im Säuglings- und Kleinkindalter beeinträchtigt die Hörbehinderung die Entwicklung des Sprachverständnisses und den Aufbau der Semantik nachhaltig. Bei Untersuchungen verschiedener Entwicklungsbereiche im Kleinkindalter, z. B. mit Hilfe der Münchener Funktionellen Entwicklungsdiagnostik, fällt auf, daß der Bereich Sprachverständnis oft weit hinter den anderen Funktionsbereichen, so auch hinter der Sprachproduktion abfällt. Diese Ergebnisse variieren auch dann nicht wesentlich, wenn das Mundbild des Untersuchers dem Kind zur Verfügung steht. Die Ursache scheint hier also nicht im eingeschränkten auditiven Sprachverstehen zu bestehen, sondern vielmehr in Störungen der komplexeren Verarbeitungsleistung des Sprachverständnisses im Sinne der Bedeutungserfassung.

Eine Erklärung dafür ist die mit der Hörschädigung verbundene frühe *Störung der Begriffsbildung und Bedeutungsdifferenzierung.* In der sensomotorischen Phase und darüber hinaus lernt das hörgeschädigte Kind nicht, verschiedene Sinnesinformationen mit Hilfe von sprachlichen Begriffen zu sortieren, zu kategorisieren und entsprechend geordnet abzuspeichern. Nicht alle Kinder erlernen das Lippenablesen und können die daraus gewonnenen Informationen vielleicht nutzen, um einen Wortschatz und semantische Relationen zu entwickeln[2]. Das Ergebnis ist eine *Semantikstörung mit eingeschränktem passiven und aktiven Wortschatz.*

Der aktive Wortschatz besteht vorzugsweise aus Substantiven mit konkretem Inhalt, Verben kommen relativ spät und langsam ins Blickfeld. Im Einzelfall kann die Sprache dadurch stark vereinfacht wirken. Besonders schwierig ist der Prozeß der Bedeutungsentwicklung und Zuordnung bei *abstrakten Begriffen,* die nicht direkt an eine greifbare Sinneserfahrung gekoppelt sind. Dies betrifft insbesondere Funktionswörter, Adjektive und Adverbien, v.a. Zeitwörter, Präpositionen und Adjektive, die Gefühle beschreiben. Viele schwerhörige Kinder zeigen noch lange, nachdem sie Sprache aktiv einsetzen, hier große Unsicherheiten in der Rezeption wie in der Produktion.

Syntax und Morphologie

Gleichermaßen schwierig ist der Erwerb von *Syntax und Morphologie.* Das syntaktische Material kann vom schwerhörigen Kind nicht 100%ig vollständig verstanden und aufgenommen werden. Vor allem kurze, unbetonte Wörter oder Wortteile werden leicht überhört. Dies betrifft im Prinzip alle Funktionswörter. Besonders gravierend wirkt es sich bei den Pronomen und Präpositionen aus, die die Beziehung unter den Satzteilen bestimmen. Ähnliches gilt für morphologische Endungen.

! **Bei vielen hörgeschädigten Kindern besteht auch nach Abschluß der Sprachentwicklung noch eine Unsicherheit bezüglich der Regeln zur Satzstellung und bei Flexions- und Kasusmarkierungen.**

In der deutschen Sprache hängen die morphologischen Unsicherheiten auch mit der Stellung morphologischer Markierungen am Ende eines Wortes zusammen. In der Umgangssprache werden gerade Wortendungen häufig verschluckt. Davon abgesehen sind sie meist unbetont. Die Markierungen können daher schlechter verstanden und unterschieden werden. Schwierig erscheint insbesondere die Differenzierung der Kasusmarkierungen [m] und [n]. Beides sind Nasale, die von der Frequenz her sehr eng beieinander liegen.

Beim Erwerb der Muttersprache bietet genau dieses Material die Basis für die selbständige Ableitung von Regeln durch das Kind. Dem hörbehinderten Kind sind die Bedingungen für diese nötige Abstraktionsleistung damit erheblich erschwert.

[2] Wendlandt veranschaulicht dieses Problem sehr eindrücklich am Beispiel der Banane (Wendlandt 1998, S. 31). Eine andere Frage ist, auf welche nichtsprachliche Art Begriffe eigentlich abgespeichert werden, da es dazu immer einer Sprache, wenn auch nicht notwendigerweise der Lautsprache bedarf. Auch die Philosophie beschäftigt sich in der Hermeneutik mit diesem Thema. So macht Gadamer (1986, S. 184) deutlich, daß *„alles Verstehen sprachlich"* sei.

Artikulation

Der hörenden Umwelt fällt meist zuerst die *Artikulationsstörung* auf. Art und Schweregrad des Hörverlustes, insbesondere hinsichtlich der betroffenen Frequenzen, stehen in vielen Fällen in engem Zusammenhang zur Art dieser Störung. Die Genese liegt auf der Hand: Durch unvollständige auditive Informationen kann der Kreisprozeß, d.h. die Abgleichung eigener und fremder Äußerungen mittels Imitation und des Eigen- und Fremdhören nur ungenau gelingen.

Die Folge sind Reduktionen komplexer CC-Verbindungen, Elisionen sowie Substitutionen und Verwechslungen ähnlich klingender Laute.

Substitutionen betreffen häufig die eng beieinander liegenden phonematischen Kontraste [t; d] – [k; g] – [p; b] und [s; z] – [ʃ] sowie [m] – [n] – [l], deren auditive Diskrimination besonders schwierig ist. Elisionen scheinen eher auch konzentrationsabhängig aufzutreten. Daneben kommen aber auch Dyslalien mit phonetisch-artikulatorischem Schwerpunkt, vor allem bei den hochfrequenten Zischlauten vor.

Die Artikulationsstörung ist in der Regel weniger gravierend als die beschriebenen Störungen des Sprachsystems und kann mit vergleichsweise geringem Aufwand behandelt werden.

Tonus, Atmung, Stimme

Das Merkmal der veränderten *Prosodie* bzw. Stimmführung, teilweise auch verbunden mit einer funktionellen *Rhinophonia aperta*, ist am deutlichsten beim hochgradig schwerhörigen oder gehörlosen Kind zu beobachten. Auch nach optimaler Versorgung kann es bestehen bleiben. Da die Kontrolle der Stimme und ihrer prosodischen Eigenschaften stark von der Eigenkontrolle und Konzentration abhängig ist, kann das Symptom bei ein und demselben Kind in verschiedenen Situationen sehr stark variieren. Aus ähnlichen Gründen kommt es teilweise auch zu einem *gepreßten, überhöhten Stimmklang.* Diese Art der Stimmgebung erleichtert die kinästhetische Kontrolle der eigenen Äußerungen.

Daneben sind häufig *Atemrhythmusstörungen* sowie ein *fixierter, erhöhter Körpertonus* zu beobachten. Dies dürfte vor allem mit der ständigen Anspannung zusammenhängen, unter der schwerhörige Kinder in jeder sprachlichen Kommunikationssituation stehen.

Besondere Schwierigkeiten schwerhöriger Kinder von gehörlosen Eltern

Viele dieser Kinder erlernen die Gebärdensprache als Muttersprache. Sie ist die Sprache, in der sie mit ihren Eltern kommunizieren. Erwerben die Kinder die Lautsprache parallel zur Gebärde oder auch als quasi erste Fremdsprache neben der Gebärde, müssen sie früh lernen, umzuschalten und die verschiedenen Systeme zu trennen. Dies gelingt unterschiedlich gut und hängt auch davon ab, wieviel Ansprache das Kind in beiden Sprachen bekommt. Unter Umständen kann der Lautspracherwerb aufgrund der zweisprachigen Erziehung erschwert sein. In jedem Fall wird er gestört, wenn die Bezugspersonen kein regelmäßiges und angemessenes Sprachvorbild für Lautsprache bieten können.

! **Für die Gesamtentwicklung des Kindes ist es zunächst wichtig, daß die Eltern von Anfang an eine gemeinsame Sprache mit dem Kind entwickeln können, erst danach gewinnt die Kommunikation des Kindes mit der hörenden Umwelt zunehmend an Bedeutung (vgl. auch Kap. 7.1, „Kommunikationsfähigkeit und Identitätsentwicklung").**

Schwerhörige Kinder hörender Eltern werden mit der Zweisprachigkeit meist später, z.B. mit Eintritt in die Schwerhörigenschule konfrontiert. Dort wird auch bei lautsprachlicher Erziehung im Unterricht während der Pausen fast überall gebärdet.

ZUSAMMENFASSUNG

Die besonderen Schwierigkeiten hörbehinderter Kinder mit der Lautsprachentwicklung wirken sich immer auf den konkreten Sprachstatus aus. Bei allen individuellen Unterschieden in Ausprägung und Grad der Störung kann man doch typische Merkmale audiogener Kommunikations- und Sprachentwicklungsstörungen erkennen. Die Auffälligkeiten können folgende Bereiche betreffen:

- Störung der rezeptiven und produktiven Leistungen,
- Störung der Semantik mit Störungen des Sprachverständnisses,
- eingeschränkter passiver und aktiver Wortschatz,
- Störung der Syntax und Morphologie (Dysgrammatismus),
- Störungen der Artikulation,
- Störungen des Tonus und Atemrhythmus,
- auffällige Stimme und Prosodie,
- teilweise doppelte Halbsprachigkeit von Lautsprache und Gebärde.

Auf die Zusammenhänge zwischen einzelnen Schweregraden der Hörstörung und den entsprechenden zu erwartenden Sprachstörungen wird im Kap. 5 „Typische Sprachbefunde bestimmter Formen des Hörverlustes" noch genauer eingegangen.

2.5 Perspektiven und Grenzen heutiger Therapiemöglichkeiten für die Sprachentwicklung

Auch mit modernen Hörhilfen, die viele Erleichterungen und Verbesserungen bringen, bleibt das Hören- und Sprechenlernen für hörgeschädigte Kinder ein komplexer und anstrengender Prozeß, der das Engagement aller Bezugspersonen erfordert.

In der Therapie muß häufig bei auditiver Sensibilisierung angesetzt werden, bevor zur Förderung der Begriffsbildung und gezieltem Sprachaufbau übergegangen werden kann.

Zur Verbesserung des peripheren Hörens stehen heute Hörgeräte und das Cochlear-Implant zur Verfügung. Die Tendenz geht zur immer frühzeitigeren Versorgung mit technisch immer leistungs- und anpassungsfähigeren Geräten. Dadurch haben hochgradig schwerhörige und hörrestige Kinder, die noch vor 10 Jahren nur sehr mühsam und bruchstückhaft Lautsprache erwerben konnten, heute viel bessere Chancen, sprechen zu lernen.

Einschränkend muß allerdings gesagt werden, daß die Anpassung moderner Hörgeräte oder eines Cochlear-Implants nicht in jedem Fall und automatisch zum Erwerb der Lautsprache führt. Die adäquate Versorgung ermöglicht aber fast immer ein verbessertes Hören und ist damit eine unverzichtbare Voraussetzung für den Lautspracherwerb. Ob, und wie weit das einzelne Kind mit Hilfe technischer Hörhilfen ein offenes Sprachverstehen erreichen und Lautsprache erwerben kann, hängt von vielen weiteren Faktoren ab. In jedem Fall ist dieser Prozeß sowohl für das Kind wie seine Familie langfristig anstrengend und erfordert immer wieder neue Motivation und Unterstützung.

Möglichst bald im Anschluß an die Versorgung des Kindes mit Hörgeräten oder einem Cochlear-Implant sollte mit gezielter pädagogischer Förderung und, außer bei Säuglingen, möglichst auch mit logopädischer Therapie begonnen werden. In der Rehabilitationsphase müssen die bisher versäumten Stufen der Hörentwicklung teilweise vom Kind nachgeholt werden. Dies geschieht im Alltag mit Unterstützung der Eltern wie auch mit Anleitung durch Frühförderer, Wechselgruppen[3] oder Rehabilitationseinrichtungen. In der anschließenden logopädischen Therapie variieren die Ziele je nach Alter des Kindes, Eintrittszeitpunkt, Dauer der Schädigung und Schweregrad der Hörschädigung.

Hat ein implantiertes Kind erstmals überhaupt Höreindrücke bzw. ein Kind mit Hörgeräten erste klare Eindrücke von Sprache, so bedeutet das eben nicht, daß es gleich anfängt, in korrekten Wörtern zu sprechen.

---

[3] In der Regel lädt die pädaudiologische Frühberatungsstelle jeweils einige hörgeschädigte Kinder und deren Eltern zu mehrtägigen Treffen ein. Diese Fördertreffen finden in größeren Abständen regelmäßig statt.

! **Als Basis für die Sprachentwicklung muß sich erst einmal ein *Hörbewußtsein* entwickeln.**

Bei vielen kleinen Kindern ist zu beobachten, daß sie nach kurzer Zeit zunächst mit dem neuen Kanal experimentieren. Sie können nicht einordnen, woher das akustische Ereignis, das sie erleben, kommt. Sie beginnen zu lallen, mit Lautstärke und Klängen ihrer Stimme zu spielen und Geräusche zu produzieren. Langsam lernen sie, Geräuschquellen zu orten und sich mehr für das Gehörte zu interessieren. Mit zunehmender Hörgerichtetheit und beginnender Sprachentwicklung werden die Kinder in ihrem gesamten Verhalten ausgeglichener, konzentrierter und motorisch ruhiger.

! **Sobald bei dem Kind Hörgerichtetheit vorhanden ist, kann je nach Einschätzung der Logopädin mit der Therapie begonnen werden.**

Bei *perilingual* eingetretener Hörverschlechterung wird nach der Sprachprozessor- oder Hörgeräteanpassung vom Kind an dem Punkt mit der Sprachentwicklung wieder eingesetzt, wo die letzten Spracheindrücke gespeichert werden konnten. Manchmal kommt es auch zunächst zu einem Rückfall gegenüber dem Sprachstatus vor der Hörverschlechterung. Dies hängt damit zusammen, wie lange das Kind ohne verwertbare Hörreste war, und wie sehr es darunter gelitten hat. Um dem einzelnen Kind hier gerecht zu werden, ist eine gründliche und umfassende Diagnostik unerläßlich. Nur so kann es gemäß seiner individuellen Möglichkeiten und seinem aktuellen Entwicklungsstand gefördert werden.

Vor dem eigentlichen Sprachaufbau geht es zunächst um die Anbahnung oder Wiederbelebung der Hör-Sprach-Entwicklung. In der logopädischen Therapie geschieht dies weder mit einem isolierten Hörtraining, noch mit reiner Sprachförderung.

! **Die Integration des neu oder wieder zur Verfügung stehenden auditiven Kanals wird parallel zum Sprachverständnis[4] und zur Sprachproduktion gefördert. Beide Aspekte greifen, wie in der natürlichen Alltagsumgebung, stets ineinander. Und nur in dieser Kombination kann eine stabile Verbesserung der Sprachentwicklung erzielt werden.**

---

[3] Entgegen der gängigen Lehrmeinung fällt beim Diagnostizieren hörgeschädigter Kinder auf, daß die Leistungen im Sprachverständnis, anders als bei normalhörenden Kindern, stets sehr viel schlechter sind, als die Sprachproduktion es vermuten ließe. Dies hängt zum einen sicherlich damit zusammen, daß diese Kinder ein eher kontextuelles Verständnis ihrer Umwelt entwickelt haben, weist aber zum anderen auf die Defizite in der Bedeutungsentwicklung und sprachlichen Repräsentation von Begriffen hin. Diese Beobachtung bezieht sich ebenso auf konkrete wie auf abstrakte Inhalte. Im Extremfall werden Wörter allenfalls in einer ganz bestimmten Situation verstanden, d.h. aus dem situativen Kontext. Ihre Bedeutung kann vom Kind aber nicht auf andere Zusammenhänge übertragen werden. Hier sei auch an den Beginn der Sprachverständnisentwicklung in der 2. Lallperiode erinnert. Diese Phase bleibt bei hochgradig schwerhörigen und hörrestigen Kindern aus. Um so wichtiger erscheint die Förderung der Verknüpfung dieser Wörter mit Begriffen im Sinne einer mehrdimensionalen, hörgerichteten und zugleich multisensorischen Semantikbehandlung bei Sprachverständnisstörungen.

In einer späteren Phase der Hör- und Sprachentwicklung, wenn das schwerhörige Kind realisiert hat, daß man mit Sprache etwas erreichen kann, d.h. daß mit Sprache auch Macht verbunden ist, kommt es häufig zu einer *erneuten Trotzphase*. Diese basiert auf der neuen Motivation des Kindes, sprechen zu lernen, um sich mit sprachlichen Mitteln gegenüber seiner Umwelt zu behaupten. In diesem Sinne sind die kleinen und großen Machtkämpfe, wenn auch nervig für die Eltern, doch ein echter Fortschritt! Das Kind hat gelernt, daß Sprache ihm nützt. Die daraus resultierende Motivation ist für die weiteren Lernschritte sehr hilfreich.

ZUSAMMENFASSUNG

- Voraussetzung für die logopädische Therapie ist das Vorhandensein eines Hörbewußtseins bzw. einer Hörgerichtetheit.
- Da es gilt, an evtl. vorhandenes Sprachwissen anzuknüpfen, sollte mit der logopädischen Therapie möglichst bald nach der Cochlear-Implant- oder Hörgeräteversorgung begonnen werden.
- Hörtraining, Förderung der auditiven Verarbeitung und die Arbeit an Sprachverständnis und Sprachproduktion werden in der logopädischen Therapie kombiniert.

3 Zielgruppe des mehrdimensionalen Therapie- und Beratungskonzeptes

Das hier vorgestellte Therapiekonzept wurde ursprünglich speziell für *mittel- bis hochgradig schwerhörige, sprachauffällige Kinder* entwickelt, die mit Hörgeräten versorgt sind. Es eignet sich aber genauso für die relativ neue wachsende Gruppe der hochgradig schwerhörigen oder gehörlosen *Kinder mit einem Cochlear-Implant.* In beiden Fällen wirkt sich die Hörschädigung auf die Sprachentwicklung aus und führt fast immer zu Spracherwerbs- oder Sprachentwicklungsstörungen. Auf die Besonderheiten in der Arbeit mit cochlear-implantierten Kindern wird jeweils in den einzelnen Kapiteln näher eingegangen.

! **Die Zahl der jährlich mit einem Cochlear-Implant versorgten Kinder nimmt zu.**

Ein gehörloses Kind hat heute mit Hilfe des Cochlear-Implants gute Chancen, eine Aufblähkurve zu erreichen, die einer gering- bis mittelgradigen Schwerhörigkeit entspricht. Die Implantation kann dank verbesserter Diagnosemöglichkeiten und kleineren Implanten inzwischen bereits im Säuglings- oder Kleinkindalter durchgeführt werden, sofern die Gehörlosigkeit bereits so früh erkannt wird. Daraus resultiert, daß immer mehr hörgeschädigte Kinder bereits im Kleinkindalter zur logopädischen Therapie angemeldet werden.

Ähnliche Trends zeichnen sich in der Hörgerätetechnik ab. In den letzten Jahren sind hier ebenfalls große Fortschritte erzielt worden, so daß man von der zukünftigen Entwicklung der neuen Technologien und Schallumwandlungsstrategien sicher noch weitreichendere Verbesserungen erwarten kann. Damit steigen für hörgeschädigte Kinder auch die Chancen für eine gute Lautsprachentwicklung.

! **Bei entsprechender Versorgung und gezielter Förderung kann der Spracherwerb bei schwerhörigen Kindern heute früher, schneller und vergleichsweise auch müheloser erfolgen als noch vor 10 Jahren.**

Nicht zuletzt wirken sich diese neuen Möglichkeiten auf die schulische Prognose der betroffenen Kinder aus. Während gehörlose und hochgradig schwerhörige Kinder noch bis vor kurzem nur vereinzelt Regelschulen besuchen konnten, kann davon ausgegangen werden, daß in Zukunft immer mehr Kinder mit Hörgeräten oder dem Cochlear-Implant an Regelschulen unterrichtet werden können.

Die durch die Technik geschaffenen verbesserten Voraussetzungen für die Sprachentwicklung bringen die wachsende Gruppe entsprechend versorgter gehörloser und hochgradig schwerhöriger Kinder verstärkt ins Blickfeld der Logopädie. Der Therapiebedarf steigt; es mangelt aber bisher an Konzepten, die auf die neuen Möglichkeiten der Sprachförderung mit den modernen Geräten abgestimmt sind. Erweiterte, zeitgemäße und ganzheitliche Therapiemethoden sind gefragt. Konkret bedeutet das, daß rein audio-verbal ausgerichtete Ansätze nicht mehr ausreichen. Bestimmte Methoden wie Absehtraining und Fühlübungen scheinen für ein mit der heutigen Technologie versorgtes, schwerhöriges Kind ohne gravierende Zusatzbehinderungen eher demotivierend als hilfreich. Das Antrainieren einzelner Wörter ohne gleichzeitige Förderung der Begriffsbildung und Bedeutungsentwicklung war für das Kind im Alltag schon immer nutzlos.

Effektiver und ungleich motivierender sind dagegen Methoden, die verschiedene Sinneskanäle und die individuellen Interessen des Kindes mit einbeziehen, und so Sprachentwicklung zum weniger schulmäßigen als vielmehr spannenden Prozeß des Entdeckens und Begreifens werden lassen.

ZUSAMMENFASSUNG

- Das mehrdimensionale Therapiekonzept eignet sich gleichermaßen für cochlear-implantierte Kinder wie für Kinder mit Hörgeräten.
- Die Chancen für die Lautsprachentwicklung schwerhöriger Kinder werden durch die neuen Mikrotechnologien verbessert. Dadurch werden immer mehr hörgeschädigte Kinder schon früh zur Logopädie angemeldet.
- In Zukunft werden viele dieser Kinder an Regelschulen unterrichtet werden können.
- Therapiekonzepte und -methoden müssen entsprechend an die neue Situation angepaßt werden.

Notwendigkeit von Rehabilitation und Logopädie nach der Cochlear-Implantation

Die zunehmenden Operationszahlen wirken sich auch auf die Organisation der Rehabilitation aus. Ein Teil der operierenden Ärzte und Kliniken arbeitet nicht mit speziellen Cochlear-Implant-Centren zusammen. In vielen Regionen stehen solche Zentren gar nicht zur Verfügung. Diese Entwicklung ist sicherlich ungünstig, zumal die rehabilitative Versorgung nicht immer ambulant von anderen Einrichtungen aufgefangen werden kann. Auch wenn die Rehabilitation eher in das Gebiet der Pädagogik als der Logopädie fällt, müssen Logopäden wie benachbarte Berufsgruppen zum Wohle der Betroffenen auf den steigenden Bedarf reagieren. Langsam finden sich mehr logopädische Praxen bereit, die Rehabilitation mit der entsprechenden Höranbahnung bzw. dem Hörtraining implantierter Kinder im Anschluß an die Sprachprozessoranpassung zu übernehmen. Diese Arbeit schafft oft erst die Basis für die eigentliche logopädische Therapie. An die Rehabilitationsphase schließt sich dann, meist mit einem zeitlichen Abstand, die gezielte logopädische Therapie an.

Das vorliegende Konzept bietet in erster Linie keine Anleitung für die Rehabilitationsphase kleiner Kinder, sondern betrifft die *mehrdimensionale Förderung des Kindes nach der Höranbahnung*[1]. Bedingung für die logopädische Therapie ist, daß das Kind bereits etwas mit den neuen Höreindrücken anfangen kann, also ein gewisses Hörbewußtsein entwickelt hat. Bei älteren Kindern, die vor der Implantation bereits ein gutes Hör- und Sprachbewußtsein erreicht haben, kann die Logopädie, sofern eine spezielle Rehabilitation überhaupt stattfindet, parallel dazu erfolgen. Insofern greift das Konzept für implantierte Kinder wie für Kinder mit Hörgeräten gleichermaßen.

ZUSAMMENFASSUNG

- Immer mehr Logopäden übernehmen Aufgaben im Bereich der Rehabilitation nach Cochlear-Implantation.
- Das mehrdimensionale Therapiekonzept bezieht sich auf die Therapie nach der eigentlichen Höranbahnung.

3.1 Modifikation und Erweiterung des Konzeptes für spezielle Zielgruppen

Logopädische Therapie kommt nicht bei jedem hörgeschädigten Kind in Frage. Es gibt verschiedene Voraussetzungen und Störungsbilder, bei denen das hier entworfene Konzept nur eingeschränkt gültig ist. So gibt es Formen vorübergehender Schalleitungsschwerhörigkeit aufgrund medizinisch behandelbarer Erkrankungen, die nicht unbedingt Logopädie erfordern.

In anderen Fällen kann die logopädische Therapie durch das Vorliegen gravierender Zusatzstörungen erschwert sein, z.B. bei Mehrfachbehinderungen, aber auch infolge mangelnder Kooperationsbereitschaft oder -fähigkeit der Eltern.

Die Therapie schwerhöriger Kinder gehörloser Eltern erfolgt unter anderen Vorzeichen und verlangt demgemäß auch eine Abwandlung der Arbeitsweise.

Sicher gibt es noch einige Gründe, die es im Einzelfall sinnvoll machen, von dem hier vorgestellten Konzept abzurücken und lediglich einige Elemente davon zu verwenden.

! Eine Modifikation einzelner Bereiche des mehrdimensionalen Konzeptes ist im Sinne einer individuell angepaßten Therapie wünschenswert.

[1] Lediglich in Kap. 8.3, Abschnitt „Besonderheiten des Hörtrainings in der Cochlear-Implant-Rehabilitation", wird kurz auf die postoperative Höranbahnung eingegangen.

Kinder mit speziellen Formen von Schalleitungsschwerhörigkeit

Eine Gruppe, für die das Therapiekonzept in der Regel unnötig ist, sind die Kinder mit *rezidivierenden Mittelohrbelüftungsstörungen.* In schweren Fällen zeigen diese Kinder zwar die gleichen sprachlichen Symptome wie bei Schwerhörigkeit. Dies verwundert nicht, wenn man bedenkt, daß eine Schallleitungsstörung einen Hörverlust von bis zu 60 dB bewirken kann. Die Behandlung rezidivierender Tubenbelüftungsstörungen besteht aber im wesentlichen in der medizinischen Beseitigung der Ursache, sei es mit Hilfe konservativer oder chirurgischer Behandlung. Nach Behebung der Ursache benötigen diese Kinder meist keine logopädische Therapie. Allerdings gibt es auch *Formen dauerhafter Schalleitungsschwerhörigkeit,* z. B. aufgrund von Gehörgangsatresien, Mißbildungen der Gehörknöchelchenkette, Otosklerose und im Rahmen einiger Syndrome. Wenn möglich, erfolgt hier eine *chirurgische Behandlung.* Teilweise tragen diese Kinder Hörgeräte (z. B. Knochenleitungsgeräte), bevor die Operation durchgeführt werden kann. Es kommen auch Fälle vor, bei denen die Operation gar nicht möglich ist oder keine Verbesserung bringt. Haben Kinder zusätzlich zu der Schalleitungsstörung noch eine Schallempfindungsstörung, kann eine Hörgeräteanpassung und gegebenenfalls logopädische Therapie indiziert sein. Bei der Behandlung dieser Kinder kann das Konzept uneingeschränkt angewendet werden.

Schwerhörige Kinder mit Mehrfachbehinderung

Mehrfachbehinderte schwerhörige Kinder müssen mit vielen Problemen gleichzeitig kämpfen. So kommen zu der Hörschädigung etwa motorische oder visuelle Probleme hinzu. Das Konzept läßt sich gut auf die Arbeit mit *körperbehinderten Kindern* anwenden, sollte aber auch hier wieder sehr flexibel gehandhabt werden. Bei diesen Kindern kommt es besonders darauf an, daß ein symptomorientierter Therapieplan aufgestellt wird, der sich eng an den individuellen Voraussetzungen und Schwierigkeiten des Kindes orientiert. Eine optimale Förderung des Kindes kann langfristig nur gelingen und motivieren, wenn ein regelmäßiger Austausch im Team gepflegt und die eigenen Interventionen mit denen aller Mitbehandler sowie den Eltern koordiniert werden. Regelmäßige Absprachen aller Beteiligten untereinander erleichtern das Eingehen auf die aktuellen kindlichen Bedürfnisse und verhindern eine Überstimulation des Kindes.

Schwierig können sich Sprachanbahnung und Sprachentwicklung allerdings bei Kindern mit schweren kognitiven Einschränkungen im Sinne schwerer Lernbehinderung oder *geistiger Behinderung* gestalten. Im Einzelfall muß hier genau geprüft werden, ob das Kind von einer ambulanten Sprachtherapie ausreichend profitieren kann, oder ob es optimaler innerhalb einer Sondereinrichtung gefördert werden kann (vgl. Kap. 3.1, Abschnitt „Grenzen des mehrdimensionalen Therapie- und Beratungskonzeptes").

Schwerhörige Kinder gehörloser Eltern

Mitunter problematisch ist die Sprachförderung oder -therapie bei schwerhörigen Kindern gehörloser Eltern. In der hier vorgestellten Form ist das mehrdimensionale Konzept für diese Familien nur bedingt einsetzbar. Dies hängt mit dem breiten Raum zusammen, den die Therapiebereiche Elternberatung und Elterntraining einnehmen. Die Eltern werden quasi als Co-Therapeuten intensiv in die Therapie ihres Kindes miteinbezogen. Diese Aufgabe ist in dieser Form und diesem Ausmaß - zumindest hinsichtlich des eingeübten sprachentwicklungsfördernden Verhaltens und seiner Umsetzung im Alltag - nur von normalhörenden Eltern zu leisten.

! **Bei hochgradig schwerhörigen oder gehörlosen Eltern muß das Konzept der logopädischen Therapie entsprechend modifiziert und auf die jeweilige Familiensituation angepaßt werden.**

Hinzu kommt die Schwierigkeit, daß die Kinder in diesen Familien zumeist vorrangig gebärdensprachlich sozialisiert sind. Unterschiedlich sind ihre Kenntnisse der Lautsprache. Mit zunehmendem Alter wird es für sie immer problematischer, ein völlig anders aufgebautes Sprachsystem wie das der Lautsprache neu zu erlernen. Vieles hängt hier von der Motivation und der Kooperation des kindlichen Umfeldes ab und davon, wieweit auf bestehende lautsprachliche Kenntnisse aufgebaut werden kann. Dabei spielen auch die kognitiven Fähigkeiten des Kindes eine Rolle.

Lebt das Kind in einer vorwiegend oder rein gebärdensprachlichen Umgebung, läuft eine lautsprachliche Therapie, wenn hier keine Veränderung der Gewohnheiten oder Bezugspersonen erfolgt, sehr wahrscheinlich ins Leere. Manche gehörlosen Eltern haben kein ausgeprägtes Interesse, den Lautspracherwerb ihres schwerhörigen Kindes zu fördern[2]. Es gibt aber durchaus Fälle, in denen eine logopädische Therapie von den Eltern gewünscht und therapeutisch sinnvoll ist, z. B. zur Förderung der Sprechfreude, zum rechtzeitigen Wortschatz- und Syntaxaufbau oder später zur Artikulationsbehandlung.

Die Kooperation der Eltern ist auch hier unerläßlich für den Erfolg der Therapie, wenn auch die Form der Unterstützung sich von der normalhörender Eltern unterscheidet. Ein Training des Sprachmodellverhaltens in bezug auf Lautsprache ist für diese Eltern unrealistisch und wenig zweckmäßig.

[2] Diese Widerstände sind verständlich, wenn man sich klar macht, was die Entscheidung für die gehörlosen Eltern bedeutet. Erlernt das Kind die Lautsprache, unterscheidet es sich damit von den anderen in der Familie. Sprache macht einen wesentlichen Teil der Identität aus. Sie stellt uns Begriffe zur Verfügung und prägt damit eine ganz bestimmte Art, zu denken. Wächst ein Kind gehörloser Eltern mit beiden Sprachen auf, ist es nur über ein Sprachsystem mit der Welt der Eltern verbunden, die andere Welt des Kindes ist den Eltern fremd und wird oft als feindlich empfunden. Die Entscheidung gehörloser Eltern für die lautsprachliche Förderung eines schwerhörigen Kindes bringt wahrscheinlich Ängste hoch, das Kind an die Welt der Hörenden zu verlieren. Ähnliche Bedenken dieser Eltern spielen bei ihrer Entscheidung für oder gegen eine Cochlear-Implantation eine Rolle (vgl. Kap. 2.3, Abschnitt „Voraussetzungen für eine erfolgreiche Cochlear-Implantation“.

! **Im Vordergrund der Therapie steht die Förderung des Lautspracherwerbs beim Kind, ohne dabei die familiäre gebärdensprachliche Kommunikation zu vernachlässigen.**

Setzen die Bezugspersonen des Kindes überhaupt Lautsprache ein, so ist ihr Sprachvorbild aufgrund der veränderten Prosodie, Artikulation und Lautstärke meist wenig hilfreich für den kindlichen Lautspracherwerb. Da sie alleine kein ausreichendes Lautsprachvorbild bieten können, erfahren gehörlose Eltern schwerhöriger Kinder durch die Therapie eine Entlastung.

Daneben unterscheiden sich auch die Ziele und Inhalte der Elternberatung grundsätzlich von der Arbeit mit normalhörenden Eltern. Thema der Beratung kann beispielsweise sein, wie das Kind bei Fortführung der gebärdensprachlichen Kommunikation im Alltag dennoch genügend lautsprachliche Ansprache bekommen kann. Dies beinhaltet Überlegungen, wie man dem Kind *Kontakte zu normalhörenden Kindern* und erwachsenen Lautsprachvorbildern ermöglichen kann. In zweisprachigen Familien kann ein weiteres wichtiges Ziel darin bestehen, die *Trennung von Gebärde und Lautsprache* zu vereinbaren und eventuell mit den Eltern einzuüben. Hierbei geht es auch darum, nach konkreten Möglichkeiten zu suchen, wie diese Trennung im Alltag – z. B. auf Personen bezogen – praktiziert werden kann, damit das Kind beide Systeme erwirbt. Wenn die Eltern dies durch ihr Vorbild unterstützen, gelingt es vielen Kindern relativ schnell, zwischen den beiden Sprachsystemen umzuschalten.

ZUSAMMENFASSUNG

- Kinder mit Schalleitungsschwerhörigkeit benötigen in der Regel keine spezielle logopädische Therapie.
- Das Therapiekonzept ist für die Arbeit mit körperbehinderten Kindern gut geeignet. Bei geistiger Behinderung ist eine ambulante Therapie in dieser Form oft unzureichend.
- Für schwerhörige Kinder gehörloser Eltern müssen das Konzept und die Ziele entsprechend modifiziert und erweitert werden.

Grenzen des mehrdimensionalen Therapie- und Beratungskonzeptes

Darüber hinaus gibt es schwerhörige Kinder, die aus irgendwelchen Gründen zu spät mit Hörgeräten oder einem Cochlear-Implant versorgt wurden und daher Lautsprache gar nicht mehr oder nur sehr begrenzt erlernen können. Wieder andere Kinder kommen trotz optimaler Versorgung und Förderung nicht zur Sprache. In Fällen schwerer Mehrfachbehinderung, insbesondere mit kognitiven Einschränkungen oder bei Sprachentwicklungsbehinderung, reicht eine ambulante logopädische Therapie kaum aus. In aller Regel können solche Kinder umfassender und effektiver in Sondereinrichtungen gefördert werden.

Das Konzept hat aber auch überall dort seine Grenzen, wo es bei zunächst guten Ausgangsvoraussetzungen an der nötigen häuslichen Unterstützung mangelt. Hierzu sind folgende Beispiele zu nennen:

- Die Hörgeräte oder das Cochlear-Implant werden aus kosmetischen Gründen, kulturellen Vorbehalten oder anders gearteter *Nichtakzeptanz* nicht getragen.
- Kleine Kinder, die noch keine Angaben machen können, sind darauf angewiesen, daß ihre Eltern die *Geräte regelmäßig überprüfen* und mit Batterien versorgen. Erfolgt dies nicht, wird das Kind die Hörgeräte bald ablehnen.
- Es gibt Familien, in denen das Kind einfach so *wenig Ansprache* erfährt, daß dieses Sprachangebot nicht zum Spracherwerb ausreicht.
- Schwierig ist es auch, wenn z.B. in ausländischen Familien *zwei Sprachen zugleich*, manchmal sogar noch Gebärde zusätzlich als dritte Sprache angeboten werden. Hier stellt sich dann die Frage, in welcher Sprache die Förderung erfolgen soll oder kann.

Manche Eltern können oder möchten vielleicht das sprachentwicklungsfördernde Verhalten nicht oder nur unzureichend im Alltag umsetzen. Ursachen hierfür können Überforderung oder unausgesprochene Widerstände sein. Sehr selten geschieht dies auch aus mangelnder Einsicht in die Notwendigkeit oder gar aus Desinteresse.

Sind dabei alle therapeutischen Möglichkeiten ausgeschöpft, ohne daß sich eine Veränderung erzielen ließe, kann die Therapie manchmal nur noch abgebrochen werden.

! **Ohne einen gewissen Grad an Kooperation durch die Eltern läßt sich bei kleinen Kindern nichts, und bei älteren Kindern nur sehr eingeschränkt etwas ausrichten.**

ZUSAMMENFASSUNG

Das mehrdimensionale Konzept der Hör- und Sprachförderung greift nur, wenn die Akzeptanz der Hörhilfe sowie die Kooperation der Eltern bei der Therapie gesichert sind.

Abgrenzung gegenüber der Therapie auditiver Wahrnehmungsstörungen

Zwar kann sich eine auditive Wahrnehmungs- und Verarbeitungsstörung unter anderem aus einer persistierenden Schalleitungsschwerhörigkeit entwikkeln. Diese wirkt sich oft auch auf die Sprachentwicklung aus. Dennoch bleibt dieses Störungsbild hier weitgehend unberücksichtigt.

! **Kinder mit auditiver Wahrnehmungsstörung zeigen andere, meist diskretere sprachliche Auffälligkeiten als schwerhörige Kinder.**

So kommt es beispielsweise zu schwankenden Leistungen im Sprachverstehen oder zu Schwierigkeiten bei der Sprachverarbeitung und -strukturierung. Als Symptome kommen unter anderem Syntax-, Semantik-, Artikulationsstörungen mit vorzugsweise inkonstantem Lauteinsatz und insbesondere Lese-Rechtschreib-Schwäche in Frage. Vor allem im Schulalter kann es zu schulischen Aufmerksamkeits- und Leistungsschwierigkeiten kommen. Für die speziellen Störungen dieser Zielgruppe wurden gerade in jüngster Zeit einige brauchbare Therapieprogramme entwickelt, auf die hier nicht weiter eingegangen wird (vgl. z.B. Lauer 1999)

Das Thema zentral-auditive Wahrnehmungs- und Verarbeitungsschwäche wird hier nur insofern berücksichtigt, als es bei der Therapie von schwerhörigen Kindern eine Rolle spielt. So werden beispielsweise beim Hörtraining möglichst alle Teilbereiche der auditiven Wahrnehmung mit einbezogen. Dies hängt auch damit zusammen, daß das schwerhörige Kind die Hörstörung teilweise durch zentrale Prozesse kompensieren kann. Die Förderung der auditiven Wahrnehmung und Verarbeitung regt diese Prozesse mit an.

Nur ein relativ kleiner Teil der schwerhörigen Kinder leidet zusätzlich zur Schwerhörigkeit unter einer eindeutig zentralen Störung. Liegt eine solche kombinierte Schwerhörigkeit vor, kann man die einzelnen Leistungen diagnostisch oft nicht ganz genau trennen. Auf die Prognose wirkt sich die Kombination negativ aus. Die betroffenen Kinder haben neben den Benachteiligungen bei der Sprachaufnahme zusätzlich mehr Schwierigkeiten mit dem Einprägen und Umsetzen von Sprache.

3.2 Wann sollte die logopädische Therapie bei Kindern mit Hörgeräten beginnen?

Allgemein ist es nicht üblich, bereits in der Phase der Hörgeräteanpassung mit der logopädischen Therapie zu beginnen. Man wartet erst einmal ab, wie sich das Kind mit Hörgeräten entwickelt. Die Indikation für Logopädie bei schwerhörigen Kindern wird regional sehr unterschiedlich beurteilt.

Bei Schülern an Schwerhörigen- oder Gehörlosenschulen sieht es etwas anders aus: An vielen Sonderschulen gibt es zumindest sprachfördernde Maßnahmen wie Förderunterricht und teilweise pädagogische Einzelförderung. Qualifizierte Therapie wird allerdings nur selten angeboten.

Schwerhörige Kinder an Regelschulen erhalten dort keine spezielle Sprachförderung. Mit zunehmender Zahl steigt auch der Bedarf für logopädische Therapie dieser Kinder. Dennoch wird die Notwendigkeit von Logopädie in den meisten Fällen erst spät erkannt, sei es vom betreuenden Arzt, von Erziehern und Pädagogen oder von den Eltern.

Die Erfahrungen in der Praxis zeigen, daß ein möglichst frühes Einsetzen der Logopädie in vielen Fällen am effektivsten ist. Es vergeht nicht erst wertvolle Zeit, in der sowohl das Kind als auch die Eltern dringend Unterstützung und Hilfe bräuchten.

TIP

Bewährt hat sich ein erster logopädischer Therapieblock von ca. 10–20 Sitzungen, der nach Möglichkeit *bereits parallel zur Hörgeräteanpassung*, spätestens jedoch nach der Hörgeräteanpassung einsetzt.

Sinnvoll ist dieses Vorgehen je nach Voraussetzungen bereits ab dem 2. Lebensjahr. Die Bedenken, insbesondere kleinere Kinder würden damit zu früh einer Therapiesituation ausgesetzt, sind in der Praxis unbegründet. Denn erstens steht hier die Begleitung und Anleitung der Eltern im Vordergrund. Zum anderen ist die erste logopädische Intervention in der Regel zeitlich klar begrenzt und erfüllt in diesem Stadium eher die Funktion eines Impulses.

Vorteile einer frühzeitigen logopädischen Therapie

Es gibt unterschiedliche Meinungen darüber, wie bald nach der Hörgeräteanpassung eine logopädische Therapie einsetzen sollte. In Übersicht 3.1 sind Aspekte aufgelistet, die für einen frühzeitigen Therapiebeginn sprechen.

Im Idealfall erfolgen die Hörgeräteanpassung und die Logopädie innerhalb einer Einrichtung, da dieses Modell sowohl für das Kind als auch für die Eltern Vorteile hat (Übersicht 3.2). Allerdings gibt es in der Bundesrepublik bisher nur wenige pädaudiologische Ambulanzen, die neben der Diagnostik auch Hörgeräteanpassungen durchführen, denn dazu ist eine ausgedehnte Hörgerätebank notwendig.

Auch wenn solche Bedingungen sich nicht überall herstellen lassen, kann ein funktionierendes regionales Kooperationsnetz ähnlich gute Voraussetzungen schaffen. Der Aufbau einer lokalen Infrastruktur kostet viel Zeit und hängt erfahrungsgemäß stark vom Interesse und Engagement einzelner Personen ab. Gelingt die Zusammenarbeit, kommt sie langfristig nicht nur den betroffenen Kindern zugute, sondern bereichert auch die eigene therapeutische Praxis mit neuen Impulsen.

ZUSAMMENFASSUNG

- Die logopädische Therapie sollte möglichst bereits parallel zur Hörgeräteanpassung einsetzen.
- Eine frühzeitige Intervention fördert die Lautsprachentwicklung des Kindes und beugt der Entwicklung sekundärer Verhaltensauffälligkeiten wie auch späteren, langwierigen Behandlungen vor.
- Die Beratung der Eltern beginnt in der Zeit des größten Beratungsbedarfs.
- Zudem kann der interdisziplinäre Austausch die Hörgeräteanpassung optimieren.

Übersicht 3.1. Gründe, die für einen frühzeitigen Therapiebeginn sprechen

- Der wichtigste Aspekt ist der, daß die logopädische Therapie in dieser Phase unmittelbar nach der Diagnosestellung neben der Förderung des Kindes eine intensive Begleitung und Unterstützung der Familie in der Zeit ihres größten Beratungsbedarfs gewährleistet.
- Ein früher Therapiebeginn mit Einbeziehung der Eltern kann außerdem entscheidend dazu beitragen, daß der Spracherwerb und die weitere Sprachentwicklung von Anfang an mit geeigneten und das Kind motivierenden Methoden gefördert wird. Auf diese Weise kann begleitenden Verhaltensstörungen und der Entwicklung eines Störungsbewußtseins beim Kind vorgebeugt und können spätere, langwierige Sprachtherapien bzw. Behandlungen in Sondereinrichtungen verkürzt oder vermieden werden.
- Die logopädische Therapie stellt keine Konkurrenz zur pädaudiologischen Frühförderung (Hausspracherziehung) oder zur Wechselgruppe dar. Die verschiedenen Maßnahmen haben unterschiedliche Ansätze, Ziele und Schwerpunkte. Es kommen andere Methoden in einem völlig anderen Setting und zeitlichen Rahmen zum Einsatz. Absprachen und eine enge Kooperation sind daher im Sinne des Kindes unbedingt wünschenswert.
- Schließlich kann das Zusammentragen der Beobachtungen von verschiedenen Berufsgruppen und von den Eltern in der Phase der Diagnoseerhebung und Hörgeräteausprobe zur Auswahl des optimalen Hörgerätes beitragen. In der Logopädie können vor allem Veränderungen der auditiven Diskriminationsfähigkeit, der Sprechfreude, des allgemeinen Sprachstatus sowie des Verhaltens auffallen. Diese zusätzlichen Beobachtungen sind besonders nützlich bei kleinen Kindern, die weder im Hörtest noch im Gespräch eigene Angaben zu den Unterschieden machen können.

Übersicht 3.2. Gründe, die für eine Kombination von pädaudiologischer Ambulanz und Logopädie sprechen

- In der Zeit der Hörgeräteanpassung müssen die Eltern regelmäßig zum Hörtest erscheinen. Oft sind die Anfahrtswege nicht unerheblich. Die parallele Therapie im Hause erspart den Eltern Zeit- und Organisationsaufwand und erleichtert den direkten Informationsaustausch im Team.
- Je nach Bedarf kann eine Elternberatung ohne das Kind erfolgen, während das Kind bei den Hörtests mitmacht.
- Es kann auf die Tagesform des Kindes und konkrete Beobachtungen der Eltern bezüglich der gerade ausprobierten Hörgeräte Rücksicht genommen werden, indem die Reihenfolge von Hörtests und Therapie bei Bedarf entsprechend flexibel gehandhabt wird.
- Man kann das Kind leichter motivieren. Mal hat es mehr Lust zum Hörtest, mal will es sofort „spielen".

3.3 Wann sollte die logopädische Therapie bei cochlear-implantierten Kindern einsetzen?

Anders als bei der Hörgeräteversorgung sieht der Zeitplan nach einer Cochlear-Implantation aus. In vielen Regionen folgt auf die Operation zunächst eine *Rehabilitation* im Cochlear-Implant-Centrum mit intensivem Hörtraining. Daneben wird die Familie parallel weiter durch die zuständige pädaudiologische Frühförderstelle betreut. An manchen Orten werden cochlear-implantierte Kinder zusätzlich zur Teilnahme an einer Wechselgruppe eingeladen. Im Einzelfall müssen Eltern und Pädagogen abwägen, welche Maßnahmen für das Kind sinnvoll sind.

Sollte von der operierenden Einrichtung kein Rehabilitationsplan existieren, oder für das spezielle Kind eine intensive Sprachtherapie am Wohnort angemessen erscheinen, ist eine logopädische Therapie direkt nach der Sprachprozessoranpassung angebracht. Befindet sich die Familie aber in einer Rehabilitationsmaßnahme, von der das Kind ausreichend profitiert, sollten zusätzliche therapeutische Interventionen sorgfältig koordiniert werden, um eine Überstimulation zu vermeiden. Logopädische Therapie kann dann je nach Bedarf im Anschluß an die Rehabilitation oder auch später erfolgen.

Bei Schulkindern, die bereits vor der Implantation Erfahrungen mit Hörgeräten machen konnten, sollte die logopädische Therapie bald nach der Prozessoranpassung beginnen. Ältere Kinder sind von der Schule her konzentriertes Arbeiten gewöhnt. Sie haben genügend Erfahrungen mit reinem Hörtraining und fühlen sich damit zu Recht unterfordert. Vielmehr sind sie daran interessiert und zudem meist hoch motiviert, gezielt an der Verbesserung ihrer Hör- und Sprachleistungen zu arbeiten. Eine regelmäßige und intensive logopädische Therapie in Wohnortnähe ist hierfür geeigneter als auf Hörtraining konzentrierte Rehabilitationsblöcke in großen zeitlichen Abständen.

ZUSAMMENFASSUNG

- Nach der Cochlear-Implantation muß eine eventuelle Therapie mit dem gesamten Rehabilitationsplan koordiniert werden.
- In den meisten Fällen baut die Logopädie auf der Rehabilitation auf.

3.4 Relativierung des generell frühen Therapiebeginns

Die bisher vorgestellte Zeitplanung geht davon aus, daß die logopädische Therapie möglichst bald im Anschluß an die Versorgung der Hörstörung erfolgt. Aus therapeutischen Erwägungen heraus kann aber auch ein späterer Zeitpunkt sinnvoll erscheinen. Hinzu kommen die vielen Fälle der Kinder, die aus den verschiedensten Gründen erst sehr spät, manchmal Jahre nach der Versorgung, zur Logopädie angemeldet werden.

Indikationen für eine Verzögerung des Therapiebeginns

Die erste Voraussetzung für die Ermittlung des Behandlungsbedarfes und die konkrete Zeitplanung ist eine *gründliche Sprach- und Entwicklungsdiagnostik.* So spielen beim Aufstellen des Förderplans und bei der Festlegung des Therapiebeginns der Grad des sprachlichen Rückstandes, etwaige Zusatzstörungen und das Ausmaß der Heterogenität des kindlichen Entwicklungsverlaufes eine Rolle. Es ist oft hilfreich, die *Einschätzungen anderer Institutionen*, die das Kind und seine Familie betreuen, bei dieser Beurteilung einzubeziehen. Im einzelnen kommen Absprachen mit der Frühförderstelle, der Wechselgruppe, dem Cochlear-Implant-Centrum, dem Hörgeräteakustiker und der versorgenden pädaudiologischen Abteilung bzw. dem Kinderarzt in Frage. Befindet sich das Kind in einer laufenden Therapie oder Fördermaßnahme, ist die Abstimmung mit den jeweiligen Therapeuten oder Pädagogen angebracht.

Beispiele für eine sinnvolle Verschiebung des Therapiebeginns

Es können sich im Einzelfall Gründe ergeben, die für eine Verzögerung des Therapiebeginns sprechen. Die Logopädie kann etwa zurückgestellt werden, wenn sich abzeichnet, daß Kind oder Eltern mit der logopädischen Therapie zu diesem Zeitpunkt überfordert wären oder andere Maßnahmen zunächst Vorrang haben sollten. Einige Beispiele sollen die Problematik verdeutlichen:

- Kommt ein Kind beispielsweise kurz nach der Anpassung in den *Kindergarten*, sollte ihm nicht alles auf einmal zugemutet werden. Es kann dann wichtiger sein, daß es sich dort erst eingewöhnt.

- Ähnliches gilt, wenn das Kind gerade eine *andere Therapie* begonnen hat, und sich dort erst zurechtfinden muß.
- Bei cochlear-implantierten Kindern betrifft dies vor allem den *Beginn der Rehabilitationsphase*. Wird die Familie in einem Cochlear-Implant-Centrum betreut, ist Logopädie im ersten halben Jahr nach der Implantation in der Regel noch nicht indiziert. Besonders bei kleinen Kindern braucht das Aufnehmen und Integrieren der neuen Höreindrücke etwas Zeit und steht erst einmal im Vordergrund. Ebenso muß sich die Familie in die veränderte Kommunikationssituation mit ihren Anforderungen hineinfinden.
- Unmittelbar nach der Erstversorgung mit Hörgeräten oder einem Cochlear-Implant sind viele Kinder noch gar *nicht hörgerichtet*. Der häufigste Grund dafür ist, daß dem Kind bisher gar keine ausreichenden Höreindrücke zur Verfügung standen, die es hätte auswerten können. Vielleicht hat es aber auch nicht gelernt, die ihm gebliebenen Hörreste zu nutzen. In jedem Fall ist hier zunächst erforderlich, beim Kind ein Interesse an Schallereignissen zu wecken und ein entsprechendes Hörbewußtsein aufzubauen. Diese Aufgabe fällt eher in das Gebiet der pädaudiologischen Frühförderung bzw. der Cochlear-Implant-Centren und wird nur in Ausnahmefällen von Logopäden übernommen.

! **Die eigentliche Sprachanbahnung und -förderung in der logopädischen Therapie ist erst möglich, wenn ein gewisses Hörbewußtsein beim Kind vorhanden ist.**

Häufige Gründe für einen späteren Beginn der Therapiemaßnahmen

In der Praxis werden Kinder aber nicht nur zu Beginn einer Hörgeräte- oder Cochlear-Implant-Versorgung, sondern leider oft erst wesentlich später zur logopädischen Therapie angemeldet. Dafür gibt es die unterschiedlichsten Gründe:

- Es kann einmal sein, daß den Eltern die Möglichkeit logopädischer Therapie vorher nicht bekannt oder die Notwendigkeit einer Sprachtherapie nicht bewußt war. Weit verbreitet – mitunter sogar bei Ärzten – ist auch die Meinung, Logopädie sei nur bei Artikulationsstörungen indiziert, und daher nur für ältere Kinder, die schon sprechen können, geeignet. Bei kleinen Kindern könne man eben noch nichts machen. Nicht selten wird so einfach abgewartet, wie sich das Kind ohne Therapie entwickelt. Steht dann die Frage der Einschulung an, soll das Versäumte in möglichst kurzer Zeit nachgeholt werden.
- Teilweise stellt sich erst im Laufe der Entwicklung und im Vergleich des erreichten Sprachstatus mit anderen Kindern heraus, daß mit der Sprachentwicklung etwas nicht stimmt und eine logopädische Überprüfung erfolgen sollte.
- Manchmal werden die Eltern auch im Kindergarten, bei der Schuluntersuchung oder von den Lehrern in der Schule auf die Sprachstörung ihres Kindes angesprochen und darauf aufmerksam gemacht, daß Logopädie nötig ist.

- Anlaß für die Vorstellung bei der Logopädin kann aber auch eine akute Hörverschlechterung sein, die sich auf die Sprache oder das Sprachverstehen auswirkt.
- Auch im Zusammenhang mit einer Hörgeräteumversorgung oder einer Umversorgung vom Hörgerät zum Cochlear-Implant kann Logopädie indiziert sein.
- Im Schulalter dient die logopädische Therapie beispielsweise der ambulanten Unterstützung hörgeschädigter Kinder in Regelschulen.
- Gelegentlich ist auch die Auffrischung und Festigung einer zurückliegenden Artikulations- oder Syntaxtherapie nötig. Anhaltende Schwierigkeiten bestehen oftmals bei der phonematischen Diskrimination bestimmter Lautgruppen sowie der Kontrolle der konstant korrekten Artikulation.

Auf die zusätzlichen Aspekte, die sich im Laufe der logopädischen Therapie ergeben können, wird in den einzelnen Kapiteln zu Anamnese, Diagnostik und Therapiebereichen näher eingegangen.

Indikationen für Logopädie bei hörgeschädigten Kindern

Die verschiedenen Faktoren und Symptome, die zu einer Therapieindikation führen, sind in Übersicht 3.3 zusammengefaßt.

Übersicht 3.3. Therapieindikationen für Logopädie

- Neuversorgung mit Hörgeräten oder einem Cochlear-Implant.
- Besonders dringend: spät versorgte Kinder.
- Schwerhörige Kinder gehörloser Eltern.
- Mehrfachbehinderte Kinder.
- Kinder mit stark verzögertem Spracherwerb nach der Hörgeräte-/Cochlear-Implant-Versorgung.
- Spracherhaltung nach plötzlicher peri- oder postlingual eingetretener Gehörlosigkeit.
- Ergänzung der allgemeinen Sprachförderung an Schwerhörigen- oder Gehörlosenschulen.
- Schwerhörige Kinder an Regelkindergärten oder Regelschulen.
- Notwendigkeit eines allgemeinen Hörtrainings.
- Auditive Merkschwäche.
- Phonematische Diskriminationsschwäche.
- Artikulationsstörungen, Semantik- und Syntaxstörungen.
- Atem- und Stimmauffälligkeiten.
- Auffrischung zurückliegender Sprachtherapien.

4 Logopädisches Anamnesegespräch

Die verschiedenen theoretischen Möglichkeiten einer Indikation sind deutlich geworden. Wie sieht es nun in der Praxis aus, wenn ein schwerhöriges Kind zur Therapie vorgestellt wird?

Die Eltern kommen mit ihrem Kind zum vereinbarten ersten Termin, und in der Regel folgt nach oder vor der Kontaktaufnahme mit dem Kind erst einmal das Anamnesegespräch.

Der Verlauf dieses Erstgespräches hat eine entscheidende Bedeutung für den weiteren Verlauf der Therapie und ihren Erfolg.

! **Wichtiger als das Erfragen von Daten und relevanten Informationen ist es, eine vertrauensvolle Atmosphäre herzustellen, so daß sowohl das Kind als auch die Eltern sich gut aufgehoben fühlen.**

Damit dies gelingt, ist es zunächst nötig, zu verstehen, in welcher Situation die Eltern sich zu diesem Zeitpunkt befinden, und wie sie sich vermutlich fühlen. Dieser Teil betrifft in erster Linie die Eltern jener Kinder, bei denen die Diagnose erst kurze Zeit zurückliegt.

Daneben gibt es, wie das vorangegangene Kapitel gezeigt hat, auch Anmeldungen von Kindern, deren Hörstörung schon lange bekannt ist. Diese Familien haben den ersten Diagnoseschock überwunden und sind in einer späteren Phase mit der Verarbeitung der Hörbehinderung des Kindes beschäftigt. Die nächsten Kapitel sind für Erstgespräche mit dieser Patientengruppe sicherlich nicht in gleicher Weise bedeutsam wie für Gespräche mit Eltern, bei deren Kindern erst vor kurzem eine Hörstörung festgestellt wurde. Dennoch können im Einzelfall durchaus einzelne Aspekte davon zutreffen und sich als hilfreich erweisen, auch wenn die Diagnose seit Jahren bekannt ist. Denn die beschriebenen Verarbeitungsphasen und -strategien und ihre Schwierigkeiten beschränken sich nicht auf die Zeit unmittelbar nach der Konfrontation mit dem Befund. Vielmehr handelt es sich bei der Verarbeitung der Behinderung für das betroffene Kind wie für seine Familie um einen langwierigen, wahrscheinlich lebenslangen Prozeß. Die hier angesprochenen Themen können also auch im späteren Verlauf einer Therapie oder bei der Behandlung älterer Kinder immer wieder aktuell werden. Sie werden aber deshalb an dieser Stelle behandelt, weil sie bereits das Erstgespräch wesentlich beeinflussen und teilweise dabei schon explizit zur Sprache kommen. Es ist dann entscheidend, daß die entsprechenden Hinweise im Gespräch richtig erfaßt und eingeordnet werden. Fehlt allerdings die Sensibilität für diese Aspekte, kann sich dies sehr ungünstig auf die therapeutische Beziehung und die weitere Zusammenarbeit auswirken.

Die nachfolgenden Seiten behandeln also eher die Voraussetzungen, unter denen die Kontaktaufnahme und darüber hinaus meist die gesamte Anfangsphase der Therapie stattfindet. Auf die eigentlichen Inhalte bei der Durchführung des Erstgespräches sowie die einzelnen anamnestischen Fragen wird dann anschließend eingegangen.

ZUSAMMENFASSUNG

- Im Anamnesegespräch geht es einerseits um die Erhebung von Daten. Andererseits wird im Erstgespräch der Grund für das therapeutische Vertrauensverhältnis gelegt.
- Damit dies gelingt, muß die Logopädin eine annähernde Vorstellung von der psychischen Situation der Eltern nach der Konfrontation mit der Hörbehinderung ihres Kindes haben.

4.1 Die Situation der Eltern bei der Erstvorstellung

Die Diagnose wirkt sich auf alle Bezugspersonen des betroffenen Kindes aus. Im einzelnen werden die Tragweite des Diagnoseschocks, spezifische Reaktionsmuster darauf sowie Aufgaben und Themenfelder der Beratung aufgezeigt.

Viele Eltern haben ihr Kind vor dem Hörtest schon länger beobachtet und befürchtet, daß etwas mit dem Hören „nicht stimmt". Wenn die Eltern mit der Diagnose „Hörbehinderung" konfrontiert werden, finden sie diese Ahnungen bestätigt. Auf die Diagnose folgt deshalb in der Regel zunächst eine Art *Diagnoseschock*. Der Befund bringt für die Betroffenen ein verwirrendes Gemisch unterschiedlichster Emotionen mit sich. Auf der einen Seite steht das Gefühl der Ohnmacht und Hilflosigkeit. Auf der anderen Seite steht der Wunsch, das beste für das Kind tun zu wollen, aber noch nicht zu wissen, wie das konkret gehen und aussehen kann.

! **Der Befund „Hörbehinderung" löst eine tiefe emotionale Krise aus. Die Eltern stehen quasi mit dem Rücken zur Wand und sind stark verunsichert.**

Um die richtigen Entscheidungen treffen zu können, brauchen die Eltern Informationen über die Hörstörung und über die nötigen nächsten Schritte. Die Aufklärung wird in der Praxis sehr unterschiedlich gehandhabt. Befunde werden den Eltern nur selten gezeigt, mitgegeben und erklärt. Dasselbe gilt für Informationen über Einrichtungen und Vereine, die den Betroffenen weiterhelfen können. Fehlende Aufklärung und Beratung verstärken das Gefühl der Unsicherheit.

Übersicht 4.1. Typische Reaktionsmuster der Eltern nach Diagnosestellung

- *Verdrängung*:
  - Flucht in Aktionismus versus Ignorieren oder Negieren der Diagnose.
- *Rückzug aus der Verantwortung*:
  - Aggression versus Depression.
- *Hadern mit dem Schicksal*:
  - Ursachenforschung und Schuldzuweisungen versus Belastung durch eigene Schuldgefühle.

Auf diese Situation reagiert jede betroffene Familie unterschiedlich. In jedem Fall wird das Familiengefüge durch die neuen Voraussetzungen erschüttert. Die Versuche, den Schock der Diagnose zu bewältigen, führen zu veränderten Verhaltensweisen und so auch zu einer sozialen Krise. Es lassen sich aber *spezifische Reaktionsmuster* beschreiben, die immer wieder zu beobachten sind und insofern typisch scheinen[1].

Die verschiedenen Varianten der Abwehr- und Verdrängung lassen sich im Einzelfall nicht immer klar voneinander abgrenzen. Meist sind Elemente verschiedener Typen kombiniert oder mehrere Reaktionstypen folgen zeitlich aufeinander. Die Dauer der einzelnen Phasen kann individuell sehr unterschiedlich sein. Besonders häufig können Reaktionsmuster in der Auseinandersetzung mit der Diagnose beobachtet werden, die in Übersicht 4.1 zusammengefaßt sind.

Auswirkungen des Diagnoseschocks auf das Verhalten der Betroffenen

- Die Frage nach der Ursache für die Hörstörung wird nach der Diagnose oft massiv gestellt. Nicht nur, weil sie häufig nicht eindeutig beantwortet werden kann, führt sie nicht weiter. Sie hilft auch nicht bei der Bewältigung des Problems, vielmehr deutet sie eher auf tiefer gehende *Schuldgefühle der Eltern* hin. Diese fühlen sich teilweise für die Hörstörung verantwortlich, fragen sich, ob sie etwas falsch gemacht haben, oder werfen sich vor, nicht früher zum Arzt gegangen zu sein.
- Die Selbstvorwürfe der Eltern können genauso zu *Wut und Haßgefühlen* anderen gegenüber umschlagen. Zum Beispiel wird dem Kinderarzt oder auch anderen Familienmitgliedern dann die Schuld dafür zugewiesen, daß die Hörschädigung nicht rechtzeitig erkannt oder nicht früher behandelt wurde.

[1] Zu ähnlichen Ergebnissen kommen österreichische Autoren in einer Studie über die Belastung von Eltern hörgeschädigter Kinder (Fellinger et al. 1997).

- Die Eltern vom Typ „*Aktionismus*“ schleppen z. B. ihr Kind (in der besten Absicht!) zu diversen Therapeuten, Einrichtungen usw. Um nichts zu versäumen, werden alle möglichen Fördermaßnahmen erkundet und in die Wege geleitet. Das Kind wird damit ständig einer Untersuchungs- und Beurteilungssituation ausgesetzt und überfordert. Den „Profis“ gegenüber herrscht oft eine übertriebene Erwartungshaltung.
- Andere Betroffene, eher die „*Verdränger*“, holen zusätzlich noch andere Befunde ein oder zweifeln die Behandlungsmethoden an, weil sie die Diagnose nicht wahrhaben wollen. Eine typische Frage in diesem Zusammenhang ist die, ob die Schwerhörigkeit nicht operiert werden kann und damit – so der Wunsch – ein für allemal behoben ist[2]. Es kommt auch vor, daß die Diagnose lange Zeit einfach negiert wird. Die Eltern möchten ein „normales“ Kind haben und ignorieren daher die Schwerhörigkeit des Kindes oder spielen sie herunter. Dem Kind werden manchmal Wörter und andere vermeintliche Entwicklungsfortschritte regelrecht antrainiert. Die *Verleugnung der Diagnose* äußert sich zum Teil auch so, daß die Eltern angeben, ihr Kind brauche gar keine Hörgeräte, es höre ohne sie genauso gut. Oder die Hörgeräte werden beschönigend als Ohrringe bezeichnet, wenn mit dem Kind gesprochen wird.
- Manche Eltern wehren sich lange gegen die Diagnose und bleiben während der gesamten Therapie *skeptisch oder latent aggressiv*. Die Aggression kann sich gegen alle Maßnahmen und Personen richten, die im Zusammenhang mit der Diagnose stehen. Entweder sind die nötigen medizinischen und therapeutischen Maßnahmen als solche, oder auch einzelne Personen wie Ärzte oder Therapeuten betroffen. Die Ablehnung kann sich auch gegen Familienmitglieder oder Bezugspersonen aus dem privaten Umfeld richten, die die Diagnose akzeptieren.
- Diese Abwehr kann auch die kindliche *Akzeptanz der Hörgeräte* beeinflussen. Werden die Hörgeräte vom Kind nicht akzeptiert, steht dahinter meist eine bewußte oder unbewußte Abwehrhaltung der Eltern. Sie ist Ausdruck einer Ablehnung der Diagnose und Behinderung. In manchen Fällen steht die Ablehnung auch im Zusammenhang mit kulturellen bzw. kosmetischen Gründen. Dieser Aspekt kommt vor allem bei Mädchen in ausländischen Familien vor. Mitunter ist auch die Einstellung der Hörgeräte für die Ablehnung verantwortlich. Dies sollte daher überprüft werden.
- Eine andere Variante ist der Versuch, die eigene *Verantwortung abzugeben*, sei es an den jeweiligen Partner oder an Therapeuten, Pädagogen und Ärzte. Die Abwehr kann so weit gehen, daß sich Elternteile ganz aus dem Thema herausziehen, sich quasi aus der Verantwortung stehlen, also ihre Verantwortung dem Kind gegenüber nicht mehr wahrnehmen.
- Zu *familiären Konflikten* kommt es besonders dann, wenn die verschiedenen Personen unterschiedliche Reaktionstypen entwickeln. Einzelne Familienmitglieder geben den eigenen Streß beispielsweise weiter, indem sie dem

[2] Leider wird diese Vorstellung durch eine bestimmte Art der Werbung von z. B. Cochlear-Implant-Firmen teilweise unterstützt.

Partner Erziehungsfehler vorwerfen oder ihm unterschwellig die Schuld an der Behinderung oder vermeintlichen Behandlungsfehlern zuweisen.

- Das gesamte Familiengefüge kann nach der Diagnose in eine Krise geraten. Dies betrifft nicht nur die *Paarbeziehung* der Eltern. Manchmal werden auch *Geschwisterkinder vernachlässigt* und kommen zu kurz, weil alle mit dem hörgeschädigten Kind oder ihrer eigenen Problembewältigung beschäftigt sind. Diese Komponente wird oft übersehen, führt aber tatsächlich nicht selten zu Erziehungsproblemen, bis hin zu Verhaltensauffälligkeiten der Geschwisterkinder.
- Manche Eltern neigen nach der Diagnose dazu, das Kind plötzlich nur noch unter dem Blickwinkel „hörgeschädigt" zu sehen. Sie reduzieren das Kind auf die Behinderung und nehmen seine Persönlichkeit und seine ganz normalen kindlichen Interessen, Fähigkeiten und Probleme zeitweise gar nicht mehr wahr. Diese eingeengte und extreme Sichtweise läßt wenig Raum für eine ausgeglichene kindliche Entwicklung und beeinflußt sowohl die Kommunikation und Interaktion als auch die Motivation negativ. Leider überträgt sich diese Wahrnehmung manchmal auch auf die betreuenden Pädagogen oder Therapeuten.

ZUSAMMENFASSUNG

Zusammenfassend kann man sagen, daß die Diagnose und ihre Verarbeitung unabhängig davon, welche dieser Muster in einer Familie zum Tragen kommen, immer eine emotionale und soziale Krise bewirkt. Die Neuausrichtung betrifft die gesamte Struktur und Identität der Familie und belastet alle Betroffenen. Denn bei der zu leistenden Veränderung von Denk- und Handlungsweisen, bei konkreten alltäglichen Aufgaben wie bei der weiteren Lebensplanung geht es letztlich um das Erarbeiten und Erreichen eines neuen Selbstverständnisses.

Unterstützung der Betroffenen in der Anfangsphase

Die behandelnde Logopädin muß sich in der ersten Phase der Elternberatung und der Therapie darüber im klaren sein, daß die Eltern die Behinderung ihres Kindes zu diesem Zeitpunkt nicht einmal ansatzweise rational und emotional realisiert haben können. Unter dem Eindruck des Diagnoseschocks stehen die Betroffenen erst am Beginn eines langwierigen Verarbeitungsprozesses. Die Bedeutung der Diagnose, d.h. das volle Ausmaß des Problems und der damit verbundenen Aufgaben kann von ihnen noch gar nicht überblickt werden.

Bei dieser beginnenden Bewältigung können und sollten Logopäden die Eltern begleiten und unterstützen. Neben der eigentlichen *Beratungsarbeit* zur Diagnoseverarbeitung sind *Aufklärung* und *Information* nötig. Diese umfassen - soweit noch nicht geschehen - sowohl die Erklärung des Audiogramms und der einzelnen Hörtestergebnisse als auch die Demonstration und das Einüben der täglichen Kontrolle der Hörgeräte bzw. des Cochlear-Implants. Zudem sollten die Eltern auf Einrichtungen, Fördermöglichkeiten und Kontaktadressen für hörgeschädigte Kinder aufmerksam gemacht werden.

Die Beratung und Begleitung der Familie erfordert besonders am Anfang erst einmal das *Zuhören*. Die Betroffenen erfahren, daß von ihnen geäußerte Sorgen ernst genommen werden. Auf diese Weise können sie lernen, ihre eigenen Ängste zuzulassen. Von der behandelnden Logopädin verlangen diese Gespräche einerseits Einfühlungsvermögen und andererseits die Bereitschaft, vorsichtig oder bestimmt die richtigen Fragen zu stellen, wo dies hilfreich oder nötig scheint. Darüber hinaus geht es darum, Fragen zu beantworten (manchmal auch offenzulassen) und bei Bedarf die nötigen Informationen weiterzugeben.

Themenkreise für die Elternberatung

Der Schwerpunkt liegt bei jedem Patienten anders. In allen Fällen geht es jedoch darum, den Eltern Hilfen zu geben, damit sie möglichst bald zu einer realistischen Einschätzung und einem adäquaten, selbständigen Umgang mit dem Problem kommen können. Dies geschieht im Hinblick auf das langfristige Ziel der Therapie und Beratung, beim betroffenen Kind wie bei seiner Familie eine erfolgreiche Verarbeitung und Akzeptanz der Behinderung zu erreichen. Für die ersten Beratungsgespräche ergeben sich daraus folgende mögliche Themenkreise:

- Bisher wußten die Eltern, was für ihr Kind gut ist. Seit der Diagnose sind es aber dann oft andere, die ihnen sagen, was am besten zu tun ist. Es entsteht ein Gefühl der Abhängigkeit und Unsicherheit. Wenn die Logopädin den Eltern *Informationen* auf partnerschaftliche Weise weitergibt, so daß diese selbst zu *Experten des Themas* werden, fördert das so indirekt auch ihr Vertrauen, die Situation bewältigen zu können. Dies ist ungeheuer wichtig, denn die Verantwortung für das Kind bleibt ja weiter bei den Eltern; sie wissen im Moment nur nicht, wie sie diese am besten wahrnehmen können.
- In der Arbeit mit der Familie wird den Eltern konkret *demonstriert, was man tun kann*, und wie man dem Kind jetzt helfen kann. So schöpfen die Eltern Hoffnung, daß sie die Situation selber meistern können. Die beschriebene Einbindung der Eltern als Co-Therapeuten in die Therapie bedeutet allerdings nicht, daß die Eltern für den Erfolg oder den Mißerfolg der therapeutischen Maßnahmen die alleinige Verantwortung tragen. Es gilt, den Betroffenen dies immer wieder nahezubringen, sonst wird die Entlastung zur Belastung (vgl. Kap. 8.2, Abschnitt „Problematisierung der Rolle der Eltern als Co-Therapeuten“). Dabei sollten sowohl die Möglichkeiten als auch die Grenzen der Therapie aufgezeigt werden.
- Indem die *Aufmerksamkeit auf die Stärken des Kindes* gelenkt wird, beginnen die Eltern wieder zu realisieren, daß ihr Kind nicht allein über die Hörstörung definiert werden darf. Oft sind es diese besonderen Fähigkeiten eines Kindes, die ihm helfen, die bestehenden Defizite auszugleichen.

Teilweise ist man erstaunt zu sehen, was Kinder auf diesem Sektor alles zu leisten vermögen.

- Manchmal ist es auch sinnvoll, den Eltern zu erzählen, wie sich *andere hörgeschädigte Kinder* mit ähnlichen Voraussetzungen entwickelt haben. Mit dem Einverständnis der Betroffenen können auch Adressen anderer Eltern, z.B. älterer Kinder weitergegeben werden. Wenn Betroffene, die dasselbe durchgemacht und mittlerweile gut gemeistert haben, über ihre Erfahrungen und Erfolge berichten, kann das Mut machen. Hierzu gehört auch die *Weitergabe von Kontaktadressen* regionaler Elternkreise, Selbsthilfegruppen sowie von Frühfördereinrichtungen und Wechselgruppen, soweit die entsprechenden Informationen nicht bereits vom behandelnden Arzt geliefert wurden.
- Häufg steht anfangs der Beratungsbedarf im Vordergrund. Wenn die Eltern emotional stark unter Druck stehen, scheint es nur legitim und geboten, die Arbeit mit dem Kind etwas zurückzustellen. Die psychische Verfassung der Eltern wirkt sich ja immer auf das familiäre Zusammenleben und damit auf die Entwicklung des Kindes aus. Noch besser ist es, wenn innerhalb eines Teams die *Diplom-Psychologin* mit in die Therapie einbezogen werden kann und mit der Familie arbeitet, sofern diese dafür offen ist.
- Allein schon dadurch, daß die Eltern mit ihrem Kind zur Therapie kommen müssen, werden sie immer wieder mit der Diagnose Hörbehinderung konfrontiert. Die Konfrontation gehört mit zum Bewältigungsprozeß der Behinderung, diese Aufgabe ist langwierig, komplex und mitunter sehr schmerzlich. Die Familie sollte dabei nicht allein von Logopäden begleitet werden. Ideal ist eine wenigstens zeitweise *Zusammenarbeit im Team* mit dem Facharzt für Phoniatrie und Pädaudiologie, dem Hörgeräteakustiker, mit Psychologen, behandelndem Arzt und ggf. Frühförderern oder Lehrern. In jedem Fall ist sehr wichtig, bei diesem Aspekt stets die *ganze Familie* im Blick zu haben und genau auf Bedürfnisse, Untertöne oder Ängste der Betroffenen zu achten.

ZUSAMMENFASSUNG

- Sorgen und Ängste der Eltern im Prozeß der Bewältigung der Hörbehinderung werden ernstgenommen.
- Das Vertrauen der Eltern in ihre eigene Kompetenz und Verantwortung für das hörgeschädigte Kind wird gestärkt. Dazu gehört auch die Weitergabe von Informationen zur Hörstörung.
- In der Beratung werden mit den Eltern Wege zum Umgang mit der Behinderung und den damit verbundenen Aufgaben entwickelt.

4.2 Durchführung der Anamnese

Die vorangegangenen Kapitel geben ein ungefähres Bild von der Situation, in der viele Eltern mit ihrem Kind zur Therapie kommen. Es ist klar geworden, daß es bei der ersten Vorstellung nicht um ein Abhaken von Fragen durch die Logopädin gehen kann. Vielmehr steht das Gespräch im Vordergrund.

! **Ziel dieses Gespräches ist es, einerseits eine *Atmosphäre des Vertrauens* zu schaffen, und andererseits *Kompetenz* zu zeigen.**

Beide Faktoren sind entscheidend, damit die Eltern sich mit ihrem Kind in der Therapie gut aufgehoben fühlen. Es bietet sich an, bereits im Anamnesegespräch deutlich zu machen, wie die *nächsten Schritte* aus therapeutischer Sicht aussehen, und was die Eltern im einzelnen tun können.

In der Regel lassen sich nicht alle anamnestischen Daten beim ersten Kontakt klären. Eher regt das Erstgespräch die Betroffenen dazu an, über manche Gesichtspunkte intensiver nachzudenken und das Kind genauer zu beobachten. So können beispielsweise die üblichen Fragen zur Diagnose und zum genauen Hörstatus anfangs von vielen Eltern noch gar nicht beantwortet werden. Entweder sind ihnen die einzelnen Befunde nicht bekannt, oder sie haben keine Vorstellung davon, was diese im einzelnen bedeuten. Liegen die Untersuchungsergebnisse beim Erstgespräch bereits vor, was eher die Ausnahme ist, empfiehlt es sich, den Eltern diese kurz zu erklären. Es kann nicht automatisch davon ausgegangen werden, daß dies bereits erfolgt ist.

Auch bei Kindern, die schon jahrelang Hörgeräte tragen, kann die *Aufklärung der Eltern über die Hörstörung* und die Einstellung der Geräte nicht in jedem Fall vorausgesetzt werden.

! **Die wenigsten Eltern kennen das Audiogramm oder die Aufblähkurve ihres Kindes, geschweige denn die Bedeutung der Kurven.**

Ein Grund dafür ist, daß das Erklären und Mitgeben von Befunden in vielen Kliniken und Praxen nicht üblich ist. Das hat zur Folge, daß die Ergebnisse der Hörtests oft erst einige Zeit nach der logopädischen Anamnese und Diagnostik zur Verfügung stehen.

! **Noch wichtiger als das Erklären der Untersuchungsergebnisse ist es, für die Betroffenen die daraus resultierenden Möglichkeiten und Grenzen des Hörvermögens ihres Kindes im Sinne einer *Prognose* zu veranschaulichen.**

Dabei sollte auch deutlich gemacht werden, daß das Kind einerseits schon durch die erfolgte Versorgung mit Hörgeräten oder einem Cochlear-Implant eine erheblich bessere Perspektive hat, und daß andererseits die Unterstützung der Bezugspersonen für die Sprach- und Entwicklungsförderung nötig ist.

Für die folgende Beratungsarbeit ist das Erstgespräch auch deshalb so maßgebend, weil bei genauem Zuhören viele kleine „Schlüssel“ zum besseren Verstehen der Situation der jeweiligen Familie darin enthalten sind. Oft deuten sich im Anamnesegespräch bereits die entscheidenden Themen an, die später in der Elternberatung zentral werden. So geben die Betroffenen schon zu Anfang *Hinweise auf ihre speziellen Schwierigkeiten* im Zusammenhang mit der Verarbeitung der Hörbehinderung des Kindes.

ZUSAMMENFASSUNG

- Das Erstgespräch sollte eine Atmosphäre des Vertrauens schaffen und zugleich Kompetenz demonstrieren.
- Es umfaßt neben der Anamneseerhebung das Erklären der bisherigen Untersuchungsergebnisse und Aussagen zur Prognose.
- Es sollte auch auf implizit und diskret geäußerte Hinweise der Eltern auf die emotionale und soziale Dimension der Diagnoseverarbeitung geachtet werden.

Anamnesefragebogen

Der hier vorgeschlagene Anamnesefragebogen ist mehr als Gerüst und Gedankenstütze für das Gespräch und weniger als Fragebogen zu verstehen. Welche der Fragen beim Erstkontakt thematisiert, und welche besser zurückgestellt werden, entscheidet am besten die behandelnde Logopädin in der jeweiligen Gesprächssituation. Fragen aus dem Bereich der Anamnese können auch später im Verlauf der Therapie aufgegriffen werden. Manche Punkte können zum Zeitpunkt des Erstgespräches von den Eltern noch gar nicht beantwortet werden. Sie dienen mehr der Anregung, sich über diese Themen Gedanken zu machen, oder das Kind daraufhin aufmerksamer zu beobachten. Es kann daher hilfreich sein, den Eltern eine Kopie des Fragebogens mit nach Hause zu geben, und sie zu bitten, sich dazu Notizen zu machen (Übersicht 4.2). Die ausführliche Version findet sich in Kap. 9.1, „Anamnesefragebogen für kindliche Hörstörungen“. Der Einfachheit halber wird im Bogen Cochlear-Implant mit CI abgekürzt.

Erweiterter Anamnesefragebogen vor der Cochlear-Implantation

Erfolgt das Anamnesegespräch nicht zu Beginn einer logopädischen Therapie, sondern im Rahmen der Voruntersuchungen vor einer Cochlear-Implantation, muß der Anamnesefragebogen um einige Fragen ergänzt werden (Übersicht 4.3). Denn das Elterngespräch erfüllt hier noch zusätzliche Aufgaben. Neben der Anamneseerhebung dient es auch der *Abklärung der Motivation* der Eltern. Dabei ist die wichtige Funktion der Rehabilitation zu erläutern, um die Kooperation der Eltern bei geeigneten Rehabilitationsmaßnahmen sicherzustellen.

Übersicht 4.2. Vereinfachter Anamnesefragebogen für kindliche Hörstörungen

1. *Familiäre Situation*
   - Lebenssituation der Familie
   - Sozioökonomische Situation
   - Familienanamnese
2. *Schwangerschaft und Geburt*
   - Erkrankte die Mutter während der Schwangerschaft?
   - Gab es andere Schwierigkeiten während der Schwangerschaft? Welche?
   - Hat die Mutter Medikamente eingenommen? Welche?
   - Wie verlief die Geburt? (Frühgeburt? termingerecht? spontan? Probleme während der Geburt? Sauerstoffmangel? Probleme/Maßnahmen nach der Geburt?)
3. *Kindliche Entwicklung*
   - War das Kind im Kleinkindalter häufig erkältet? Wie oft?
   - Wie verlief die allgemeine Entwicklung des Kindes?
   - Wie verlief die motorische Entwicklung?
   - Gab oder gibt es Auffälligkeiten oder Störungen in einzelnen Entwicklungsbereichen?
   - Hat das Kind als Säugling gelallt? Wann und wie lange?
   - Hat das Kind schon einmal gesprochen? Was und wieviel genau?
   - Wann ist das Kind verstummt, bzw. seit wann ist der Wortschatz rückläufig oder stagnierend?
4. *Angaben zur Schwerhörigkeit*
   - Wann vermuteten die Eltern erstmals, daß das Kind nicht richtig hört? Aufgrund welcher Beobachtungen?
   - Wer diagnostizierte die Hörstörung? Wann?
   - Welche Ursache der Hörschädigung vermuten die Eltern?
   - Wie schätzen die Eltern den Grad der Schwerhörigkeit des Kindes ein?
   - Aktuelles Audiogramm.
   - BERA-Ergebnisse.
   - Tympanometrie.
   - Bei versorgten Kindern: aktuelle Aufblähkurve mit Hörgeräten oder dem CI.
   - Sprachaudiogramm mit und ohne Hörgeräte, bzw. mit dem CI.
5. *Hörgeräteversorgung/Versorgung mit Cochlear-Implant*
   - Wann erfolgte die Hörgeräte- bzw. die Sprachprozessoranpassung?
   - Bei welcher Klinik oder welchem Hörgeräteakustiker?
   - Wie hat sich die Hörleistung des Kindes seitdem verändert?
   - Welche Geräte trägt das Kind zur Zeit? (Angaben zum Gerätetyp).

Übersicht 4.2 (Fortsetzung)

- Akzeptiert das Kind die Hörgeräte/das CI? Verlangt es nach ihnen/ihm? Gibt es an, wenn die Batterien leer sind oder ein Gerät defekt ist?
- Trägt das Kind die Hörgeräte/das CI den ganzen Tag?
- In welchen Situationen möchte es die Hörgeräte/das CI nicht tragen?
- Welchen Nutzen haben/hat die Hörgeräte/das CI?
- Wie wirken sie sich auf die Kommunikation und die Sprachentwicklung aus?
- Benutzt das Kind bereits ein Frequenz-Modulations (FM)-System? Wo? Wie kommt es damit zurecht?
- Wie reagiert die Umwelt auf die Schwerhörigkeit des Kindes?

6. *Hörwahrnehmung im Alltag*
   - Welche Sinneskanäle helfen dem Kind bei der Wahrnehmung von Höreindrücken am meisten?
   - Auf welche Geräusche reagiert das Kind?
   - Reagiert es auf Ansprache, z. B. seinen Namen?
   - Reagiert es auf verschiedene Stimmen? Welche?

7. *Kommunikationsverhalten – aktueller Sprachentwicklungsstand*
   - Wie verständigen sich die Eltern mit dem Kind?
   - Wie ist das allgemeine Kommunikationsverhalten des Kindes?
   - Spricht das Kind nach oder ahmt es alltägliche Handlungen nach?
   - Empfinden die Eltern (und das Kind) die Kommunikation als schwierig oder eher unproblematisch?
   - Wie ist die sprachliche Umgebung des Kindes?
   - Wieviele Bezugspersonen hat das Kind? Wie treten diese mit ihm in Kontakt?
   - Wie gehen die Geschwister mit dem Kind um?
   - Wie ist der aktuelle Sprachstatus?
   - Wie ist das Sozialverhalten des Kindes?
   - Gibt es Erziehungsschwierigkeiten oder Verhaltensauffälligkeiten?

8. *Fördermaßnahmen*
   - Hat das Kind Kontaktmöglichkeiten zu Gleichaltrigen? Wo?
   - Hat das Kind Kontakt zu anderen schwerhörigen Kindern oder Erwachsenen?
   - Welchen Kindergarten oder welche Schule besucht das Kind? Wie kommt es da zurecht?
   - Welche Fördermaßnahmen oder Therapien erhielt das Kind bis heute?
   - Erwartungen an die Therapie.

Übersicht 4.3. Beispiele für ergänzende Fragen zur Abklärung der Motivation der Eltern

- Wie sind die Eltern auf die Möglichkeit einer Cochlear-Implantation aufmerksam geworden?
- Was erwarten sie genau von der Cochlear-Implantation?
- Wie groß wird der Nutzen für das Kind eingeschätzt?
- Wie lange wird es nach der Operation vermutlich dauern, bis das Kind vom CI profitieren kann?
- Bestehen Kontakte zu cochlear-implantierten Kindern und deren Eltern?
- Haben die Eltern Kontakt zu einem Cochlear-Implant-Centrum oder zu Therapeuten im Hinblick auf die Rehabilitation aufgenommen?
- Wie groß wird die zeitliche Belastung der Rehabilitation eingeschätzt?

Außerdem erhalten in diesem Rahmen die Fragen zu zusätzlichen Störungen, zur Imitationsbereitschaft, zu den non-verbalen Kommunikationsstrategien des Kindes und der Muttersprache in der Familie eine größere Bedeutung, da diese Faktoren die Prognose beeinträchtigen und damit den Erfolg der Implantation einschränken oder gar gefährden können (vgl. Kap. 2.3, Abschnitt „Voraussetzungen für eine erfolgreiche Cochlear-Implantation" und Kap. 6.4 „Besonderheiten der logopädischen Diagnostik vor der Cochlear-Implantation").

ZUSAMMENFASSUNG

Die Anamnese vor einer Cochlear-Implantation dient auch der Klärung der Motivationslage sowie der Absicherung der Kooperation in der Rehabilitation.

5 Typische Sprachbefunde bestimmter Formen des Hörverlustes

Dieses Kapitel beschäftigt sich zunächst mit dem theoretischen Zusammenhang zwischen bestimmten Arten von Hörstörungen und den damit einhergehenden Sprachstörungen. Es bereitet das Kapitel über die Diagnostik insofern vor, als diese Zusammenhänge für die Durchführung der Diagnostik und die Auswertung der Sprachbefunde grundlegend wichtig sind. Sie werden an einigen charakteristischen Fallbeispielen modellhaft verdeutlicht.

Theoretischer Zusammenhang zwischen Hörstörung und Sprachstatus

Liegen die audiologischen Befunde zu Beginn der logopädischen Behandlung bereits vor, kann anhand bestimmter Merkmale der Kurvenverläufe auf den vermutlichen Sprachstatus des Kindes zurück geschlossen werden. Zusammenhänge bestehen insbesondere hinsichtlich des Schweregrades und der betroffenen Frequenzen des Hörverlustes[1]. Diese Merkmalsvoraussetzungen sind für die zu erwartenden sprachlichen Leistungen ausschlaggebend, dennoch kann der Sprachstatus in einzelnen Fällen mitunter erheblich davon abweichen. Der Grund hierfür liegt bei den individuell sehr unterschiedlichen Kompensationsmöglichkeiten der Kinder.

ZUSAMMENFASSUNG

Die Art der Sprachstörung wird zunächst maßgeblich geprägt durch:
- Schweregrad und
- Frequenzabhängigkeit des Hörverlustes.

5.1 Schweregrad der Hörstörung und Art der Sprachstörung

Daß der Schweregrad des Hörverlustes sich auf den Sprachentwicklungsstatus auswirkt, liegt auf der Hand. Ein schwerhöriges Kind kann die Sprache der Umgebung nur ungenau wahrnehmen. Dabei entgehen ihm wesentliche Informationen sowohl zum Sprachinhalt als auch zur Sprachform und Sprachgestaltung.

---

[1] Genauso läßt umgekehrt ein bestimmter Sprachverständnis- und Spontansprachstatus Rückschlüsse auf den Grad oder den Frequenzverlauf einer vermuteten Hörstörung zu.

Je nach Ausmaß der Hörstörung wird ein verbessertes Sprachverstehen entweder durch die Verstärkung mit Hörgeräten oder durch ein Cochlear-Implant ermöglicht.

Dieses Hören mit technischen Hilfen ist allerdings anders als das Hören normalhörender Menschen. Nebengeräusche werden bisher noch meist auf die gleiche Lautstärke verstärkt wie Sprache, und andere Informationen können daher einen erheblichen Störfaktor darstellen. Das Kind muß lernen, Geräusche herauszufiltern, also Wichtiges von Unwichtigem zu trennen. Auch zu laut angebotene Sprache bereitet Cochlear-Implant- und Hörgeräteträgern Schwierigkeiten. Sie kann zu Verzerrungen führen und beeinträchtigt das Verstehen. Hinzu kommt, daß schwerhörige Kinder nach der Versorgung die zentrale Verarbeitung der Höreindrücke teilweise nachholen oder neu erlernen müssen.

Das Hören bleibt auch mit den technischen Hilfen eine anstrengende Aufgabe, die vom Kind viel Aufmerksamkeit und Konzentration erfordert. Weder Hörgeräte noch das Cochlear-Implant machen hörgeschädigte zu normalhörenden Kindern!

! **Schwerhörigkeit und Gehörlosigkeit sind nicht „heilbar".**

Das Kind bleibt sein ganzes Leben lang hörbehindert. Lediglich der Schweregrad des Hörverlustes kann durch die technischen Hilfen mit unterschiedlichem Erfolg bis zu einem gewissen Level beeinflußt werden. Folgender konstruierter Fall mag als Beispiel zur Verdeutlichung dienen:

Beispiel

Ein hörrestiges Kind wird vor der Hörgeräteanpassung logopädisch untersucht. Es zeigt bei der Diagnostik einzelne Merkmale der zu diesem Schweregrad aufgelisteten Sprachbefunde (s. Übersicht 5.3). Nach der Versorgung mit einem Cochlear-Implant und gezielter Hör- und Sprachförderung kann es nach einer Weile mit dem Implant vielleicht eine Aufblähkurve um 40 dB erreichen. Dies entspricht immer noch einem mittelgradigen Hörverlust. Dem wird sich vermutlich dann der Sprachstatus allmählich anpassen.

Die folgenden Abschnitte stellen die Zusammenhänge von Hörverlust und Sprachentwicklung in vereinfachter Form dar (s. Übersicht 5.1–5.3 und Abb. 5.1–5.3). Grundlage ist der Audiogrammbefund, also der Hörstatus des Kindes ohne Hörgeräte. Es wird hier von einem beidohrig etwa gleichen Hörverlust ausgegangen.

! **Ist der Grad des Hörverlustes auf beiden Ohren unterschiedlich, ist für die Sprachentwicklung in aller Regel das Hörvermögen des besseren Ohres maßgeblich.**

Die beschriebene Relation zwischen dem Schweregrad des Hörverlustes und der Sprachstörung bezieht sich in erster Linie auf prä- und perilingual eingetretene Hörstörungen. Die tatsächlich vorliegenden Sprachstörungen können mehr oder weniger stark ausgeprägt sein. Meist treten nicht alle Merkmale zugleich, sondern nur ein Teil der genannten Symptome und Störungen auf.

Theoretische Relation zwischen Schweregrad und Sprachbefund

Geht man von einem linear über die Frequenzen verteilten Hörverlust aus, korrelieren die Schweregrade der Hörschädigung mit den im folgenden beschriebenen Auswirkungen auf die Sprachentwicklung.

Geringgradige Schwerhörigkeit

In Übersicht 5.1 sind einige Sprachauffälligkeiten genannt, mit denen bei einer geringgradigen Hörstörung zu rechnen ist. Abbildung 5.1 zeigt das Beispiel einer entsprechenden Kurve im Tonschwellenaudiogramm.

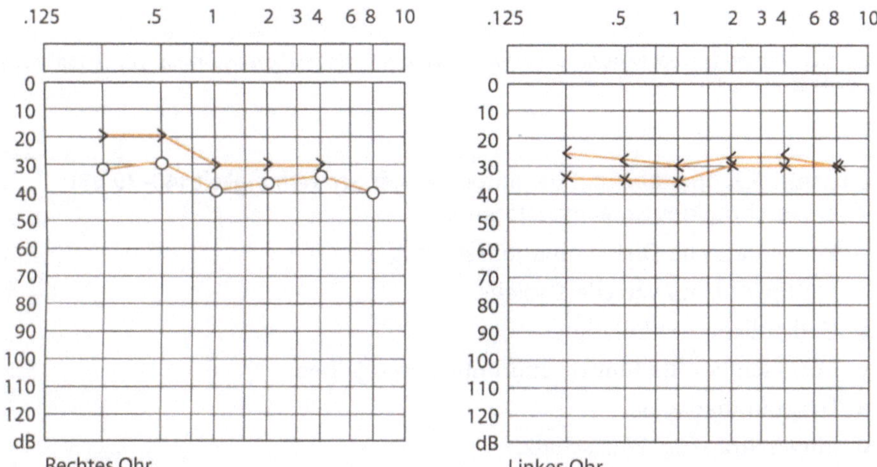

Abb. 5.1. Geringgradige Schallempfindungsschwerhörigkeit im Tonschwellenaudiogramm (○, x = Luftleitung, >, < = Knochenleitung)

Übersicht 5.1. Sprachbefund bei geringgradiger Schwerhörigkeit (bis 40 dB)
- Artikulationsstörungen, partielle bis multiple Dyslalie.
- Phonematische Diskriminationsschwäche.
- Leichte Sprachentwicklungsstörung.

Mittelgradige Schwerhörigkeit

Der Audiogrammbefund einer mittelgradigen Schwerhörigkeit ist beispielhaft in Abb. 5.2 abgebildet. Übersicht 5.2 stellt die für eine mittelgradige Hörstörung typischen sprachlichen Symtome zusammen.

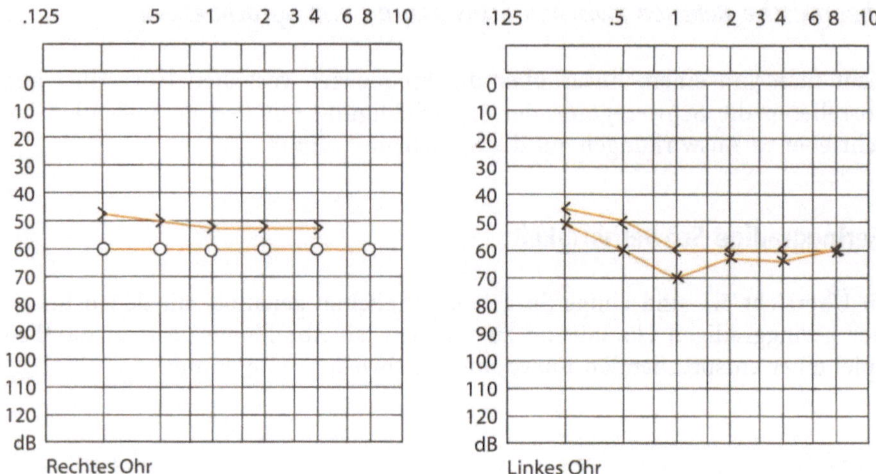

Abb. 5.2. Mittelgradige Schallempfindungsschwerhörigkeit im Tonschwellenaudiogramm (o, x = Luftleitung, >, < = Knochenleitung)

Übersicht 5.2. Sprachbefund bei mittelgradiger Schwerhörigkeit (40–70 dB)

- Eingeschränktes Sprachverständnis.
- Phonematische Diskriminationsstörung.
- Multiple bis universelle Dyslalie.
- Undeutliche Artikulation.
- Elisionen von Endungen und unbetonten Silben.
- Dysgrammatismus.
- Eingeschränkter Wortschatz.

Hochgradige Schwerhörigkeit bis Hörrestigkeit

Die hochgradige Schallempfindungsschwerhörigkeit sowie Gehörlosigkeit (Beispiel Tonschwellenaudiogramm in Abb. 5.3) führen immer zu gravierenden Störungen der Sprachentwicklung. Im einzelnen kann es zu Befunden kommen, die in Übersicht 5.3 aufgelistet sind.

Sonderfall: Postlinguale Hörschädigung

Zu ergänzen ist noch, daß die Auswirkungen einer postlingualen Hörschädigung auf die Sprache anders aussehen. Die Hörstörung nach abgeschlossenem Spracherwerb bedeutet, daß das Kind zu diesem Zeitpunkt bereits das semantische, syntaktische, morphologische und artikulatorische System der Muttersprache erworben hat. Die Folgen einer später eingetretenen Hörschä-

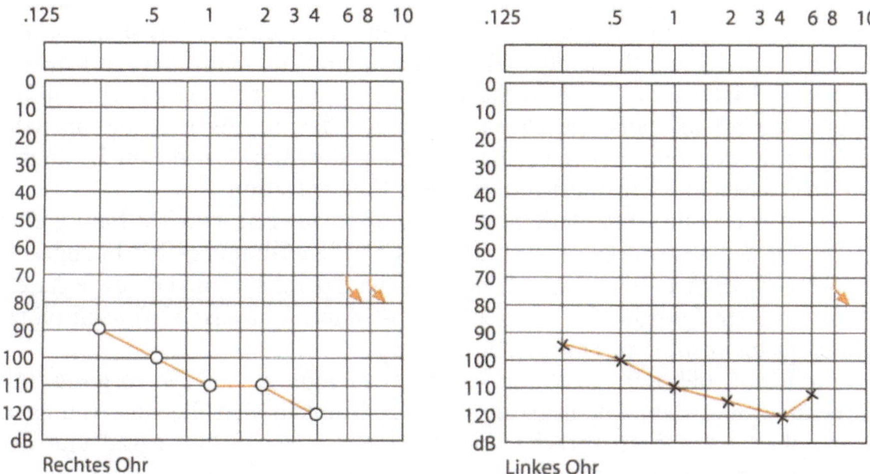

Abb. 5.3. Hörrestigkeit im Tonschwellenaudiogramm (○, x = Luftleitung, ↘ = Luftleitung, Kind macht keine Angaben, d.h. reagiert nicht)

Übersicht 5.3. Sprachbefund bei hochgradiger Schwerhörigkeit (70–90 dB) bis Hörrestigkeit (ab 90 dB)

- Ausbleiben der spontanen Sprachentwicklung.
- Verstummen nach der ersten Lallperiode.
- Schwere Sprachverständnisstörung.
- Schwere phonematische Diskriminationsstörung.
- Universelle Dyslalie.
- Undeutliche Artikulation aufgrund erschwerter Eigenkontrolle.
- Stagnation oder Rückentwicklung der erworbenen Sprache.
- Stark eingeschränkter Wortschatz, ohne Förderung oft nur deiktische Elemente und Substantive, evtl. Verben.
- Syntax stark eingeschränkt im Sinne eines schweren Dysgrammatismus.
- Veränderte Prosodie, gepreßter Stimmklang, erhöhte Sprechstimmlage, gesteigerte Lautstärke, teilweise Rhinophonia aperta.
- Gestörter Atemrhythmus.

digung oder Gehörlosigkeit betreffen daher zunächst weniger das Sprachsystem und den Grammatikstatus. Sie ergeben sich vielmehr aus dem Verlust der Eigen- und Fremdkontrolle. Dieser Faktor und die damit verbundene zunehmende Distanz zur Lautsprache wirken sich als erstes auf die *Artikulation* und die *Stimme* aus. Durch das Wegfallen der auditiven Eigenwahrnehmung wird auch die kinästhetische Steuerung der Artikulation im Laufe der Zeit unsicherer und erfordert immer mehr Konzentration.

Der Versuch, die Artikulation besser zu kontrollieren, bewirkt häufig eine Steigerung der Lautstärke. Aus ähnlichen Gründen kommt es bei hochgradiger Schwerhörigkeit häufig zur Erhöhung der Sprechstimmlage sowie zu einer monotonen Sprechweise mit gepreßter Stimme. Teilweise sind auch plötzliche Registerwechsel zu beobachten.

Unterbleibt bei der postlingualen Hörschädigung eine Versorgung mit Hörgeräten oder dem Cochlear-Implant, beschränken sich die Auswirkungen nicht unbedingt auf Aussprache und Stimme. Je nach Schweregrad und danach, wie gefestigt das Sprachwissen bis zum Eintritt der Hörschädigung ist, können sich mangels Förderung auch der Wortschatz und die gesamte sprachliche Kompetenz des Kindes allmählich zurückbilden.

ZUSAMMENFASSUNG

- Postlinguale Hörschädigungen betreffen vorrangig die Stimme und die Artikulation.
- Es kann auch zur Rückbildung vorhandener sprachsystematischer Fähigkeiten kommen.

Praktische Relevanz des Schweregrades der Hörstörung für die Sprachentwicklung

TIP

Generelle Aussagen wie in den Übersichten 5.1–5.3 über die sprachlichen Symptome der Schweregrade bieten stets nur eine grobe Orientierung. Die Raster können auch völlig danebengreifen. Der Grad der Hörschädigung und der Eintrittszeitpunkt geben dem Therapeuten zwar Anhaltspunkte für die jeweils zu erwartende Sprachstörung. Im Einzelfall kann der Befund jedoch auch völlig anders aussehen.

So zeigen manche Kinder mit geringgradiger Schwerhörigkeit bereits Sprachverständnisschwierigkeiten und ausgeprägte Artikulationsstörungen. Kinder mit mittelgradigem Hörverlust können teilweise auch Beeinträchtigungen der Prosodie und schwere Sprachentwicklungsstörungen zeigen. Auf der anderen Seite gibt es auch gelegentlich Fälle von hochgradig schwerhörigen Kindern, die mit relativ wenig therapeutischer Förderung neben der Hörgeräteversorgung zu einer nahezu unauffälligen Spontansprache kommen. Dies sind natürlich Ausnahmen, aber sie bestätigen, daß es bei dem, was Kinder erreichen können, große Unterschiede gibt.

Übersicht 5.4. Faktoren, die den Schweregrad der Sprachstörung beeinflussen

- Art und Schweregrad der Hörstörung im Hauptsprachbereich.
- Zeitpunkt des Auftretens (prä-, peri- oder postlingual).
- Beginn und Erfolg der Hörgeräteversorgung und der Fördermaßnahmen.
- Individuelle Kompensationsmöglichkeiten des Kindes.
- Kommunikationsfähigkeit und Sozialverhalten.
- Möglichkeiten der Eltern und des sozialen Umfeldes.
- Allgemeiner Entwicklungsstand.
- Vorliegen von zusätzlichen Störungen oder Behinderungen.

Kinder können teilweise enorme Fähigkeiten entwickeln, um Schwächen zu kompensieren. Wie dies gelingt, ist jedoch individuell verschieden und hängt von vielen Faktoren ab, die von Eltern und Therapeuten nur bedingt beeinflußt werden können (Übersicht 5.4).

5.2 Zusammenhang von Sprachstörung und frequenzspezifischem Verlauf der Hörkurve

Die verschiedenen Lautgruppen lassen sich bestimmten Frequenzbereichen zuordnen. Überträgt man diese Frequenzzonen ins Tonschwellenaudiogramm, ergibt sich für das gesamte Sprachfeld die charakteristische Form der sog. Sprachbanane (Abb. 5.4). Je nach individuellem Hörverlust kön-

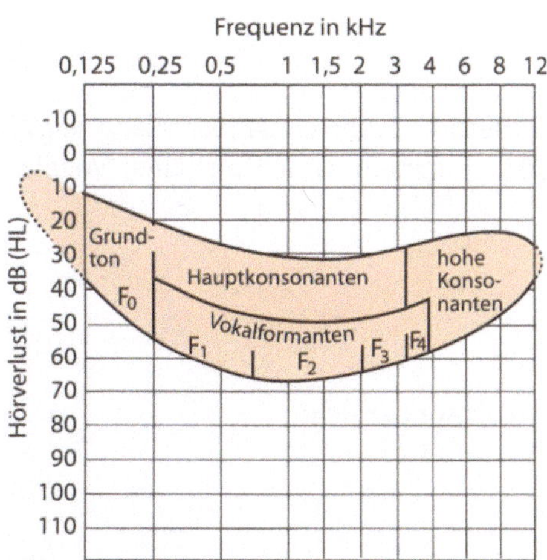

Abb. 5.4. Die sog. Sprachbanane mit dem Hauptsprachbereich und dem Hochtonbereich. (Aus Lehnhardt 1978)

nen damit bestimmte Phoneme bzw. Phonemgruppen vom Kind nicht oder nur ungenau aufgenommen werden. Laute, die das Kind nicht hört, kann es entsprechend auch nicht korrekt imitieren und in die eigene Spontansprache übernehmen.

In bezug auf audiogene Artikulationsstörungen besteht demnach ein frequenzspezifischer Zusammenhang zwischen der Hörminderung und den fehlgebildeten Lauten. Dies wird deutlicher, wenn man betrachtet, welchen Frequenzen die Laute im Deutschen zugeordnet sind.

Verteilung der Phoneme über die Frequenzen

Der *Hauptsprachbereich* für die deutschen Phoneme liegt im Frequenzbereich zwischen 250 und 4000 Hz, bei einer Lautstärke zwischen 40 und 60 dB. Genauere Messungen und graphische Darstellungen der Frequenzbereiche einzelner Phonemgruppen liegen nur für die Laute im Englischen oder Amerikanischen vor. Wegen der unterschiedlichen Artikulationsorte und Klangfärbungen können diese Werte aber nicht einfach für die deutschen Phoneme übernommen werden. Es erfolgt hier daher nur eine grobe Zuordnung von Lautgruppen zu zwei Frequenzbereichen.

Was die Lautstärke in der umgangssprachlich verwendeten Sprache angeht, kann man sagen, daß die stimmlosen Konsonanten im allgemeinen leiser sind als die stimmhaften. Am lautesten sind die Vokale.

Innerhalb des Hauptsprachbereiches konzentrieren sich die meisten Konsonanten. Die auditive Diskrimination der einzelnen Laute ist daher besonders schwierig. Zudem befinden sich im Frequenzbereich dieser Hauptzone der Konsonanten auch alle Vokale.

Die Darstellung in Übersicht 5.5 versucht eine übersichtliche, stark vereinfachte Zuordnung der Phonemgruppen zu zwei Frequenzbereichen. Die Übersicht hat lediglich orientierenden Charakter. Zum einen kommen hier

Übersicht 5.5. Frequenzverteilung der Phoneme

Hauptsprachbereich mit allen Vokalen:	250–4000 Hz
	[f], [v]
	[l] und [R]
	[p], [b]
	[m], [n], [ŋ]
	[ʃ] und [ç]
Hochtonbereich:	4000–8000 Hz
	[t], [d]
	[k], [g]
	[z], [s], [χ]

nur die Eckfrequenzen zum Tragen, zum anderen sind die Ergebnisse sprecherabhängig verschieden. Hinzu kommt, daß für die auditive Unterscheidung und Erkennung der Laute weitere Merkmale, z. B. die Transientenübergänge und die Verteilung der Formanten über die Zeit von entscheidender Bedeutung sind. Im Hörverarbeitungsprozeß werden sprachliche Daten im wesentlichen synthetisch erfaßt und ausgewertet. Fehlende Informationen können vom Gehirn teilweise assoziiert und ergänzt werden. Der hier unternommene Versuch einer analytischen Zuordnung bietet also eher ein Denkraster, als den tatsächlichen Gegebenheiten exakt zu entsprechen.

Frequenzabhängige Auswirkungen auf die Artikulation

Eine Beeinträchtigung im Hauptsprachbereich, wie sie z. B. aufgrund einer vorübergehenden, massiven Schalleitungsstörung auftritt, kann zu einer Dyslalie (beispielsweise einer Substitution der Nasale) oder zu einer undeutlichen Artikulation führen.

Demgegenüber liegt einem Sigmatismus oder einer Phonemdiskriminationsschwäche bei [k; g] und [t; d] wahrscheinlich eher ein Hochtonabfall (Schallempfindungsschwerhörigkeit) zugrunde. Das Kind kann in der Regel nur die Laute korrekt bilden, die es auch richtig hören und verarbeiten kann.

Beispiel I: Mittelgradige Schallempfindungsschwerhörigkeit mit Hochtonabfall

Das Audiogramm zeigt einen beidseitigen mittelgradigen Hochtonabfall (Abb. 5.5 a). Betrachtet man das zugehörige Sprachaudiogramm (Abb. 5.5 b), verwundern die schlechten Ergebnisse. Bei 70 dB hört das Kind nur 50%, erst bei 80 dB erreicht es 90% Sprachverständlichkeit. Das Kind ist zum Zeitpunkt des Befundes seit etwa einem Jahr mit Hörgeräten versorgt. Es erzielt damit 90% Verständlichkeit bereits bei 50 dB, d. h. der umgangssprachlichen Lautstärke. Die Hörgeräteversorgung bringt demzufolge einen deutlichen Gewinn für das Sprachverstehen.

Der Sprachbefund des 7jährigen Kindes entspricht diesen Ergebnissen. Wortschatz und Satzbau sind relativ unauffällig. Die Verständlichkeit der Spontansprache ist noch eingeschränkt durch eine universelle Dyslalie mit undeutlicher Artikulation und vielen finalen Elisionen.

Beispiel II: Hochgradige Schallempfindungsschwerhörigkeit

Bei einem hochgradigen Hörverlust über alle Frequenzen ist in bezug auf die Artikulation mit einer starken Beeinträchtigung der Unterscheidung und Bildung aller Laute zu rechnen. Allerdings wird der Schwerpunkt der vermuteten Sprachstörung in der Regel nicht in der Artikulationsstörung bestehen, die Auswirkungen werden vielmehr den Erwerb des gesamten Sprachregelsy-

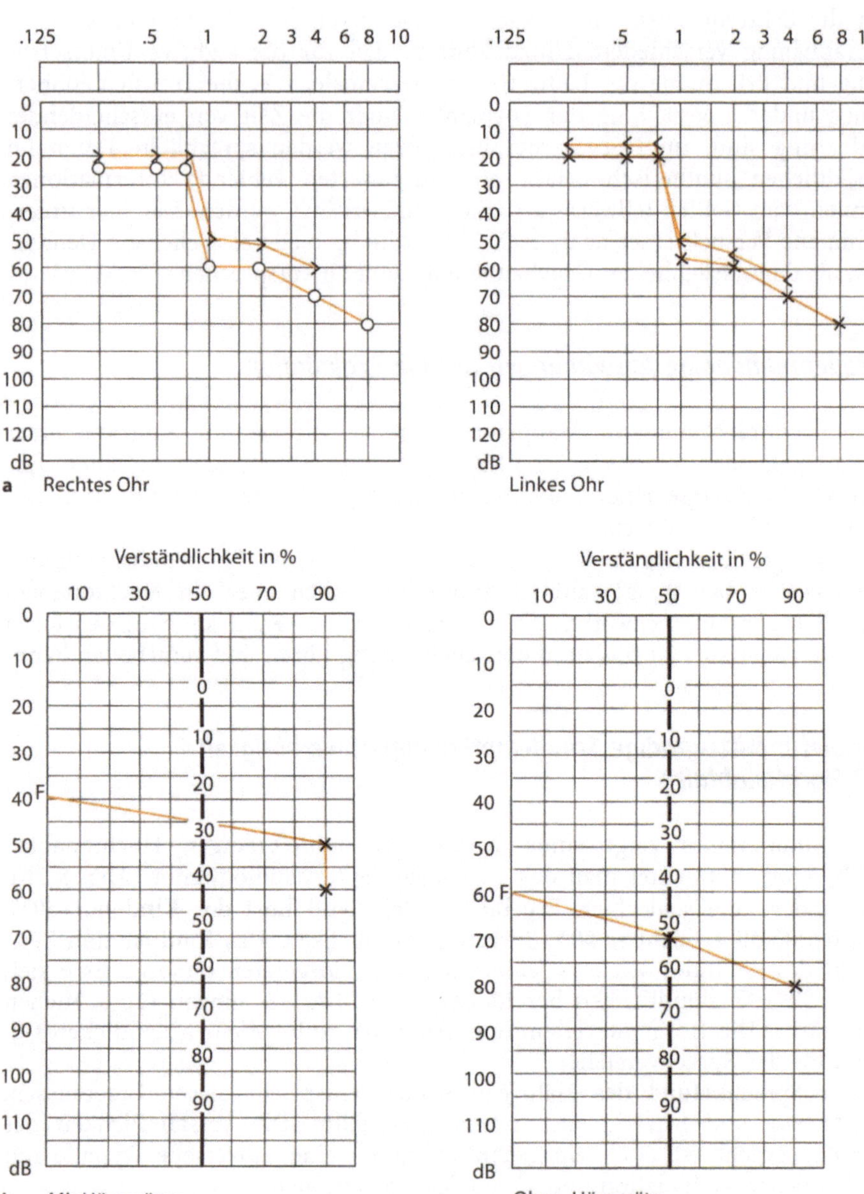

Abb. 5.5. a Mittelgradige Schwerhörigkeit mit Hochtonabfall im Tonschwellenaudiogramm (○, x = Luftleitung, >, < = Knochenleitung). **b** Sprachaudiogramm ohne (*rechts*) und mit Hörgeräten (*links*) (Göttinger Kindersprachverständnistest)

stems im Sinne einer schweren Sprachentwicklungsstörung (Entwicklungsdysphasie) beziehungsweise Spracherwerbsstörung betreffen.

Die folgenden Audiogramme zeigen eine Hörrestigkeit rechts bei einem hochgradigen Hörverlust links, der relativ gleichmäßig über alle Frequenzen verläuft (Abb. 5.6 a). Den leichten Kurvenabfall zum Hochtonbereich hin kann man angesichts des Schweregrades des Hörverlustes vernachlässigen.

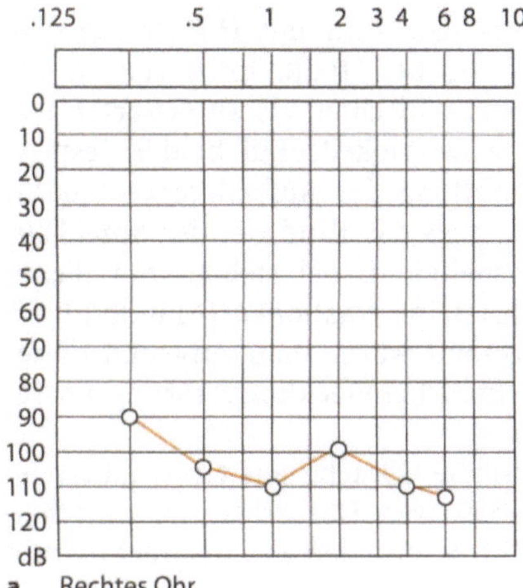

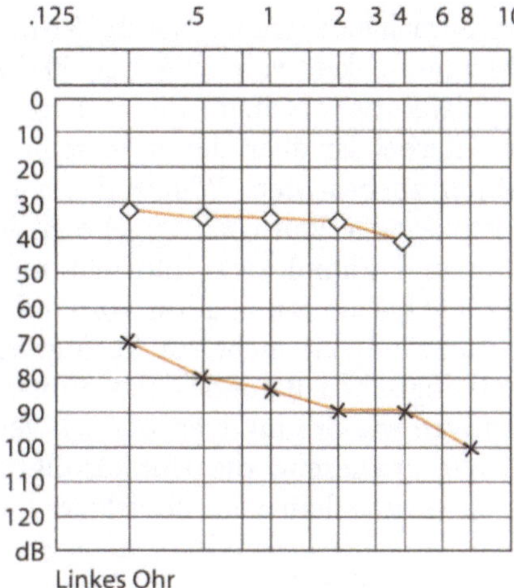

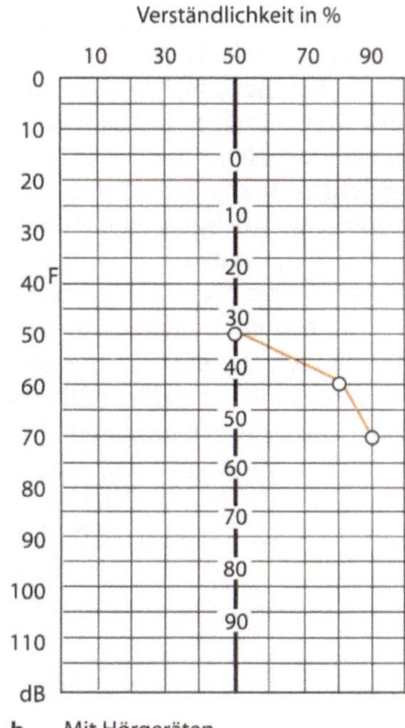

Abb. 5.6. a Hochgradige Schwerhörigkeit links, Hörrestigkeit rechts im Tonschwellenaudiogramm mit Aufblähkurve (○, x = Luftleitung, ◇ = Aufblähkurve). **b** Sprachaudiogramm mit Hörgeräten (Freiburger Sprachverständlichkeitstest)

Mit Hörgeräten hört das Kind laut Aufblähkurve im Audiogramm bei 30–40 dB. Der Gewinn von den Hörgeräten ist also 3 Jahre nach der Anpassung hiernach sehr gut.

! **Die Aufblähkurve allein sagt noch nichts über das Sprachverstehen des Kindes im Alltag aus. Sie entspricht gerade dem Status, den das Kind bei äußerster Konzentration ohne Störschall zu erreichen vermag.**

Im Sprachaudiogramm (Abb. 5.6b) erreicht das Kind mit Hörgeräten eine Verständlichkeit von 80% bei 60 dB und 90% bei 70 dB. Im Vergleich zur Aufblähkurve erscheint dieses Ergebnis etwas schlechter, als zu erwarten wäre. Hierbei ist aber der unterschiedliche Schwierigkeitsgrad beider Testverfahren zu beachten. Während bei der Ermittlung der Aufblähkurve nur Sinustöne oder Rauschen angeboten werden, muß das Kind bei der Sprachaudiometrie komplexere Informationen verarbeiten. Dabei stehen ihm die in der Alltagskommunikation vorhandenen Zusatzinformationen (Mundbild, Situationskontext) nicht zur Verfügung. Insgesamt würde man aufgrund dieses audiologischen Befundes eine umfassende Sprachentwicklungsstörung im rezeptiven wie produktiven Bereich vermuten.

Wie gravierend die Hörstörung sich auf die Sprache auswirkt, hängt jedoch nicht allein vom subjektiven oder objektiven Hörverlust ab. Entscheidend ist zwar theoretisch, inwieweit der Hörverlust den Hauptsprachbereich betrifft. In der Praxis trifft dieser schulmäßige Zusammenhang aber nicht in jedem Fall zu. Denn als weitere maßgebliche Faktoren kommen die individuellen Kompensationsmöglichkeiten des jeweiligen Kindes hinzu. Dieser Einfluß ist nicht zu unterschätzen!

So zeigt beispielsweise das Kind, von dem die oben abgebildeten Kurvenverläufe stammen, viel bessere Sprachleistungen, als der Hörbefund es erwarten läßt. Als 2jähriger mit Hörgeräten versorgt, fällt der 5jährige Junge sprachlich heute höchstens noch durch einen leichten addentalen Sigmatismus auf. Er spricht in komplexen Satzgefügen und verfügt, verglichen mit seinen normalhörenden Altersgenossen, über einen erstaunlich differenzierten und breiten Wortschatz. Würde er nicht stolz seine „Lauscher" mit blauen Ohrpaßstücken tragen, käme niemand auf die Idee, daß er hochgradig schwerhörig ist.

Das bedeutet nicht, daß diese Entwicklung einfach gewesen ist, oder daß das Sprachverstehen heute für das Kind immer leicht wäre. Dieser Fall ist aber ein Beispiel dafür, daß eine optimale, auf das Kind zugeschnittene, familiäre Förderung manchmal großartige Ergebnisse bringen kann. Die Motivation und die kognitiven und sozialen Fähigkeiten dieses Kindes haben zusammen mit dem Einsatz seiner Bezugspersonen dazu beigetragen, daß das Kind sich so gut entwickeln konnte.

6 Logopädische Diagnostik

Es gibt wenige spezielle Sprachtests für hörgeschädigte Kinder. Die vorhandenen kommen aus dem amerikanischen und englischen Sprachraum und können nicht einfach übersetzt und auf die deutsche Sprache übertragen werden. Einerseits erfolgt die Sprachentwicklung im Englischen in anderen Phasen als im Deutschen. Andererseits ist die deutsche Syntax völlig anders aufgebaut und weist zudem eine reichere Morphologie auf. Entsprechend sind auch die Fehlerquellen und Schwierigkeiten beim Spracherwerb andere.

So kann es in den nächsten Kapiteln weniger um standardisierte Tests gehen, als vielmehr um die Anpassung bekannter Verfahren der Sprachentwicklungsdiagnostik auf die spezielle Situation hörgeschädigter Kinder. Dazu gehören neben der Auswahl geeigneter Untersuchungsmethoden auch die äußeren Rahmenbedingungen, unter denen die Diagnostik stattfindet, sowie spezielle Beobachtungs- und Auswertungskriterien.

Nicht zuletzt ist die Herangehensweise auch vom Alter des Kindes abhängig. Beim kleinen Kind nimmt die Befragung der Eltern naturgemäß einen breiteren Raum ein als bei Schulkindern. Die Elternbefragung als diagnostisches Instrument ist aber prinzipiell nicht unproblematisch.

Schließlich folgt im Anschluß an die Besprechung der einzelnen Diagnostikmethoden noch ein gesondertes Kapitel zu den Besonderheiten der präoperativen Diagnostik bei einer Cochlear-Implantation.

Allgemeines zur Auswahl der Diagnostikverfahren

Es versteht sich von selbst, daß die diagnostischen Verfahren dem Alter des Kindes entsprechend verschieden sein müssen. Bei den meisten Klein- und Vorschulkindern liegt die Hörgeräte- oder Cochlear-Implant-Anpassung noch nicht allzu lange zurück. Die Hörgeräteanpassung ist manchmal vielleicht noch gar nicht abgeschlossen. Unabhängig von der Art der Versorgung gilt: Sind die Kinder bei der Sprachdiagnostik noch klein, ist der Zeitraum, in dem sie Hörerfahrungen unter den neuen Bedingungen sammeln konnten, in den meisten Fällen sehr kurz. Ältere Kinder tragen dagegen ihre Hörgeräte oft schon seit Jahren. Neben den vorhandenen Hörerfahrungen spielt auch der Anlaß der Vorstellung (vgl. Kap. 3.4, Abschnitt „Häufige Gründe für einen späteren Beginn der Therapiemaßnahmen") eine Rolle bei der Auswahl der diagnostischen Verfahren.

Fast alle hier vorgestellten Untersuchungsmethoden sind *keine spezifischen Verfahren zur Sprachdiagnostik hörgeschädigter Kinder*, sondern z.B. aus der Diagnostik von Sprachentwicklungsstörungen oder auditiven Wahrnehmungsstörungen bekannt. Dennoch ist die Diagnostik bei einem hörbehinderten Kind keine übliche Sprachentwicklungsdiagnostik. Was sich ändert, ist sowohl die Durchführung der teilweise bekannten Tests, als auch die Beurteilung und Interpretation der Ergebnisse. Daß solche Testergebnisse angesichts der fehlenden speziellen Normierung für Hörgeschädigte nur grobe Orientierungswerte für diese Gruppe darstellen, versteht sich dabei von selbst.

Viele der benannten Diagnostikinstrumente liefern erst dann aussagekräftige Ergebnisse, wenn sie wiederholt in gewissen Abständen zur *Verlaufskontrolle* eingesetzt werden, da nur so die individuellen Fortschritte deutlich werden können. Andererseits zeigt die Gruppe hörgeschädigter Kinder auch mit diesem eingeschränkten Diagnostikmaterial ganz spezifische, typische Befundmuster, die immer wieder zu beobachten sind.

Zusätzlich zur logopädischen Diagnostik kann eine *Intelligenzdiagnostik durch Diplom-Psychologen* für die Einschätzung der Fähigkeiten und der Prognose eines Kindes manchmal sehr hilfreich sein. Für die Diagnostik hörgeschädigter Kinder stehen spezielle sprachfreie Verfahren wie beispielsweise der S.O.N.-R 2½–7, der CPM-Raven oder der CFT 1 zur Verfügung, auf die hier nicht näher eingegangen wird (S.O.N.-R 2½–7: Tellegen et al. 1998, CPM-Raven: Raven et al. 1980 und CFT1: Weiß u. Osterland 1980).

ZUSAMMENFASSUNG

- Es gibt kaum geeignete, standardisierte Sprachtests für hörgeschädigte Kinder.
- Aussagekräftige Sprachbefunde liefern häufig erst Kontrolluntersuchungen und die zusätzliche Verhaltensbeobachtung.
- Die Psychologie verfügt über sprachfreie Intelligenzverfahren.

Äußere Rahmenbedingungen für die Diagnostik und Therapie

Günstige Bedingungen beginnen mit der Auswahl und Ausstattung des Therapieraumes. Wenn möglich, sollten Diagnostik und Therapie in einem *ruhigen Raum* stattfinden. Störgeräusche wie Straßenlärm oder andere Nebengeräusche werden vom Hörgerät oder dem Cochlear-Implant auf die gleiche Lautstärke verstärkt wie die akustischen Reize, die in der Therapie angeboten werden, egal, ob es sich dabei um Geräusche oder Sprache handelt.

Weiterhin ist entscheidend, daß der *Raum möglichst reizarm* gehalten ist. Optische Reizüberflutung kann hörgeschädigte Kinder, die bekanntermaßen auf visuelle Reize fixiert sind, leicht ablenken. Dadurch werden die Leistungen des Kindes bei der Diagnostik wie in der Therapie beeinträchtigt.

In der Untersuchungssituation sind sich Kind und Logopädin in der Regel noch fremd. Dem Kind sollte daher Gelegenheit gegeben werden, sich an die Person und die Stimme des Untersuchers zu gewöhnen. Dieses *Einhören* ist wichtig, da die Hörgewohnheit das Sprachverstehen erleichtert. Auch ältere Kinder brauchen etwas Zeit, sich auf die Stimme des Untersuchers einzustellen.

Auf alle Fälle ist anfangs - unabhängig vom Grad der Hörstörung - besonders darauf zu achten, daß dem Kind das *Mundbild des Therapeuten* zur Verfügung steht.

Sofern die Hör- und Aufblähkurve des Kindes bekannt sind, resultieren daraus Vermutungen in bezug auf den zu erwartenden Sprachstatus und das Sprachverstehen (vgl. Kap. 5.2, „Zusammenhang von Sprachstörung und frequenzspezifischem Verlauf der Hörkurve"). Diese Einschätzungen beeinflussen die Art, in der das Kind anzusprechen ist. Die Kommunikation mit einem hochgradig schwerhörigen Kleinkind erfordert beispielsweise einen wesentlich stärkeren Einsatz von gestischen und rhythmisch-melodischen Elementen als die Ansprache eines mittelgradig schwerhörigen Erstklässlers. Maßgeblich ist jedoch der konkrete Eindruck in der Situation mit dem einzelnen Kind.

Entsteht während der Diagnostik der Eindruck, daß das Kind mit der neuen Situation überfordert ist, kann es angebracht sein, zusätzliche Termine anzubieten. Dies ist ohnehin sinnvoll.

Vor einer Demotivation und Frustration des Kindes (und der Eltern) durch Überforderung muß gewarnt werden.

Dies gilt besonders für die Testsituation. Je jünger das Kind, desto natürlicher sollte die Untersuchungssituation gehalten werden. Das Kind sollte genügend Zeit haben, sich einzugewöhnen.

Gleichzeitig mit der Diagnostik beginnt meist auch eine therapeutische Beziehung. Deshalb sollte beim ersten Kontakt mit dem Kind eher die Kontaktaufnahme und das Herstellen einer vertrauten Atmosphäre im Vordergrund stehen.

Einem erfahrenen Therapeuten wird es aber meist mühelos gelingen, beide Aspekte miteinander zu verbinden.

Zu beachten ist, daß die Ergebnisse einer Erstuntersuchung immer ein unvollständiges Bild ergeben. Viele kleinere Kinder sind anfangs schüchtern und sprechen nur sehr wenig. Hinzu kommt vielleicht die Tagesform des Kindes. Insbesondere die großen Tests bedürfen in der Regel mindestens eines zweiten Untersuchungstermins, da die Durchführung für die Kinder sehr anstrengend sein kann. Nicht zuletzt sind auch die Eltern meist angespannt, so daß eine sichere Einschätzung oft erst nach mehreren Sitzungen möglich ist.

! **In den meisten Fällen hat der Erstbefund mehr orientierenden als definitiven Charakter. Die Diagnostik wird dann therapiebegleitend fortgesetzt.**

ZUSAMMENFASSUNG

- Die Diagnostik sollte in einem ruhigen, reizarmen Raum durchgeführt werden.
- Das Kind braucht Zeit, sich auf die Stimme des Untersuchers einzustellen.
- Das Mundbild des Untersuchers sollte bei den meisten Untersuchungen vom Kind einsehbar sein.

Flexible Anwendung der Altersgruppeneinteilung

Die hier getroffene Altersgruppeneinteilung dient nur als grobes Raster zur Orientierung. Lediglich die normierten und standardisierten Tests unterliegen klaren Altersvorgaben. Die übrige Einteilung ist nicht starr zu verstehen.

Schwierig sind im Vorschulalter insbesondere eine genaue Sprachverständnisüberprüfung sowie die Tests zur Lautdiskrimination und Hörmerkspanne. Ein Artikulationstest mag bei manchen 3- bis 4jährigen Kindern durchaus bereits angebracht sein, insbesondere dann, wenn es sich um einen gering- oder mittelgradigen Hörverlust handelt, und die Aussprache bei diesem Kind vielleicht stärker betroffen ist als der Erwerb des Sprachsystems. Für andere hörgeschädigte Kinder dieses Alters eignet sich die Artikulationsüberprüfung noch nicht, da sie noch gar nicht ihrem Sprachstand entspricht.

Genauso bedeuten für manche Schüler mit massiver audiogener Kommunikations- und Sprachentwicklungsstörung die für diese Altersgruppe angegebenen Tests eine Überforderung, und es muß auf Verfahren für Vorschulkinder zurückgegriffen werden, um überhaupt Ergebnisse zu erzielen. Häufig können die altersentsprechenden Verfahren dann erst später im Laufe der Therapie sinnvoll zum Einsatz kommen. Die hier getroffene Alterseinteilung bleibt daher schematisch. Im Einzelfall muß jede Logopädin sehen, welche Verfahren dem jeweiligen Kind am ehesten gerecht werden.

6.1 Diagnostik bei Klein- und Vorschulkindern (2–6 Jahre)

Eine Befunderhebung auf der ausschließlichen Grundlage von Tests und Überprüfungen ist in diesem Alter nicht angebracht. Vielmehr steht bei der Diagnostik von Klein- und Vorschulkindern die Beobachtung des Kindes und der von ihm gewählten Kommunikation im Vordergrund.

Zu Beginn einer Therapie wie in deren Verlauf ist die Logopädin wieder auf die Angaben der Eltern angewiesen. Die Befragung der Eltern zum kindlichen Kommunikationsverhalten ist ein integraler Bestandteil der Diagnostik dieser Altersgruppe.

Problematik der Elternbefragung

Insbesondere, wenn das Kind anfangs noch nicht richtig mitmacht, benötigt die Logopädin die Angaben der Eltern. Ihre Antworten auf die Fragen, welche Geräusche das Kind zu Hause hört, oder welche Wörter es schon spricht, ergänzen die Beobachtungen in der Untersuchung. Manche Eltern bringen zur Diagnostiksitzung auch ihre Notizen mit, die sie sich nach dem Erstgespräch gemacht haben, oder haben beispielsweise Wortschatzlisten angefertigt.

Diese Auskünfte bieten dem Therapeuten wichtige Anhaltspunkte, ersetzen aber keineswegs eine gründliche logopädische Diagnostik. Für die Einschätzung der Leistungen des Kindes sind die Angaben der Eltern meist nur eingeschränkt verwertbar. Manchmal sagen sie mehr darüber aus, wie es den Eltern geht, als darüber, auf welchem Stand sich das Kind befindet. Die Hinweise auf spezielle Schwierigkeiten mit der Diagnoseverarbeitung werden später in der Elternberatung aufgegriffen.

Es bedarf einiger Erfahrung, die Angaben der Eltern sicher einschätzen zu können und mit den eigenen Beobachtungen abzugleichen. Oft noch unter dem frischen Eindruck der audiologischen Diagnose möchten die Eltern zeigen, wie gut ihr Kind ist, was es schon alles kann, und daß es nicht „dumm“ ist. Manchmal hoffen sie auch einfach, daß alles nicht so schlimm ist. Diese Hoffnung prägt dann auch ihre Wahrnehmung.

Besonders auffällig ist diese Diskrepanz bei der Beurteilung des kindlichen Sprachverständnisses. Eltern schätzen die Fähigkeiten ihres Kindes hierbei oft unverhältnismäßig gut ein und wollen dann nicht glauben, daß ihr Eindruck nicht den tatsächlichen Fähigkeiten entspricht. Wie es zu einer solchen Fehleinschätzung kommt, ist leicht zu verstehen. Kindern, die von den Lippen ablesen können, gelingt es in Alltagssituationen unter Umständen recht gut, zu verstehen, was gerade passiert, oder was von ihnen erwartet wird. Aber auch, wenn das nicht der Fall ist, ergänzen die Kinder die ihnen zur Verfügung stehenden Informationen, oder sie erraten schlicht, worüber vermutlich gerade gesprochen wird. Die meisten hörgeschädigten Kinder beobachten ihre Umwelt sehr genau und leiten vieles aus dem situativen Kontext ab.

! **In jedem Fall sollten die Beobachtungen der Eltern unbedingt ernst genommen werden, auch wenn sie im Extremfall im Widerspruch zu den Beobachtungen während der Untersuchung stehen. Es kann sehr wohl sein, daß das Kind sich zu Hause anders verhält, als in der ihm fremden Umgebung.**

ZUSAMMENFASSUNG

- Die Elternbefragung ergänzt die Diagnostik, aber ersetzt sie nicht.
- Die Aussagen der Eltern spiegeln manchmal eher ihre eigenen Schwierigkeiten, als eine treffende Einschätzung des Kindes zu bieten.

Durchführung der Diagnostik

Die wichtigsten Untersuchungsverfahren für Klein- und Vorschulkinder bestehen in der Beobachtung der kindlichen Kommunikation, der Eltern-Kind-Interaktion und der Akzeptanz der Hörhilfen. Eher systematische Untersuchungen stellen die Entwicklungsdiagnostik und die erweiterte Spontansprachanalyse bzw. das Kommunikationsprotokoll dar.

Es ergeben sich 5 Untersuchungsbereiche. Mit zunehmendem Alter gewinnen dann auch die übrigen beschriebenen Tests und Untersuchungen an Bedeutung.

Festlegung der Reihenfolge und des Vorgehens

Die Reihenfolge der jeweiligen Untersuchungsbereiche ist variabel. Welche Reihenfolge der Untersucher wählt, kann sich aus der Aufmerksamkeit des Kindes, aus organisatorischen oder anderen Gründen ergeben. Alle 5 Bereiche lassen sich ohnehin nicht in einer einzigen Diagnostiksitzung bewältigen, ohne das Kind zu überfordern und damit wahrscheinlich zu demotivieren. Zudem würden durch ein solches Vorgehen die Ergebnisse verfälscht.

Es kann sich anbieten, mit dem Entwicklungstest zu beginnen. Durch die vielen verschiedenen „Spiele", die Entwicklungstests enthalten, kann das Kind vom erfahrenen Untersucher für eine gewisse Zeit immer wieder neu motiviert werden. Dabei können die eigenen Spielideen des Kindes teilweise in Richtung auf die Testanforderungen umfunktioniert und so eingebunden werden. Teilweise muß das Kind aber auch einfach abgelenkt werden. Ist erkennbar, daß das Kind müde wird, ist es besser, den Test zu unterbrechen, bevor das Kind die Mitarbeit selbst verweigert. Es kann dann zur Befragung der Eltern übergegangen werden.

Weniger erfahrene Behandler tun sich leichter, über das freie Spiel Kontakt zum Kind zu bekommen. Dies ist auch für das Kind einfacher. Der Entwicklungstest sollte in diesem Fall eher für eine gesonderte Sitzung eingeplant werden, nachdem sich Kind und Untersucher schon kennengelernt haben. Das hat auch den Vorteil, daß sich das Kind schon etwas an die Stimme gewöhnen konnte.

Dieser Faktor ist insbesondere für den Sprachverständnisteil und die Einschätzung der spontansprachlichen Fähigkeiten von Bedeutung. Zur fremden Stimme des Untersuchers kommt noch die Tatsache hinzu, daß ein realistisches Bild häufig erst dann gewonnen werden kann, wenn das Kind etwas „aufgetaut" ist.

Beobachtung der kindlichen Kommunikation im freien Spiel

Die Logopädin untersucht das Kind, soweit möglich, in einer Spielsituation. Das Spielmaterial sollte dem Alter und den Interessen des Kindes angemessen sein. Aspekte, die in der Untersuchung nicht beobachtet werden, können von den Eltern teilweise erfragt werden; andere werden verschoben. Manche Fragen ergeben sich im Laufe der nächsten Therapiesitzungen auch ganz natürlich. Auf folgende Verhaltensweisen sollte die Logopädin besonders achten:

- Reagiert das Kind auf Geräusche, Stimme oder Sprechen, z.B. seinen Namen? Hat es überhaupt schon ein Hörbewußtsein entwickelt?
- Ist das Kind in der Lage, Blickkontakt zu Personen oder Materialien herzustellen?
- Imitiert das Kind Handlungen?
- Gelingt die Kontaktaufnahme mit dem Untersucher?
- Versteht das Kind die Bedeutung einzelner vertrauter Wörter? Welcher?
- Wie nimmt das Kind Sprache auf (gar nicht, durch Lippenablesen, durch Hören)?
- Wie verständigt sich das Kind? Lautiert es? Benutzt es vorrangig Körperkontakt, Gestik, Gebärde, Laute, einzelne Wörter oder Mehrwort-Äußerungen?
- Versucht das Kind Wörter, die es gehört hat, von sich aus (ohne Aufforderung!) zu wiederholen?[1]
- Äußert das Kind spontan Wörter? Welche? Setzt es diese sinnvoll und situationsadäquat ein?
- Wie viele Wörter umfaßt der Wortschatz des Kindes etwa?
- Gibt es Tonusauffälligkeiten im Mundbereich oder gesamtkörperlich?
- Gibt es Auffälligkeiten bezüglich der Prosodie, der Atmung oder der Stimme?
- Bestehen Hinweise auf Wahrnehmungsstörungen (wenn ja: Screeningverfahren, dann Weiterleiten zur Fachdiagnostik)?

Beobachtung zur Akzeptanz der Hörgeräte oder des Cochlear-Implants

Die Logopädin läßt sich die Geräte vom Kind zeigen. Dabei beobachtet sie, wie das Kind damit umgeht, und ob es mit der Handhabung vertraut ist.

Kinder, die die Hörgeräte oder den Sprachprozessor erst kurze Zeit tragen, geben diese oft ungern ab. Hier bedarf es manchmal der Unterstützung durch die Eltern.

Neben dem Batteriestatus sollte bei Hörgeräten auch der Zustand der Ohrpaßstücke (Otoplastiken) beurteilt werden, da man an deren Abnutzung und

[1] Wenn es das nicht wahllos ohne Sinnverständnis (im Sinne einer Echolalie) tut, zeigt diese beginnende Nachsprechbereitschaft eine gewisse, bereits bestehende Aufnahmebereitschaft für Sprache. Sie drückt den Versuch des Kindes aus, die Äußerung einer anderen Person durch Imitation in den eigenen aktiven Wortschatz zu übernehmen. Etwas anderes ist das Wiederholen eines Wortes auf Aufforderung hin. Dieses Antrainieren von Wörtern läßt sich in der Eltern-Kind-Interaktion bei hörbehinderten Kindern (und leider auch immer noch bei Pädagogen und Therapeuten) sehr häufig beobachten, sagt aber nichts über den Wortschatz des Kindes aus. Das Kind versteht nicht unbedingt den Sinn des Wortes, da meist gar kein Erlebnisbezug dazu hergestellt wird.

Verfärbung erkennen kann, ob die Geräte überhaupt regelmäßig getragen werden[2]. Am besten läßt man die Eltern vormachen, wie sie die Geräte zu Hause überprüfen, und beobachtet dabei den Umgang damit.

Die Beobachtungen werden ergänzt durch die Befragung der Eltern:

- Trägt das Kind die Hörgeräte oder das Cochlear-Implant? Trägt es sie/es auch im Alltag oder nur zur Therapie? (Ohrpaßstücke ansehen!)
- Sind die Hörgeräte bzw. das Cochlear-Implant eingeschaltet?
- Sind die Batterien bzw. Akkus voll?
- Sitzen die Ohrpaßstücke, oder kommt es zu ständigem Rückkopplungspfeifen (nur bei Hörgeräten)?
- Werden die Ohrpaßstücke regelmäßig gesäubert (nur bei Hörgeräten)?
- Kann das Kind selber angeben, wann die Batterien leer sind? (Untersucher oder Elternteil schaltet eins oder beide unauffällig ab.)
- Kann das Kind die Hörgeräte bzw. das Cochlear-Implant selbst aufsetzen und abnehmen oder abschalten?
- Wie und wann überprüfen die Eltern die Hörgeräte (unbedingt zeigen lassen!)?

Beobachtung der Eltern-Kind-Interaktion

In vielen Fällen ist es hilfreich, bei dieser Untersuchung ein Elternteil zu bitten, mit dem Kind für etwa 10 Minuten so natürlich wie möglich zu spielen. Entscheidend ist, daß das dazu angebotene Spielmaterial das Kind interessiert und ein möglichst freies Spiel ermöglicht. Brett- und Regelspiele sind für diesen Zweck weniger geeignet. In dieser Zeit können folgende Beobachtungen zur Interaktion und zum Sprachmodellverhalten festgehalten werden:

- Wie ist der Kontakt untereinander? Wie ist die Atmosphäre?
- Wieviel Raum lassen die Eltern dem Kind?
- Wer führt? Wer plant das Spiel?
- Wie ist die Verteilung der Aktivitäten?
- Wie nehmen die Eltern Kontakt zum Kind auf (z.B. Blickkontakt, Gestik, Körperkontakt, Lautsprache, Gebärde, Zweisprachigkeit)?
- Wie gehen die Eltern auf Äußerungen des Kindes sprachlich und durch ihr Handeln ein?
- Praktizieren die Eltern bereits das erweiternde Wiederholen kindlicher Äußerungen oder andere Feedback-Verfahren?
- Welche Hauptmerkmale zeigt das Sprachmodellverhalten (z.B. angemessen, Blickkontakt beim Sprechen, Telegrammstil, Abfragestil, Aufforderung zum Nachsprechen, komplexes Vorbild, schnelles Sprechtempo, undeutliche Artikulation, übersteigerte Lautstärke etc.).

---

[2] Beim Cochlear-Implant gibt es kein Ohrpaßstück, sondern lediglich eine Halterung für das Mikrophon. Bei kleinen Kindern sieht diese dem Ohrpaßstück ähnlich, besitzt aber keinen Zapfen, der in den Gehörgang reicht. Ältere Kinder befestigen das Mikrophon mit einem speziellen Winkel am Ohr. Auf ähnliche Weise werden die neuen HdO-Sprachprozessoren mit integriertem Mikrophon am Ohr befestigt.

Diese Beobachtungen beziehen sich nicht nur auf die sprachliche Kommunikation, sondern auch auf die *Atmosphäre und eingespielte Interaktionsmuster*, in denen miteinander umgegangen wird. Die Aufzeichnungen der Spielsequenz können entweder mit Video oder als Protokoll erfolgen. Den Eltern sollte bei Videoaufnahmen erklärt werden, daß diese im Verlauf der Therapie immer wieder gemacht und gemeinsam ausgewertet werden. Die Aufzeichnung des Anfangsstatus ist damit ein Teil der Therapiedokumentation und bietet zugleich eine Grundlage für die gemeinsame Arbeit.

Testverfahren und systematische Standardüberprüfungen

Von den nachfolgend genannten Tests sind die beiden erstgenannten Verfahren die wichtigsten für diese Altersgruppe. Sie betreffen den allgemeinen Entwicklungsstatus und die Leitsymptome der Sprachentwicklungsstörung. Die anschließenden Überprüfungen werden nur bei einem kleinen Teil der schwerhörigen Kinder schon so früh sinnvoll oder überhaupt durchführbar sein. Sie werden der Vollständigkeit halber dennoch kurz erwähnt.

Entwicklungsdiagnostik

Die Untersuchung verschiedener Funktionsbereiche der kindlichen Entwicklung ermöglicht eine umfassende Einschätzung der kindlichen Fähigkeiten. Für *Kleinkinder* ist z.B. die *Münchener Funktionelle Entwicklungsdiagnostik (MFE)* (Hellbrügge 1994) sehr gut geeignet. Dieser Test deckt auch den Bereich Sprachverständnis für Kinder bis zum 3. Lebensjahr grob ab. Die übersichtliche Darstellung der Ergebnisse in Diagrammform hat sich bewährt.

In manchen Einrichtungen gehört die Durchführung von Entwicklungstests zum Aufgabenbereich von Psychologen oder Ergotherapeuten. Dann ist es sinnvoll, dabei entweder zu hospitieren oder sich anschließend über die Ergebnisse und die Beobachtungen während des Tests auszutauschen.

! **Entwicklungstests sollten – wie alle anderen hier beschriebenen Verfahren – nur von Personen durchgeführt werden, die eine spezielle Ausbildung in der Durchführung und Auswertung des jeweiligen Tests haben.**

Für *Vorschulkinder* gibt es Entwicklungsskalen, die ähnlich aufgebaut sind, z.B. die Tabelle von Kiese (1979)[3], die von 0;1–5;6 Jahren geht, oder das Entwicklungsgitter von Kiphard (1994). Solche Skalen bieten Orientierungswerte. Es geht dabei nicht um einen alle Funktionsbereiche übergreifenden Test. Bei der Überprüfung im Vorschulalter sollte besonderer Wert auf die Beobachtung der Grob- und Feinmotorik gelegt werden, da diese Bereiche eng mit der Sprachentwicklung zusammenhängen. Die Untersuchung erfolgt auch

[3] Sie umfaßt Grob- und Stato-Motorik, Feinmotorik, Hör-Sprachregelsystem und kognitive Fähigkeiten.

im Hinblick auf mögliche Zusatzstörungen und daraus resultierende, eventuell nötige begleitende Therapien für andere Entwicklungsbereiche.

Erweiterte Spontansprachanalyse

Die Erhebung erfolgt entweder, während Therapeutin und Kind miteinander spielen, oder während ein Elternteil mit dem Kind spielt. Wie bei der Interaktionsbeobachtung (s. S. 88, „Beobachtung der Eltern-Kind-Interaktion") sollte das angebotene Spielmaterial ein möglichst freies Spiel zulassen und den Interessen und dem Alter des Kindes entsprechen. Beispielsweise kann man das Kind unter zwei oder drei angebotenen Spielen auswählen lassen.

Wenn eine Videoaufnahme nicht möglich ist, kann die Analyse in der ersten Diagnostiksitzung nur durchgeführt werden, wenn ein Elternteil mit dem Kind spielt. Meist sind beim Erstkontakt ohnehin lediglich grobe Eindrücke möglich. Oft genug kommt es vor, daß das Kind sich kaum sprachlich äußert, entweder, weil es schüchtern ist oder auch, weil es noch keinen aktiven Sprachschatz besitzt. Die genaue Analyse der Strukturen, die das Kind erworben hat oder gerade dabei ist zu erwerben, ist zuverlässiger, wenn das Kind die Situation und den Untersucher kennt und Gelegenheit hatte, sich - soweit möglich - auf seine Stimme einzustellen.

Das Transkript umfaßt alle Äußerungen des Kindes (und seines Gesprächspartners) in einem bestimmten Zeitraum, beispielsweise innerhalb von 10 Minuten. Bei der Auswertung werden die *Äußerungslänge*, die vorhandenen *Satzbaustrukturen* und die *Anzahl der aktiv benutzten Wörter nach Wortarten* analysiert. *Morpheme* können oft erst mit fortgeschrittener Sprachentwicklung beurteilt werden, wenn die Artikulation des Kindes eine genaue Unterscheidung dieser zuläßt. Im hier beschriebenen Stadium des Spracherwerbs spielt die korrekte Artikulation dagegen meist noch keine maßgebliche Rolle. Neben den sprachlichen Äußerungen kann der Gebrauch gestischer oder mimischer Mittel mitprotokolliert werden.

Ausgehend von der Theorie und Methode der Profilanalyse (vgl. Dickmann et al. 1994, hier besonders S. 51–76; Heil et al. 1986; Clahsen 1986, 1989), stellt diese Form der Protokollierung zwar eine verkürzte und grob vereinfachte Auswertung dar. Andererseits bezieht sie die semantische Ebene mit dem Focus auf Wortschatzerweiterung mit ein. Dieses Vorgehen scheint für den Einsatz in der Sprachtherapie hörgeschädigter Kinder besser geeignet und praktikabler.

Beispiel einer erweiterten Spontansprachanalyse

Folgendes Beispiel zeigt das Protokoll während einer Logopädiesitzung mit einem 3;6 Jahre alten Kind, das unter einer beidseitigen hochgradigen Schallempfindungsschwerhörigkeit leidet (das Transkript stammt allerdings nicht aus der Diagnostiksitzung, sondern entstand nach 5 Monaten logopädischer Therapie):

Beispiel

	Äußerungslänge	Äußerungen des Kindes	Kontext (verbal/non-verbal)
1.	3	wo der krankenwagen↑	„Hier kommt der Krankenwagen."
2.	4	bald die wieder 'sund	„Genau."
3.	4	der doktor wieder oben	„Was macht der Doktor?"
4.	1	nudeln	„Will der Nudeln essen?"
5.	1	apfelwein	
6.	4	jetzt doktor wieder oben	„Ah, da kommt er wieder."
7.	4	jetzt die wieder aua	„Die Oma weint. Der tut der Arm weh."
8.	5	die oma darf apfelwein trinken	„Was darf die Oma?"
9.	4	der doktor wieder runtergehen	
10.	4	wo ist der doktor↑	„Der Doktor ist nach Hause gegangen."
11.	4	jetzt wieder heia machen	„Ja, der war müde."
12.	3	wo die oma↑	„Im Krankenwagen."
13.	5	jetzt die oma der doktor	
14.	4	der doktor alleine machen	„Was will der alleine machen?"
15.	1	auf	„Mmhh."
16.	3	geht nicht auf	„Vielleicht geht was anderes."
17.	4	jetzt noch ein schnulli	„Hier ist nur ein Holzspatel."
18.	1	wo↑	(reicht dem Kind den Spatel aus dem Arztkoffer)
19.	3	mach mal aaahh	
20.	1	nochmal	

Auswertung

- *Äußerungslänge*
  Sie wird im Transkript jeweils vor der Äußerung vermerkt und später ausgezählt. In diesem Fall:
  - Einwort-Äußerungen: 5,
  - Zweiwort-Äußerungen: ∅,
  - Dreiwort-Äußerungen: 4,
  - Vierwort-Äußerungen: 9,
  - Fünfwort-Äußerungen: 2.
- *Satzbau*
  Es werden 5 korrekte Mehrwort-Sätze, darunter ein Fragesatz gebildet, wenn man die Infinitivkonstruktion und die Ellipse mitrechnet. Darüber hinaus werden nur Mehrwort-Phrasen geäußert.
- *Wortarten*
  Es fällt vor allem auf, daß Verben fast komplett fehlen. Zwar kommen 3 flektierte Verben, (-0), (-t) vor, die auch schon ansatzweise in Verbzweitstellung benutzt werden. Eins davon ist in eine Modalverbkonstruktion mit Infinitiv eingebunden, ein anderes ist ein Imperativ. Darüber hinaus sind 3 Infinitive vorhanden. Allerdings hat das Kind die sinntragende Funktion von Verben noch gar nicht erfaßt. Weiterhin kommen folgende Wortarten vor:
  - Das Kind benutzt 6 verschiedene Substantive. Insgesamt werden 14mal Substantive eingesetzt.
  - Es werden viele Adverbien, die wenig Bedeutung „transportieren", geäußert.
  - Ein erstes Einsetzen von Fragepronomen deutet sich an.

Geht man von diesem Transkript aus, fehlen zum Ausbau der Äußerungen zu kompletten Sätzen vor allem die Verben. Das Kind realisiert teilweise bereits die Verbzweitstellung. Als Therapieziel bietet sich daher der Aufbau des Verbwortschatzes mit Hilfe einfacher SP- und SPO-Sätze an.

Graphische Veranschaulichung in einer Kurve

Zur Verdeutlichung der sprachlichen Fortschritte des Kindes eignet sich die Auswertung in Form einer farbigen Kurve. Diese kann z.B. jeder Äußerungslänge eine bestimmte Farbe zuweisen. Auf der x-Achse wird der zeitliche Verlauf mit den Therapieterminen markiert. Die y-Achse zeigt die Menge der Äußerungen in der jeweiligen Länge, also z.B. gelbes Kreuz für Einwort-Äußerungen bei der „5", rotes Kreuz für Dreiwort-Äußerungen bei der „4" etc. Die verschiedenfarbigen Kurvenverläufe zeigen dann den schrittweisen Anstieg der längeren Äußerungen sehr überzeugend. Genauso können aber auch die Wortarten und die Anzahl ihrer Verwendung markiert werden. Diese Art der optischen Veranschaulichung ist übersichtlich, prägt sich leicht ein und wirkt häufig motivierend auf die Eltern. Wenn sie richtig eingesetzt wird, trägt sie mit dazu bei, den Blick der Betroffenen mehr auf die Stärken und Fortschritte des Kindes zu lenken.

Kommunikationsprotokoll: Kombination von erweiterter Spontansprachanalyse und Interaktions- und Sprachmodellbeobachtung

Die beschriebene Sequenz eignet sich unter Umständen auch, um parallel zur Spontansprache des Kindes das Sprachmodellverhalten der Eltern auszuwerten. Das Transkript erfaßt dann fortlaufend die *Äußerungen des Kindes und des Elternteils sowie deren Kategorisierung*. Zusätzlich können ggf. Beobachtungen zur Interaktion notiert werden. Diese Art der Protokollierung erfordert zwar etwas Übung, bietet aber den Vorteil einer umgehenden, anschaulichen Grundlage für die Besprechung mit den Eltern.

So ergeben sich *Anhaltspunkte für Themen der Elternberatung*, für die Ziele des Elterntrainings hinsichtlich des sprachfördernden Verhaltens der Eltern, wie in bezug auf die Förderung der nächsten Sprachentwicklungsschritte des Kindes.

! **Das um die Interaktions- und Sprachmodellbeobachtung erweiterte Spontansprachtranskript stellt quasi ein *Kommunikationsprotokoll* dar. Dieses ist, wenn es regelmäßig weitergeführt wird, zur Verlaufskontrolle der Therapiefortschritte bei Kind und Eltern gut geeignet.**

Als fester Bestandteil der Elternberatung und des Elterntrainings wird diese Methode und der Umgang mit ihr im Rahmen der Therapie später noch genauer beschrieben.

Beispiel für das Kommunikationsprotokoll

Im folgenden wird das Kommunikationsprotokoll eines 2;8 Jahre alten Jungen mit mittelgradiger Schallempfindungsschwerhörigkeit, 4 Wochen nach Beginn der Hörgeräteanpassung in der ersten logopädischen Therapiesitzung wiedergegeben:

Beispiel

	Äuße-rungs-länge	Äußerungen des Kindes	Kontext (verbal/non-verbal)
1.	2	dede eisenbahn (hält eine Schiene hoch)	„Bau die mal auf."
2.	1	prima (klatscht in die Hände)	
3.	2	der da	„Da auch."
4.	1	eisenbahn	„Prima."
5.	∅	brrrr	
6.	1	eisenbahn	„Guck mal, was ist denn das?"
7.	1	lok	„Und wie macht die Lok?"
8.	∅	brrr	
9.	∅	hoho	„Das ist toll, gell?"
10.	2	da eisenbahn (Kind zeigt auf die Lokomotive)	
11.	1	da	
12.	1	eisenbahn	
13.	1	da	

Beobachtungen:
- direktiver, distanzierter Spielstil,
- Handlungsaufforderungen an das Kind,
- Abfragestil,
- keine inhaltlichen Erweiterungen.

Auswertung

- *Äußerungslänge*
  - Einwort-Äußerungen: 7,
  - Zweiwort-Äußerungen: 3.
- *Satzbau*
  - Sätze: ∅.
- *Wortarten*
  - keine Verben,
  - sehr geringer Wortschatz: nur Substantive, deiktische und lautmalerische Elemente, 1 Adverb,
  - eingeschränkte Sprechfreude.
- *Beobachtungen zur Artikulation*
  - undeutliche Artikulation,
  - geringe artikulatorische Spannung.
- *Sprachmodellverhalten*
  Die Mutter geht sprachlich kaum auf die Äußerungen des Kindes ein und bietet selbst auch wenig Sprache an.
- *Besprechung des nächsten Ziels*
  Die Mutter braucht beim Spielen gar nicht so viel selber vorzugeben. Es genügt zunächst völlig, das zu beobachten, was das Kind tut oder gerade tun möchte. Darauf kann dann im Spiel und sprachlich eingegangen werden.

Kommunikationsprotokoll zur Verlaufskontrolle nach 3 Wochen bei demselben Kind

Beispiel

	Äußerungslänge	Äußerungen des Kindes	Kontext (verbal/non-verbal)
1.	1	eisenbahn	„Die Eisenbahn fährt."
2.	2	dede eisenbahn	
3.	2	eisenbahn dahin	„Dahin?"
4.	3	nein - dede eisenbahn	„Ach so, der Zug fährt zum Bahnhof."
5.	∅	ja	(läßt den Zug zum Bahnhof fahren) „Jetzt ist das in Ordnung"
6.	2	da eisenbahn (Kind sieht zu, wie der Zug fährt)	
7.	2	da eisenbahn	„Der Zug hält an."
8.	3	nein deda eisenbahn	
9.	∅	brbrbr	
10.	3	hier de eisenbahn	
11.	∅	tutut	„Ach, die fährt hier vorbei."
12.	∅	brbr jajajajaja	
13.	2	deda eisenbahn	„Da haben wir ja auch die Lok gefunden."
14.	2	mama eisenbahn	„Ich soll den Zug nehmen." (nimmt den anderen Zug).
15.	2	mama auch	„Ich soll auch fahren?"
16.	1	helfen (sieht die Mutter an, während er versucht, die Lokomotive am Waggon zu befestigen)	„Ich helf dir."
17.	1	eisenbahn	
18.	1	andersrum	
19.	1	prima	
20.	1	prima	„Paßt, prima."
21.	2	nein eisenbahn	
22.	2	mama auch	

Beispiel

Beobachtungen:
- 9mal ansatzweise „corrective feedback“, teilweise noch in Frageintonation,
- Mutter bietet Verben an!
- bessere Atmosphäre,
- Spiel der Mutter weniger nervös, mehr zugewandt,
- Kind zeigt Ansätze eigener Spielplanung.

Auswertung
- *Äußerungslänge*
  - Einwort-Äußerungen: 6,
  - Zweiwort-Äußerungen: 9,
  - Dreiwort-Äußerungen: 3.

  Die Äußerungslänge und die Sprechfreude des Kindes nehmen genauso wie der Wortschatz langsam zu.
- *Satzbau*
  Das Kind zeigt eine deutliche Tendenz zu Kombinationen aus Substantiven sowie Substantiven und Funktionswörtern zu Zweiwortäußerungen, jedoch noch keine klar erkennbaren Ansätze zur Satzbildung.
- *Wortarten*
  Es werden 2 verschiedene Substantive, ein Verb im Infinitiv sowie Adverbien eingesetzt.
- *Sprachmodellverhalten*
  Die Mutter geht bereits deutlich mehr auf die Äußerungen des Kindes ein und erweitert teilweise auch schon den vom Kind gebotenen Inhalt. Sie bietet dem Kind intuitiv vermehrt Verben an. Dies entspricht genau dem, was das Kind u.a. im Moment zu erwerben beginnt. Allerdings bräuchte es dafür einen größeren Wortschatz an Substantiven. Die Mutter bietet kaum neue Substantive aus dem Wortfeld an. Dennoch sind bereits gute Ansätze für das „corrective feedback“ zu erkennen, teilweise noch mit Frageintonation oder eher kommentierend.
- *Besprechung*
  Die Mutter zeigt sehr positive sprachentwicklungsfördernde Ansätze. Sie kann genauso weitermachen und die vorhandenen Tendenzen zur inhaltlichen Erweiterung der kindlichen Äußerungen weiter ausbauen, d.h. mehr Inhalte in Form von Substantiven und Verben anbieten. Sie darf ruhig auch neue Aspekte und Ideen ins Spiel mit einbringen, um den Wortschatz des Kindes anzuregen und das Spiel lebendiger zu gestalten, ohne es zu dominieren.

Wortschatztest

Die Spontansprachanalyse, wie sie oben beschrieben wurde, umfaßt zwar eine Beurteilung des Wortschatzes sowie der aktiv eingesetzten Wortarten. Eine genauere Überprüfung des Wortschatzes im Sinne eines vergleichbaren Profils innerhalb der Altersgruppe ist darüber hinaus mit dem *AWST 3–6* (Kiese u. Kozielski 1996) möglich. Allerdings ist bei der Beurteilung die nur bedingte Aussagekraft von Wortschatztests wegen der unterschiedlichen Lebens- und Erfahrungswelt der Kinder zu berücksichtigen.

Sprachverständnistest

Die Überprüfung erfolgt in der Regel mit dem Mundbild des Untersuchers, da es sich nicht um eine Untersuchung des Sprachverstehens, sondern des Sprachverständnisses handelt.

Eine Erhebung mit Hilfe einfacher Aufträge ohne gestische oder mimische Hinweise ist ebenso möglich.

Entwicklungstests für Kleinkinder decken diesen Bereich meist screeningmäßig mit ab. Eine genauere Überprüfung im Vorschulalter und danach ist manchmal mit Hilfe der *Reynell-Skalen* (Reynell 1985) möglich. Relevant für das Sprachverständnis ist nur der Teil *Verbal Comprehension A*. Er kann vom 1.–7. Lebensjahr eingesetzt werden.

Allerdings ist der Einsatz des Tests nicht unproblematisch. Die Testanweisungen entsprechen einer wörtlichen Übersetzung der im Original englischen Fassung (Reynell 1985). Für die deutsche Sprache ist der Test nicht normiert. Die Übersetzung ist in vieler Hinsicht unzulänglich. So ahmt die Syntax mancher Sätze eher das englische Vorbild nach, als die korrekte deutsche Entsprechung wiederzugeben. Dadurch ist der Test in dieser Fassung für viele Kinder mißverständlich. Zu den Schwierigkeiten beim Sprachverstehen und der Hörmerkspanne müssen vom Kind noch ungebräuchliche oder umständliche Formulierungen „übersetzt“ werden.

Ein weiterer Mangel besteht in der wenig ansprechenden Auswahl des Testmaterials, was es erschwert, die Kinder zum Mitmachen zu motivieren. Der frühzeitige Einsatz dieses Tests beschert dem Kind (und dem Untersucher) wahrscheinlich eher ein Frustrationserlebnis, als daß er nützt. Ein Vorteil des Tests sind aber die speziellen Durchführungsanweisungen für Gehörlose und die entsprechende Normierung für gehörlose Kinder[4].

Der *Heidelberger Sprachentwicklungstest (HSET)* (Grimm u. Schöler 1991) für Kinder von 3–9 Jahren ist dagegen für hörgeschädigte Kinder im Vorschulalter häufig zu schwer und weniger geeignet. Vor allem der Untertest „Verstehen grammatischer Strukturformen VS“ sowie die Testteile, die viele Wortneuschöpfungen enthalten[5], bereiten diesen Kindern Schwierigkeiten.

[4] Die Normen beziehen sich allerdings auch wieder auf die englische Version.

[5] Es handelt sich um die Untertests „Plural-Singular-Bildung PS“, „Bildung von Ableitungsmorphemen AM“ sowie Adjektivableitungen AD“.

Überprüfung der Hörmerkspanne und der Lautdiskrimination

Diese Bereiche können generell etwa ab dem 4. Lebensjahr, bei hörgeschädigten Kindern in der Regel aber erst sehr viel später, getestet werden.

Zur kombinierten Überprüfung von Hörmerkspanne und Lautdiskriminationsfähigkeit sei auf den *Mottier-Test* (Mottier 1974, Welte 1981), bestehend aus 30 sinnfreien Silbenketten, hingewiesen. Zur Auswertung stehen für Vorschulkinder die *Freiburger Normen* zur Verfügung. Bei den meisten schwerhörigen Vorschulkindern ist es jedoch nicht sinnvoll, diesen Test durchzuführen. Denn eine wichtige Voraussetzung für den Test ist, daß das Kind keine Artikulationsstörung hat. Zudem ist der Test für die meisten Kinder in diesem Alter wenig ansprechend und auch bei geringgradiger Schwerhörigkeit oft noch zu schwierig. Es gibt aber dennoch auch 5jährige Kinder mit mittelgradiger Schwerhörigkeit, die den Test bewältigen.

Ziel des *phonematischen Diskriminations-Screenings*[6] ist es, die Lautdiskrimination unabhängig von der Hörmerkspanne zu überprüfen. Je nachdem, für welche Version des Screenings man sich entscheidet, muß das Prüfmaterial im Vorfeld vielleicht erst ansprechender gestaltet werden. Im Prinzip ähneln sich die verschiedenen Verfahren: Mehrere Bildkarten zeigen jeweils 3–6 Gegenstände. Die entsprechenden Wörter bilden Minimalpaare im Sinne phonematischer Kontraste. Zu Anfang werden die Bilder vom Kind oder mit dem Kind zusammen benannt. Danach nennt der Untersucher in zufälliger Reihenfolge die Items jeweils einer Karte, *ohne auf das benannte Bild zu blicken*! Dieses Detail ist entscheidend, denn hörgeschädigte Kinder beobachten genau die Mimik des Untersuchers. Wenn sie sehen, daß dieser das entsprechende Bild immer - auch nur kurz - ansieht, nutzen sie diese Information und zeigen auf dieses Bild. Zu beachten ist auch bei diesem Screening, daß es in der Regel zu schwierig für schwerhörige Kinder dieses Alters sein dürfte, da gerade die phonematische Diskrimination diesen Kindern besondere Schwierigkeiten bereitet. Die Items dürfen daher bei der Erstuntersuchung bei Bedarf evtl. durch das Mundbild des Untersuchers unterstützt werden.

Überprüfung der Mundmotorik

Bei Kleinkindern wird dieser Untersuchungsteil meist nicht systematisch durchgeführt. Es genügt die Beobachtung des *Tonus* und der *Beweglichkeit im Mundbereich* sowie die Beurteilung der *Luftstromlenkung*. Zeigen sich Auffälligkeiten, sollte die Überprüfung am besten spielerisch erfolgen.

Bei Vorschulkindern kann die Untersuchung beispielsweise durch Vormachen und Imitieren oder mit Hilfe von ansprechenden Bildkarten erfolgen. Das Vorgehen entspricht dem bei Sprachentwicklungsstörungen. Bei der Durchführung ist zu beachten, daß das Mundbild des Untersuchers für das Kind gut sichtbar ist.

---

[6] Es gibt mehrere ähnliche Tests, z. B. die Überprüfung von Schäfer (1986).

Verweigert das Kind die Mitarbeit, sollte auf diese Überprüfung zugunsten reiner Beobachtung und Befragung der Eltern verzichtet werden. Eine spätere Wiederholung ist sinnvoll und meist weniger problematisch.

Artikulationstest

Es stehen verschiedene Artikulationstests zur Verfügung. Welchen der Untersucher benutzt, spielt hier keine Rolle. Eine systematische Überprüfung ist frühestens mit Vollendung des 3. Lebensjahres angebracht, in der Regel aber erst ab 4 Jahren zu empfehlen, sofern die Artikulationsstörung des Kindes überhaupt im Vordergrund der Gesamtsymptomatik steht.

Es versteht sich von selbst, daß beispielsweise bei einem schwerhörigen Vorschulkind mit stark eingeschränktem Wortschatz zunächst andere Dinge vorrangig behandelt werden. Hierzu gehören:

- der Aufbau des Sprachverständnisses,
- die Erweiterung des Wortschatzes,
- die Förderung der auditiven Diskrimination und der Sprechfreude sowie
- der Syntaxaufbau.

Bei vielen hörgeschädigten Kindern im Vorschulalter ist die genaue Überprüfung der Artikulation daher zweitrangig. Erscheint die Artikulation auffällig, genügt es insbesondere bei kleineren Kindern häufig, die allgemeine Tendenz der Artikulation zu beurteilen, d.h. die Deutlichkeit der Spontansprache und die Tendenz zur Verlagerung in eine andere, häufig die hintere Artikulationszone. Ebenso ist die Muskelspannung, mit der die Artikulation erfolgt, für die Beurteilung von Belang.

Wenn ein Artikulationstest durchgeführt werden soll, ist es für die Auswertung von sekundärer Bedeutung, ob das Kind die Ziel-Items benennt oder dem Untersucher nachspricht. Es sollte jedoch im Protokollbogen notiert werden. Auch hierbei sollte dem Kind wieder das Mundbild des Untersuchers zur Verfügung stehen. Insgesamt ist eine vergleichsweise *Auswertung der Spontansprache im Hinblick auf Artikulationsstörungen* oft hilfreich, da dort viele Laute, die in der Testsituation zwar beherrscht werden, spontan nicht eingesetzt werden.

ZUSAMMENFASSUNG

Die *Basisdiagnostik* bei Klein- und Vorschulkindern umfaßt:
- die Beobachtung der kindlichen Kommunikation,
- die Beobachtung der Eltern-Kind-Interaktion,
- die Beobachtung der Akzeptanz der Hörgeräte bzw. des Cochlear-Implants,
- eine Entwicklungsdiagnostik,
- die erweiterte Spontansprachanalyse bzw.
- das Kommunikationsprotokoll.

Darüber hinaus können je nach Bedarf folgende *Verfahren* zur Anwendung kommen:
- ein Wortschatztest,
- ein Sprachverständnistest,
- eine Screening-Überprüfung der Hörmerkspanne und der Lautdiskrimination,
- die Beobachtung oder Untersuchung der Mundmotorik,
- ein Artikulationstest.

6.2 Diagnostik bei Kindern im Schulalter (7–14 Jahre)

Die Untersuchungsbereiche bei Schulkindern sind im wesentlichen die gleichen wie bei kleinen Kindern. Im Schulalter kann jedoch in bezug auf auditive und sprachliche Fähigkeiten gezielter und differenzierter getestet werden. Auch ändern sich die Untersuchungsmethoden: Ein direkteres Vorgehen ist möglich und angemessen.

Bei dieser Altersgruppe tritt die Befragung der Eltern zunehmend in den Hintergrund. Je nach Alter und Fähigkeiten übernimmt das Kind ja auch in der Therapie ein zunehmendes Maß an Eigenverantwortung. Diese Tendenz sollte bereits in der Untersuchung deutlich und entsprechend gefördert werden. Die Befunderhebung erfolgt daher vorwiegend durch Befragung des Schulkindes selbst sowie durch die Beobachtung des Kommunikationsverhaltens im Gespräch. Außerdem stehen für diese Altersgruppe mehrere geeignete Testverfahren zur Verfügung.

Befragung des Schulkindes

Die Logopädin unterhält sich mit dem Kind in möglichst entspannter Atmosphäre und stellt dabei Fragen zu beispielsweise folgenden anamnesebezogenen Themen:
- In welchen Situationen kommt sie/er mit dem Hörgerät/Cochlear-Implant gut zurecht, in welchen nicht?
- Welche Schule besucht sie/er?

- Wie kommt sie/er in der Schule mit? Geht sie/er gern dorthin?
- Wie heißen ihre/seine Freunde?
- Welches sind ihre/seine Hobbys?
- Welchen Gewinn gibt sie/er an, von den Hörgeräten oder vom Cochlear-Implant zu haben?
- Benutzt sie/er ein Frequenz-Modulations (FM)-System? Nur in der Schule oder auch zu Hause?
- Wie reagieren die Mitschüler, Freunde oder andere auf die Hörgeräte/das Cochlear-Implant?
- Welche Schwierigkeiten gibt das Kind selbst an, beim Sprechen zu haben?
- Was will sie/er an der Sprache verändern? Was stört am meisten? Ist sie/er zur Therapie motiviert? Wieviel möchte sie/er dafür tun?

Beobachtung im Gespräch und in altersgemäßer Spielsituation

Bei Kindern im Grundschulalter und etwas darüber hinaus eignen sich Regelspiele, die Sprechanlässe schaffen, gut für die Überprüfung. Demgegenüber gewinnt bei älteren Schülern die diagnostische Beobachtung im Gespräch an Bedeutung:
- Ist das Kind sicher im Umgang mit den Hörgeräten/dem Cochlear-Implant (das/die Gerät/e zeigen lassen)?
- Wie ist das allgemeine Kommunikationsverhalten?
- Welche Kommunikationsstrategien benutzt bzw. bevorzugt das Kind? (Lautsprache, Gebärde, Gestik, Mimik?)
- Ist eine Unterhaltung über vertraute und weniger vertraute Inhalte gut oder nur mit Hilfe möglich?
- Wie verständlich ist die Spontansprache?
- Gibt es Auffälligkeiten bezüglich der Prosodie, der Atmung oder der Stimme?
- Bestehen Hinweise auf Wahrnehmungsstörungen? (Wenn ja: Screening-Verfahren, dann Weiterleiten zur Fachdiagnostik).

Testverfahren und systematische Standardüberprüfungen

Gegenüber der Diagnostik im Vorschulalter stehen bei Schülern aufwendige Entwicklungstests genauso wie die Eltern-Kind-Interaktionsbeobachtung vergleichsweise weniger im Vordergrund.

In der Regel dokumentiert und ergänzt eine gründliche Spontansprachanalyse den im Gespräch gewonnenen Eindruck von den sprachlichen Fähigkeiten des Schulkindes. Im Schulalter gilt es, intensiv und systematisch an Teilbereichen der Sprache zu arbeiten. Da das Kind immer mehr die Regie in der Therapie und bei der Umsetzung im Alltag übernimmt, sollte es nach Möglichkeit auch schon in die Auswertung bzw. der Beurteilung der Diagnostik einbezogen werden.

Vor allem den Testverfahren zur Messung der Hörmerkspanne und der Lautdiskriminationsfähigkeit kommt bei dieser Altersgruppe insofern besondere Bedeutung zu, als sie bei ehrgeizigen Schülern häufig die Motivation für die Therapie steigern können. Zu diesem Zweck und zur nachvollziehbaren Messung des Therapiefortschritts ist eine Wiederholung der Tests in regelmäßigen, aber weiten Abständen durchaus sinnvoll. Bei vielen Testverfahren bietet es sich außerdem an, das Mundbild des Untersuchers mit zunehmendem Therapieerfolg zu verdecken, und so die Testanforderungen zu steigern und die Ergebnisse mit denen normalhörender Kinder zu vergleichen.

Erweiterte Spontansprachanalyse

Die Spontansprache wird in bezug auf Syntax (Äußerungslänge, Satzstruktur einschließlich Satzgefügen, Wortarten), Morphologie (Endungen), und Semantik (Wortschatz, Differenzierung) ausgewertet. Neben der Analyse der syntaktisch-morphologischen Fähigkeiten geht es um die Beurteilung der Differenzierung und Strukturierung des Wortschatzes im Sinne semantischer Kategorien und Relationen. Dieses Verfahren wird nach der Erstdiagnostik regelmäßig in größeren Abständen wiederholt, wobei die Sequenzen mit dem Tonbandgerät oder einer Videokamera aufgezeichnet und später protokolliert werden. Die Auswertung erfolgt beispielsweise gemäß dem von Schrey-Dern (vgl. Dickmann et al. 1994, besonders S. 51–76) vorgeschlagenen Screening. Eine Erweiterung der Analyse in bezug auf das Sprachmodellverhalten der Eltern im Sinne des beschriebenen Kommunikationsprotokolls (s. Kap. 6.1, Abschnitt „Kommunikationsprotokoll: Kombination von erweiterter Spontansprachanalyse und Interaktions- und Sprachmodellbeobachtung“) findet im Schulalter nur selten Anwendung.

Sprachverständnistest

Der Teil *Verbal Comprehension A* der *Reynell-Skalen* (Reynell 1985) kann bei sprachlich weniger auffälligen Kindern angebracht sein. Es gelten ansonsten jedoch die gleichen Bedenken, wie bereits bei der Diagnostik von Vorschulkindern geschildert. Die Übersetzung ist problematisch, die Normierung gilt nicht für die deutschen Anweisungen. Strenggenommen sollte der Test nur bis zum 7. Lebensjahr angewendet werden.

Eine erste screeningmäßige Überprüfung des Sprachverständnisses ist oft schon im Gespräch oder mit einfachen Handlungsaufträgen möglich. In anderen Überprüfungsverfahren werden dem Kind konsistente und inkonsistente Sätze vorgelesen, die es dann erkennen und unterscheiden soll. Darüber hinaus ist immer auch ein Vergleich der Ergebnisse gezielter Sprachverständnisüberprüfungen mit dem kontextuellem Sprachverständnis in Kommunikationssituationen angebracht.

Überprüfungen der Hörmerkspanne und der Lautdiskrimination

Der *Mottier-Test* (Mottier 1974, Welte 1981) wurde bereits bei der Diagnostik von Vorschulkindern beschrieben. Ob er durchgeführt werden kann, hängt auch bei Schülern vom Schweregrad der Hörstörung sowie vom Artikulationsstatus ab.

Bei hochgradiger Schwerhörigkeit und Hörrestigkeit kann bei der orientierenden Erstdiagnostik kaum auf das Mundbild des Untersuchers verzichtet werden. Bei späteren Kontrollüberprüfungen in der Therapie sollte versucht werden, den Test ohne Unterstützung durch das Mundbild durchzuführen. Erst dann gelten, strenggenommen, die *Baseler Normwerte* für Kinder zwischen 5 und 16 Jahren, die allerdings keine Werte für Hörgeschädigte darstellen.

TIP

Der Mottier-Test kann unter Umständen sehr frustrieren. Er sollte daher bei hörgeschädigten Kindern erst angewendet werden, wenn einigermaßen befriedigende Testergebnisse erwartet werden können.

Wird eine gravierende Überforderung erst im laufenden Test deutlich, sollte der Test, wenn möglich, unauffällig abgebrochen werden, um Frustrationen auf seiten des Kindes zu vermeiden. Gelingt die Durchführung dagegen gut, so liefert der Mottier-Test Ergebnisse über die auditive Merkfähigkeit in Kombination mit der Phonemdiskrimination.

Sind die Testresultate auffällig, muß zusätzlich ein *phonematisches Diskriminations-Screening*[7] erfolgen, um den Schwerpunkt der Symptome zu klären. Diese Überprüfung wirkt zwar auf den ersten Blick leicht, bereitet vielen Schwerhörigen aber große Schwierigkeiten. Meist ist die Unterscheidung von [k; g] – [t; d] – [p; b], von [m] – [n] – [l] sowie von [s] – [ʃ] – [ç] besonders schwierig. Individuelle Lautdifferenzierungsprobleme hängen jedoch auch mit dem jeweiligen Frequenzverlauf und dem Grad des Hörverlustes zusammen (vgl. Kap. 5.2, „Zusammenhang von Sprachstörungen und frequenzspezifischem Verlauf der Hörkurve“). Eine Steigerung des Schwierigkeitsgrades wird durch Verdecken des Mundbildes erreicht.

Für Kinder des 1.–3. Schuljahres steht zur Phonemdiskrimination darüber hinaus der *Bremer Lautdiskriminationstest – BLDT –* (Niemeyer 1976) zur Verfügung. Er bietet den Vorteil der Normierung und Standardisierung. Der Nachteil ist die große Menge der Wörter, die eine lange Konzentration des Kindes erfordert. Die Durchführung ist relativ einfach: Der Untersucher spricht dem Kind zwei Wörter vor. Das Kind muß entscheiden, ob diese gleich oder ungleich sind. Wegen der direkten Folge der zu vergleichenden Wörter ist dieser Test nur ohne Mundbild aussagekräftig.

Die isolierte Überprüfung der Hörmerkspanne ist beispielsweise mit dem Zahlenfolgegedächtnistest (*ZFG aus PET*, Angermaier 1977) oder mit dem Zahlennachsprechen (*ZN aus HAWIK-R*, Tewes 1984) möglich. Ein solches

[7] Das bekannteste Testverfahren stammt von Schäfer (1986).

Herauslösen von Untertests aus großen Testverfahren ist zwar strenggenommen unzulässig, aber dennoch eine weitverbreitete Praxis aufgrund fehlender alternativer Verfahren. Allerdings sind die Ergebnisse isolierter Untertests nur bedingt aussagekräftig und bieten nur Anhaltspunkte für die weitergehende Überprüfung.

Überprüfung der Mundmotorik

Soll Bildmaterial verwendet werden, ist auf die Auswahl altersgemäßer und eindeutiger Vorlagen zu achten. In der Regel empfiehlt sich aber eine Kurzüberprüfung durch Imitation der vom Untersucher vorgemachten Zungen- und Lippenbewegungen. Hieran kann sich, soweit erforderlich, auch die Überprüfung der Nasalität und ggf. der Fähigkeit zur Luftstromlenkung anschließen.

Artikulationstest

Für die Beurteilung des Artikulationsstatus ist es in der Testsituation zunächst unerheblich, ob vom Kind ein Bild benannt wird, oder das betreffende Wort nachgesprochen wird. Bei älteren Schülern empfiehlt es sich aber, nach Möglichkeit auf die gängigen Artikulationstests zu verzichten, da diese für diese Altersgruppe nicht ansprechend aufgemacht sind. Die Überprüfung kann dann im Gespräch oder – falls das nicht genügt – mit Vorlesen und einer Tonbandaufnahme der Spontansprache erfolgen. Dieses Vorgehen bietet zudem den Vorteil, daß die Ergebnisse eher den spontansprachlichen Artikulationsstatus repräsentieren, anstatt den Lautstatus unter künstlichen Testbedingungen.

Neben den einzelnen Lautfehlbildungen sind die allgemeine Verständlichkeit der Sprache sowie Tendenzen zur Artikulationsverlagerung in bestimmte Artikulationszonen zu vermerken.

Überprüfung der Atmung und Stimme

Je nach Grad der Auffälligkeiten ist manchmal die Beobachtung in der Gesprächssituation, wie oben („Beobachtung im Gespräch und in altersgemäßer Spielsituation") beschrieben, ausreichend. Bei auffälligeren Symptomen kann eine regelrechte Stimmdiagnostik angebracht sein. Die Überprüfung sollte mindestens folgende Parameter umfassen:

- Tonus und Haltung,
- mittlere gespannte Sprechstimmlage im Vergleich zur Indifferenzlage,
- Stimmklang,
- Stimmansatz,
- Lautstärke,
- Modulationsbreite und Prosodie,
- Atem- und Sprechrhythmus,

- Sprechgeschwindigkeit,
- Nasalitätsprüfungen,
- Fähigkeit zur Eigenwahrnehmung (auditiv, kinästhetisch) und Eigenkontrolle der Stimmfunktion.

Vorlesen

Während das Kind einen vorgegebenen Text vorliest, beobachtet der Untersucher, inwieweit Atemrhythmus, Stimmklang, Prosodie, Lautstärke und Verständlichkeit der Sprache von der Konzentration auf das Sprechen abhängig sind. Zugleich ist es aber auch interessant festzustellen, wie sehr sich die Konzentration auf die Natürlichkeit der Sprechweise auswirkt und diese beeinträchtigt. Hieraus ergeben sich auch Rückschlüsse in bezug auf die kindliche Fähigkeit zur Eigenkontrolle und somit auf die Prognose.

Darüber hinaus kann die Überprüfung des lauten Vorlesens dem eher unerfahrenen Untersucher die Stimmdiagnostik erleichtern, da er sich nicht zugleich auf ein Gespräch konzentrieren muß.

ZUSAMMENFASSUNG

Die Diagnostik bei Schulkindern umfaßt:
- die Befragung des Schulkindes,
- die Beobachtung im Gespräch oder bei altersgemäßem Spielangebot,
- die erweiterte Spontansprachanalyse zu Syntax und Semantik,
- einen Sprachverständnistest,
- Überprüfungen der Hörmerkspanne und Lautdiskrimination,
- die Mundmotoriküberprüfung,
- einen Artikulationstest,
- die Überprüfung von Atmung und Stimme,
- das Vorlesen.

6.3 Diagnostikbogen

Ziel der Diagnostik ist eine ausführliche Erhebung des Sprachstatus und beeinflussender Faktoren. Die Befunderhebung bietet die Grundlage für die Therapieplanung und die Festlegung der Schwerpunkte.

Eine gründliche Diagnostik sollte alle aufgeführten Bereiche berücksichtigen.

Der Auswertungsbogen (Übersicht 6.1) kann für *alle Altersgruppen* benutzt werden. Eingetragen werden können neben den Ergebnissen auch die benutzten Erhebungs- oder Testverfahren sowie die angebotenen Hilfen. Größere Testprotokolle werden dem Bogen vom Untersucher beigefügt. Eine erweiterte Kopiervorlage für die Praxis mit entsprechend vorgegebenen Möglich-

Übersicht 6.1. Diagnostikbogen für kindliche Hörstörungen
(*CI* = Cochlear-Implant)

Datum der Hörgeräte-/CI-Versorgung:
Akzeptanz der Hörgeräte/des CI:
Selbständiger Umgang mit den Geräten:

1. *Allgemeines Kontakt- und Kommunikationsverhalten*
   - Blickkontakt.
   - Imitation.
   - Bevorzugte Kommunikationsstrategie.
   - Kontaktaufnahme.
   - Gesprächskompetenz.
2. *Rezeptive Fähigkeiten*
   - Sprachverständnis/passiver Wortschatz.
   - Phonematische Diskrimination.
   - Auditive Merkfähigkeit.
   - Situationsverständnis.
   - Welcher Sinneskanal hilft bei der Sprachaufnahme und -verarbeitung?
3. *Spontansprache*
   - Muttersprache (ggf. Zweisprachigkeit).
   - Artikulationsstatus.
   - Aktiver Wortschatz, Wortarten.
   - Syntax und Morphologie.
4. *Tonus - Atmung - Stimme*
   - Mundmotorik.
   - Tonus (gesamtkörperlich und im Mundbereich).
   - Atemrhythmus.
   - Stimmklang und -ansatz.
   - Sprechstimmlage/Indifferenzlage.
   - Prosodie.
5. *Allgemeiner Entwicklungsstand*
   - Fein- und Grobmotorik/Körperschema.
   - Visuomotorik.
   - Soziale Fähigkeiten, Selbständigkeit.
   - Hinweise auf Wahrnehmungs- oder Zusatzstörungen.
6. *Weitere beeinflussende Faktoren*
   - Eigenwahrnehmung.
   - Störungsbewußtsein.
   - Kompensationsstrategien.
   - Sprachmodell- und Kommunikationsverhalten der Eltern.

keiten zum Unterstreichen und Ankreuzen befindet sich im Anhang in Kap. 9.2, „Diagnostikbogen für kindliche Hörstörungen".

6.4 Besonderheiten der logopädischen Diagnostik vor der Cochlear-Implantation

In bezug auf die Altersgruppeneinteilung müßte dieses Thema eigentlich zwischen den Diagnostikkapiteln von Vorschul- und Schulkindern stehen. Denn die meisten hochgradig schwerhörigen und hörrestigen Kinder werden heute vor dem Schulalter mit dem Cochlear-Implant versorgt. Das Thema wird hier dennoch gesondert behandelt, da die präoperative Befunderhebung vor der Cochlear-Implantation eine völlig andere Fragestellung verfolgt.

Während die vorher dargestellte Diagnostik mit dem Ziel durchgeführt wird, eine solide Grundlage für die logopädische Therapieplanung zu liefern, geht es hier vorrangig um die *Frage der Operationsvorbereitung*. Ziel der nötigen pädaudiologischen, medizinischen, psychologischen und logopädischen Untersuchungen ist es, zu einer verantwortlichen *Entscheidung für oder gegen die Implantation* zu gelangen. Diese Fragestellung verlangt den Einsatz und die enge Zusammenarbeit aller Mitglieder im interdisziplinären Team[8].

Logopädische Aufgaben in diesem Zusammenhang umfassen die Erhebung einer erweiterten Anamnese und die Erfassung des Sprach- und Kommunikationsstatus. Die ausführliche Befragung der Eltern zwecks Klärung der Motivation zur Implantation sollte möglichst zusammen mit einer Diplom-Psychologin durchgeführt werden. Zum einen existieren häufig unrealistische Erwartungen an die Cochlear-Implantation und die davon erhoffte Heilung von der Gehörlosigkeit. Zum anderen geht es um die *Gewährleistung der Nachsorge*, die ohne eine kontinuierliche Kooperation der Eltern nicht möglich ist. Von der zuverlässigen Teilnahme an Rehabilitationsmaßnahmen hängt der Erfolg der Operation also maßgeblich ab.

! **Es ist wichtig, die Eltern über den hohen zeitlichen Aufwand der Nachbehandlung zu informieren.**

Weiterhin erfolgt eine Beratung der Eltern hinsichtlich der Möglichkeiten und Grenzen der Cochlear-Implant-Versorgung. Es werden die Unterschiede des Hörens mit dem Cochlear-Implant zum Hören mit Hörgeräten aufgezeigt. Hinzu kommen Fragen der Förderung sowie die *individuelle Prognose* zur vermutlichen Hör-Sprach-Entwicklung des Kindes. Nicht jedes Kind kommt mit dem Cochlear-Implant zur Sprache. Auch wenn ein großer Gewinn zu erwarten ist, kann mit Sicherheit nur garantiert werden, daß eine Verbesserung

[8] Zu diesem Themenkreis vgl. auch Kap. 2.3, Abschnitt „Voraussetzungen für eine erfolgreiche Cochlear-Implantation" sowie Lamprecht-Dinnesen 1998.

des Hörens erreicht wird. Die Hör-Sprach-Entwicklung ist ein komplexer Vorgang, der nicht allein vom Hörvermögen, sondern von vielen weiteren Faktoren abhängt.

Neben dem Beitrag zur Entscheidungsfindung und der Elternberatung hat die Erhebung des Sprachstatus darüber hinaus den Zweck, eine *Vergleichsbasis für spätere Verlaufs- und Erfolgskontrollen* nach der Cochlear-Implant-Versorgung zu schaffen.

ZUSAMMENFASSUNG

- Die präoperative Diagnostik bildet die Basis für eine verantwortliche Entscheidung des Teams mit den Eltern pro oder contra Implantation.
- Die Beratung soll auch der Motivationsklärung und der Absicherung der Rehabilitation dienen.
- Der präoperative Befund bietet die Grundlage für spätere Verlaufs- und Erfolgskontrollen.

Interdisziplinäre präoperative Diagnostik bei der Cochlear-Implantation

Die präoperative Diagnostik variiert unter den implantierenden Kliniken teilweise erheblich. Die hier aufgezeigten Untersuchungsbereiche (Übersichten 6.2–6.5) sind im Sinne einer *verantwortlichen und qualitätsbewußten Implan-*

Übersicht 6.2. Pädaudiologische Maßnahmen

- Tonschwellenaudiogramm.
- Notched-Noise-BERA (frequenzspezifische Hirnstammaudiometrie).
- Tympanometrie.
- Stapediusreflexaudiometrie.
- Distorsionsprodukte oder transitorische evozierte OAEs.
- Elektrostimulation (Promontorialtest)[a].
- Wiederholte audiometrische Kontrollen zur Sicherung der Diagnose.
- Optimale Hörgeräteversorgung.
- Aufblähkurve.
- Sprachaudiogramm mit Hörgeräten.

[a] Es handelt sich um eine Funktionsprüfung des Hörnervs, die testet, ob mit elektrischen Reizen Höreindrücke erzielt werden können. Die Untersuchung gibt Hinweise darauf, wie das Kind vermutlich später bei der Prozessoreinstellung auf die zunächst fremden Reize reagieren wird.

[9] Zum Wert und den Gefahren interdisziplinärer Teamarbeit in der Diagnostik vgl. auch Behrendt u. Pascher 1998, S. 35 ff.

Übersicht 6.3. Logopädische Maßnahmen

- Anamnesefragebogen, erweitert um die Fragen zur Motivation (vgl. Kap. 4.2, Abschnitt „Erweiterter Anamnesefragebogen vor der Cochlear-Implantation").
- Beurteilung des allgemeinen Sprach- und Kommunikationsverhaltens (Diagnostik wie oben je nach Altersgruppe).
- Beurteilung des Wortschatzes, der Syntax und Morphologie.
- Erhebung des Lautbestands.
- Prüfung des Sprachverständnisses (mit und ohne Lippenablesen).
- Beurteilung von Tonus, Atmung, Stimme, Prosodie.
- Beobachtung: Wie verständigen sich die Eltern mit dem Kind? Sind die Eltern normalhörend oder gehörlos?
- Beobachtung: Ist die Fähigkeit zur Imitation von Handlungen oder Sprache ausgebildet?
- Erstellen eines allgemeinen Entwicklungsprofils (z. B. Münchener Funktionelle Entwicklungsdiagnostik, MFE[a]).
- Screening: Bestehen Hinweise auf eine Wahrnehmungsstörung oder andere Zusatzstörungen?
- Beurteilung der Fähigkeit zur Mitarbeit in der anschließenden Rehabilitation und Therapie.
- Elternbefragung zum bevorzugten Sinneskanal, der dem Kind bei der Aufnahme von Hör- und Spracheindrücken hilft.
- Elternberatung zur Förderung und Prognose der Hör-Sprach-Entwicklung anhand der Untersuchungsergebnisse.
- Aufklärung und Information zur Rehabilitation.

[a] Hellbrügge 1994.

Übersicht 6.4. Psychologische Maßnahmen

- Durchführung sprachfreier Intelligenzverfahren wie S.O.N.-R 2½–7[a], CFT 1[b], CPM-Raven[c], Beurteilung der kognitiven Fähigkeiten.
- Bestimmen von Teilleistungsstörungen mit Testverfahren wie z. B. PET[d] und FEW[e].
- Elternbefragung und -beratung zu Prognose, Motivation und Fördermöglichkeiten.

[a] Tellegen et al. 1998.
[b] Weiß u. Osterland 1980.
[c] Raven et al. 1980.
[d] Angermaier 1977.
[e] Frostig 1993.

Übersicht 6.5. Medizinische Maßnahmen

- Medizinisches Anamnesegespräch.
- Phoniatrische bzw. HNO-ärztliche Untersuchung und Erklären der Untersuchungsergebnisse.
- Einholen der Befunde und der Stellungnahme der Frühfördereinrichtung oder Schule.
- Computertomographie des Kopfes zur Bestimmung des Zustands der knöchernen und Weichteilstrukturen im Schädel (bei Bedarf zusätzlich MRT).
- Information der Eltern zur Rehabilitation.
- Aufklärung über Chancen, Risiken und Prognose der Implantation.

tationspraxis zu verstehen. Die logopädische Diagnostik ist Teil einer umfassenden Voruntersuchung, in der viele Berufsgruppen zusammenarbeiten[9]. Die oben beschriebenen Diagnostikmethoden für die jeweilige Altersgruppe gelten auch für diese Kinder. Entsprechend der veränderten Fragestellung werden sie nur um bestimmte Aspekte und Fragen erweitert.

Sind alle Untersuchungen abgeschlossen und ausgewertet, sollte ein *Abschlußgespräch* des Untersuchungsteams mit den Eltern erfolgen, bei dem die Einzelergebnisse und die Empfehlung besprochen und ausstehende Fragen geklärt werden können.

Sofern die Eltern und das Team zugunsten einer Implantation entscheiden und noch kein Kontakt zur Rehabilitationseinrichtung besteht, sollten die Eltern sich vor der Operation unbedingt an das zuständige Cochlear-Implant-Centrum oder geeignete Pädagogen und Therapeuten wenden. Neben der Frage der Fördermöglichkeiten und den nötigen Absprachen zum Rehabilitationsplan können die Familien hierüber auch Kontakte zu anderen Betroffenen finden.

ZUSAMMENFASSUNG

- Im Sinne der Qualitätssicherung sind umfangreiche Voruntersuchungen vor einer Cochlear-Implantation unverzichtbar.
- Die Diagnostik umfaßt pädaudiologische, logopädische, psychologische und medizinische Maßnahmen.
- Im Abschlußgespräch werden die Einzelbefunde und die Empfehlung des Teams mit den Eltern besprochen.

7 Ansatz des mehrdimensionalen Therapie- und Beratungskonzeptes

Die Gewichtung und die Reihenfolge der Therapieziele und -schwerpunkte orientieren sich vor allem am individuellen Befund, den Fähigkeiten und Interessen des zu behandelnden Kindes und an den Bedürfnissen der jeweiligen Familie. Im Rahmen dieses *individuellen und symptomorientierten* Vorgehens gibt es jedoch bestimmte allgemeine Grundlinien und Prinzipien, die in diesem Konzept zum Tragen kommen. Insofern gelten sie für jede Therapie hörgeschädigter Kinder.

Dazu gehört zunächst die *grundsätzliche Einstellung des Therapeuten zum Kind und seiner Familie*. Das hier vorgestellte Konzept vertritt einen *ganzheitlichen Ansatz*. Dieser äußert sich bereits in der Form, wie auf das Kind und seine Bezugspersonen eingegangen wird. Im Mittelpunkt steht das Kind und nicht die Hörstörung. Das bedeutet: In erster Linie wird das Kind mit seinen ganz normalen Bedürfnissen und Interessen wahrgenommen. Zu diesen individuellen Voraussetzungen des Kindes zählen allerdings auch seine spezifische Ausprägung der Hör- und Sprachstörung und die Art der Versorgung mit Hörgeräten oder einem Cochlear-Implant.

Um die logopädische Behandlung erfahrungsweltbezogen und effizient zu gestalten, werden nach Möglichkeit die *ganze Familie* sowie andere Bezugspersonen des Kindes wie Erzieher oder Frühförderer in die Arbeit miteinbezogen.

Der Begriff ganzheitlich bezieht sich auch auf die Art, wie Sprache angeboten wird. Dazu gehört zunächst die *Förderung der Sprechfreude* in sprachanregenden Kommunikationssituationen. Dies geschieht multimodal und mit multisensorischer Unterstützung. Das Kind soll sich wohlfühlen und bei Spielangeboten, die seinen Interessen und Neigungen entsprechen, *Sprache in Verbindung mit verschiedenen anderen Sinneserfahrungen* positiv erleben und dadurch leichter aufnehmen können. Eine reine Konzentration auf das Hören läßt dem Kind zu wenig Raum, seine Lebens- und Erfahrungswelt und seine Phantasie in den Spracherwerbsprozeß einzubringen. Dies bedeutet auch, daß der visuelle Kanal – z. B. beim Lippenablesen – als Hilfe erlaubt ist.[1]

! **Multisensorisch meint hier vor allem die spielerische Verknüpfung von Hören und Sprache mit Bewegung und sinnvollen Handlungen. Dies erlaubt dem Kind ein möglichst natürliches Lernen und macht zudem Spaß.**

[1] Das Lippenablesen wird jedoch nicht eigens trainiert.

Zugleich wird durch das Einbeziehen geeigneter Sinneskanäle die *Integration*, also die Verarbeitung und Speicherung der Hör- und Spracheindrücke gefördert (vgl. auch Ayres 1984).

! **Es sollte genau beobachtet werden, welche Reize dem Kind helfen, Sprache aufzunehmen, und welche es eher ablenken oder überfordern. Eine Überstimulation des Kindes ist zu vermeiden.**

Zum individuellen Vorgehen ist es weiterhin erforderlich, sich bei der Festlegung der Therapieziele an der *Alltagsrelevanz* für das jeweilige Kind zu orientieren. Dies hängt auch mit dem *Leitsymptom* des jeweiligen Störungsbildes zusammen, also dem Symptom, das eine erfolgreiche Kommunikation am nachhaltigsten behindert. Ist beispielsweise das Sprachverständnis schwer gestört, hilft es dem Kind nichts, wenn es Wörter oder Sätze trainiert aufsagen oder nachsprechen kann, ohne ihren Sinn zu erfassen.

Sprachverständnisaufbau und Wortschatzerweiterung beginnen bei der Erfahrungswelt des Kindes.

! **Wörter, die keinen Bezug zu Alltag und Interessen des Kindes haben, fördern weder die Sprechfreude noch die Motivation, sich diese Begriffe überhaupt anzueignen.**

Sie haben dann buchstäblich keine Bedeutung. Merkt das Kind hingegen, daß es durch Sprache einen konkreten Gewinn hat, sei es in Form vermehrter Aufmerksamkeit oder Befriedigung seiner Wünsche, schafft dies die Motivation, Sprache zu erwerben und vermehrt einzusetzen. Das Kind wird sich dann zunehmend für neue Wörter und Themen interessieren und nach mehr sprachlicher Anregung verlangen.

Die Festlegung der Reihenfolge der Ziele orientiert sich ansonsten an den Hinweisen der Kinder selber. Es gilt zu beachten, woran sie interessiert sind, und was sie lernen möchten. Kleine Kinder äußern meist im Verhalten, über welchen Weg (oder Umweg) sie sich dem neuen Entwicklungsschritt nähern wollen. Auch von den Eltern kommen häufig gute Hinweise zu diesem Thema. Sie beobachten ihr Kind im Alltag und sehen, in welchen Situationen die Sprachschwierigkeiten besonders störend oder frustrierend für das Kind sind, oder wo Erfolgserlebnisse waren, an die man anknüpfen kann. Manchmal reagieren auch die Eltern selber frustriert, wenn die Entwicklung ihnen nicht schnell genug geht. Wird der Druck hier zu stark, ist es sinnvoll, die Eltern auf ihre Erwartungen direkt anzusprechen. Indem ihnen die Fortschritte und Erfolge des Kindes konkret aufgezeigt werden, können die Eltern neu motiviert werden.

Im Vergleich dazu wirken Kinder im Schulalter mit zunehmendem Alter selber aktiv an der Therapieplanung mit. Teilweise können sie sehr genau benennen, was sie an ihrer Sprache als nächstes verändern möchten, oder sie beschreiben, was ihnen im Alltag hilft oder noch schwer fällt.

Die elterliche Eigenverantwortung und Mündigkeit sowie die Individualität des Kindes werden in diesem Therapieansatz gefördert und ernst genommen. Diese *partnerschaftliche Arbeitsweise* verlangt einerseits ein Höchstmaß an therapeutischer *Flexibilität und Selbstreflexion*, und andererseits die ständige *Transparenz der eigenen Ziele und Methoden* gegenüber den betroffenen Kindern und ihren Eltern. Die beschriebene gesamte Grundhaltung trägt dazu bei, daß die Therapie zum Erfolg führen kann.

! **Zusammenfassend könnte man auch formulieren, daß die übergreifende und zugrundeliegende Therapiemethode im Schaffen der Motivation besteht. Einerseits werden die Eltern motiviert, Vertrauen in ihre eigenen Fähigkeiten und die ihres Kindes zu haben. Dies geschieht über Gespräche, Techniken und Erfolge beim Training des Sprachmodell- und Kommunikationsverhaltens sowie über die Fortschritte ihres Kindes. Andererseits wird das Kind motiviert, sich Sprache anzueignen, indem es lernt, daß diese es bereichert und ihm nützt. Wenn die Motivation gelingt, ist dies der beste Grundstein für eine erfolgreiche Behandlung und Entwicklung des Kindes.**

ZUSAMMENFASSUNG

Erreicht wird die Motivation immer wieder neu über die verschiedenen beschriebenen Wege wie:

- Wertschätzung,
- Einbeziehen der Bezugspersonen,
- Förderung des Selbstvertrauens bei Kind und Eltern,
- Aufmerksammachen auf Fortschritte des Kindes und Betonen der Erfolge der Eltern,
- individuelles Vorgehen,
- ganzheitlicher Ansatz,
- Einbeziehen verschiedener, geeigneter Sinneskanäle,
- Förderung der Sprechfreude,
- Orientierung an der Alltagsrelevanz,
- interessebezogenes Lernen,
- Spaß beim Erlernen von Sprache,
- handlungsbezogener Spracherwerb,
- partnerschaftliches Arbeiten,
- Transparenz.

7.1 Kommunikationsfähigkeit und Identitätsentwicklung

Die Diskussion darüber, ob mit Hörgeräten oder dem Cochlear-Implant versorgte Kinder rein lautsprachlich oder parallel dazu gebärdensprachlich erzogen werden sollen, wird mitunter aggressiv geführt.

Die Lautsprachentwicklung eines Kindes wird durch eine reine Lautspracherziehung sicherlich optimal gefördert. Im Einzelfall kann es aber dennoch triftige Gründe geben, die für eine kombinierte Spracherziehung zum Wohle des Kindes sprechen.

Dies gilt vor allem für schwerhörige Kinder gehörloser Eltern, aber auch für Kinder in hörenden Familien.

Die Hör-Sprach-Entwicklung wird in diesem Konzept als ein Bestandteil der ganzheitlichen Persönlichkeitsentwicklung, d.h. quasi als Krönung und Ausdruck einer geglückten Gesamtentwicklung des Kindes aufgefaßt und als solche gefördert (vgl. Calcagnini Stillhard 1994, S. 110; Bertram 1999).

! **Ziel der logopädischen Therapie für hörgeschädigte Kinder ist eine Grundsteinlegung für das Erreichen der bestmöglichen Kommunikations- und Dialogfähigkeit für das Kind und mit dem Kind.**

Wie diese Kommunikation im einzelnen aussieht, hängt von den individuellen Voraussetzungen und Möglichkeiten der jeweiligen Betroffenen ab. Im Einzelfall kann dies sehr unterschiedlich sein.

Dies betrifft letztlich auch die Entscheidung der Eltern, ob ausschließlich lautsprachliche Mittel benutzt werden, oder *Lautsprache* parallel zur *Gebärdensprache* eingesetzt wird.

In gehörlosen Familien, in denen eine Kommunikation nur über die Gebärde möglich ist, darf die gebärdensprachliche Kommunikation nicht verboten werden. Zum Wohle der kindlichen Gesamtentwicklung muß das Kind zuerst mit seinen Eltern in Dialog treten können.

Andere Voraussetzungen für die Festlegung der Prioritäten gelten für Kinder hörender Eltern. Denn eine ausschließlich oder schwerpunktmäßig lautsprachliche Förderung, insbesondere nach der Versorgung mit dem Cochlear-Implant fördert den Lautspracherwerb ungleich besser als der sofortige parallele Einsatz beider Sprachsysteme im Sinne von „total communication" (TC).[2]

Bei allen ideologischen Grabenkämpfen der verschiedenen Interessengruppen pro und contra Gebärde darf schließlich der identitätsbildende Aspekt der Entscheidung über die Art der Spracherziehung nicht übersehen werden.

! **Hochgradig hörgeschädigte und gehörlose Kinder müssen sich langfristig in die Welt der Hörenden und in die gehörlose Welt integrieren.**

Auch mit einem Cochlear-Implant stehen sie immer zwischen diesen „Welten". Das trifft für Kinder hörender wie gehörloser Eltern gleichermaßen zu. Diesen Aspekt der Identitätsfindung sollten Logopäden daher im Hinterkopf behalten. Er ist bedeutsam bei der Frage der Ausschließlichkeit der laut-

[2] Dies belegen auch aktuelle amerikanische Studien: Während die rezeptiven Fähigkeiten von lautsprachlich und zweisprachig (TC) erzogenen Kindern ein Jahr nach der Cochlear-Implantation etwa gleich gut entwickelt sind, fallen die expressiven Leistungen der rein lautsprachlich erzogenen Kinder zum selben Zeitpunkt bereits erheblich besser aus als bei Kindern mit „total communication". Die Lautsprachentwicklung verläuft zwar verzögert, aber in den gleichen Phasen wie bei normalhörenden Kindern! Ein Vergleich der expressiven Leistungen von hörgeräteversorgten und cochlear-implantierten Kindern ergibt folgendes Ergebnis: Die Verständlichkeit der Spontansprache entwickelt sich mit dem Cochlear-Implant erheblich besser als bei mittelgradig und hochgradig schwerhörigen Kindern, die mit Hörgeräten versorgt wurden (vgl. McConkey Robbins et al. 1997 sowie die kürzlich veröffentlichte Studie, die in den Ergebnissen noch etwas darüber hinaus geht: McConkey Robbins et al. 1999).

sprachlichen Erziehung wie für die gesamte Persönlichkeits- und Identitätsentwicklung des Kindes[3].

Logopäden können nur die Vor- und Nachteile der verschiedenen Wege aufzeigen und auf die Bedeutung für die Persönlichkeitsbildung hinweisen. Die letzte Entscheidung darüber treffen immer die Eltern (zum Thema „Identitätsentwicklung" vgl. auch Kap. 2.3, Abschnitt „Sonderfälle", und Kap. 8.1, Abschnitt „Einstellung zur Hörbehinderung" sowie „Besondere Aspekte bei Eltern von Schulkindern").

ZUSAMMENFASSUNG

- Ziel und Aufgabe der Logopädie ist unumstritten die Förderung des Lautspracherwerbs. Im Einzelfall müssen jedoch individuelle und undogmatische Lösungen gefunden werden, um eine Kommunikation zwischen Eltern und Kind zu ermöglichen.
- Die Entscheidung für Laut- oder Gebärdensprache impliziert auch die Frage der Identitätsbildung zwischen den beiden „Welten".

7.2 Relevanz der 8 verschiedenen Therapiebereiche

Die Reihenfolge der Auflistung in Übersicht 8.1 hat keine chronologische Bedeutung, sondern sie bezieht sich auf die Relevanz der einzelnen Therapieinhalte. Dementsprechend wird die *Beratung und Anleitung der Eltern* zuerst und relativ eingehend erläutert, weil sie in vielen Fällen erste Priorität besitzt und vor allem bei Klein- und Vorschulkindern einen Schwerpunkt der Therapie ausmacht. Im Vordergrund stehen die Motivation und das ansatzweise Wiederherstellen eines familiären Gleichgewichts. Diese Entwicklung wird erheblich erleichtert, wenn die Eltern im Umgang mit ihrem hörgeschädigten Kind sicher werden und sich selbst zutrauen, die damit verbundenen Probleme zu bewältigen und ihre Aufgabe gut zu machen.

Aus ähnlichen Gründen der Gewichtung wird beispielsweise das Hörtraining bewußt nicht an erster Stelle genannt, obwohl das vielleicht in einem Konzept für hörgeschädigte Kinder zu erwarten wäre. Natürlich hat die *Hörerziehung* zentrale Bedeutung für die Hör- und Sprachentwicklung des Kindes. Ein isoliertes, auf die Therapie beschränktes Hörtraining ist jedoch weitaus weniger erfolgreich als eine ganzheitliche Hörförderung, die durch die Eltern im Alltag unterstützt wird.

Die gesamte *Arbeit mit Sprache und am Sprachverstehen* bedeutet zugleich immer auch Hörerziehung für das Kind.

[3] Vergleiche dazu auch Grosjean (1999), S. 19, der das Problem der Kinder zwischen zwei „Welten" beschreibt und sich seinerseits für eine parallele laut- und gebärdensprachliche Erziehung ausspricht. In bezug auf die ausschließliche Lautsprachförderung formuliert er: *„Einzig auf die Lautsprache zu setzen und sich dabei auf die neuesten technologischen Fortschritte zu verlassen, hieße eine Wette um die Zukunft des Kindes einzugehen".*

Dennoch kann zeitweise auch ein isoliertes Hörtraining zu speziellen Teilbereichen der auditiven Wahrnehmung angebracht sein. Wird es durchgeführt, ist auch hier - insbesondere bei kleinen Kindern - die Einbindung der Eltern sinnvoll. Die Eltern können alleine vom Hospitieren viele Impulse für die Förderung des Kindes, z.B. zum spielerischen Wecken auditiver Aufmerksamkeit und des Interesses an Höreindrücken etc. erhalten. Schließlich lebt das Kind in der Familie und verbringt dort die meiste Zeit. Die logopädische Therapie kann entscheidende Impulse für das Lernen liefern, die Umsetzung und Anwendung des Erlernten findet aber vorwiegend in der familiären Umgebung des Kindes statt.

Aufbau des mehrdimensionalen Therapie- und Beratungskonzeptes

Die beschriebenen Therapiebereiche in Kap. 8 lassen sich im groben 3 Themenblöcken zuordnen:
- Arbeit mit den Eltern,
- Arbeit mit dem Kind,
- Therapieorganisation.

Die ersten beiden Kapitel behandeln die *Arbeit mit den Eltern*. Diese beinhaltet einmal die Beratung und Information der Eltern und zum anderen die praktische Anleitung zum Sprachmodell- und Kommunikationsverhalten. Vor allem bei Eltern kleiner oder kürzlich diagnostizierter Kinder nehmen diese beiden Bereiche in der Regel einen breiten Raum ein. Bei Schülern steht demgegenüber eher der 2. Themenblock im Vordergrund. Dennoch bleibt die Begleitung der Eltern längerfristig nötig, da auch bei älteren Kindern immer wieder neue Krisensituationen im Zusammenhang mit der Hörstörung entstehen können. Wegen seiner herausragenden Bedeutung ist der erste Themenblock der umfangreichste.

Der 2. Themenkreis betrifft die *direkte Arbeit mit dem Kind*. In Kap. 8.3 („Bereich III: Hörtraining“) zum Hörtraining werden einmal Prinzipien für den Aufbau dieses Bereiches genannt, daneben gibt es praktische Hilfen für die Durchführung konkreter Hörübungen. An diesen Bereich schließen sich die aus der Therapie von Sprachentwicklungsstörungen und Dyslalien sowie aus der Stimmtherapie bekannten Behandlungsschwerpunkte an. Neben speziellen Besonderheiten, die bei der Arbeit mit hörgeschädigten Kindern zu beachten sind, geht es hier um konkrete Durchführungshinweise und Vorschläge für die Umsetzung der Ziele in der Therapie.

Das letzte Kapitel über die interdisziplinäre Zusammenarbeit betrifft mehr die *Organisation der gesamten Therapie* und ihre Einbettung innerhalb der jeweiligen Fördermaßnahmen. Hierzu gehört einmal die Dokumentation der Therapie und die Evaluierung der Therapiefortschritte. Weiterhin hat die Abstimmung mit mitbehandelnden Kollegen anderer Berufsgruppen auch Einfluß auf die konkrete Gestaltung einzelner Therapiesitzungen.

Bei der Beschreibung der Therapieinhalte wird nicht zwischen den unterschiedlichen Versorgungsarten getrennt. Die Therapie für Kinder mit Hörgeräten wird im wesentlichen parallel zu der von Kindern mit einem Cochlear-Implant behandelt. Auf die unterschiedlichen Schwerpunkte, die sich aus der Versorgung ergeben, wird jeweils direkt eingegangen.

Allgemeine praktische Hinweise

Übergreifend für den gesamten Therapieverlauf und unabhängig vom Alter und der Versorgung des Kindes sind einige praktische Hinweise zu beachten. Sie dienen einerseits dazu, die Therapie effektiver zu gestalten. Andererseits betreffen sie bestimmte Themen, die im Laufe der Therapie immer wieder aktuell werden können: die Akzeptanz der Hörhilfen sowie die kontinuierliche Beobachtung von Hör- und Sprachveränderungen. Unter anderem geht es dabei auch darum, evtl. eingetretene Hörverschlechterungen zu erkennen.

Überschaubare Therapieblöcke

Eine Überlegung zur organisatorischen Planung betrifft die *Dauer der Therapie.* Meist ist aufgrund der Schwere der Störung von Anfang an klar, daß die Therapie einige Jahre in Anspruch nehmen wird. Eine Dauertherapie erscheint jedoch wenig sinnvoll.

! **Aus verschiedenen Gründen hat sich bei hörgeschädigten Kindern das Einhalten regelmäßiger Therapiepausen bewährt.**

Zum einen dient diese Konzeption der Motivation, die ja über einen nicht absehbaren, langen Zeitraum von Kind und Eltern aufgebracht werden muß. Auf den Eltern lastet oft ein ungeheurer Druck, denn die Erziehung eines hörgeschädigten Kindes stellt teilweise enorme Anforderungen an sie. So ist es nur verständlich, wenn auch die Eltern manchmal eine Pause brauchen. Dies gilt um so mehr für Familien, in denen mehrere Kinder schwerhörig sind.

Das hörgeschädigte Kind ist in ähnlicher Weise gefordert. Es muß sich ständig auf den auditiven Kanal und auf Sprache konzentrieren. Jede Kommunikation ist stets mit erhöhter Aufmerksamkeit und Anstrengung verbunden. Diese fortwährende Anspannung sollte durch die Therapie nicht verstärkt werden. Auch das Kind braucht mal „Ferien“ von der Therapie.

Von wiederkehrenden, überschaubaren Therapieblöcken gehen entscheidende Impulse für die Hör-Sprach-Entwicklung des Kindes wie für den Umgang mit der Hörbehinderung aus. Die dazwischen liegenden Therapiepausen erlauben es dem Kind und seinen Eltern, das Erlernte in ihrem Stil und jeweiligen Tempo umzusetzen.

ZUSAMMENFASSUNG

Überschaubare Therapiesequenzen und regelmäßige Therapiepausen schaffen Raum für die Umsetzung im Alltag und erhalten die Motivation.

Hörverschlechterungen und Nichtakzeptanz der Hörgeräte oder des Cochlear-Implants

Dieser Punkt wird hier deshalb erwähnt, da er oft verdrängt oder vergessen wird. Zu jedem Zeitpunkt kann beim hörgeschädigten Kind eine *progrediente Hörverschlechterung*, d.h. ein weiterer Hörverlust eintreten (vgl. Kap. 2.3, Abschnitt „Bedeutung des Eintrittszeitpunktes der Hörschädigung für die Sprachentwicklung"). Das Thema betrifft nur Kinder, die mit Hörgeräten versorgt sind. Cochlear-implantierte Kinder haben nach der Einführung der Elektrode auf dem implantierten Ohr keine Hörreste mehr.

Eine Hörverschlechterung kann sich *schleichend* entwickeln oder *plötzlich* eintreten. Es ist deshalb sehr wichtig, die Kinder auch nach erfolgreicher Hörgeräteversorgung weiter genau zu beobachten und regelmäßige pädaudiologische Kontrollen durchzuführen.

Gibt es in der Therapie Hinweise auf einen Rückgang der Hörreaktionen, muß die behandelnde Logopädin die Eltern sofort darauf ansprechen und ggf. die nötigen Kontrolluntersuchungen anregen.

! **Eine Hörverschlechterung kann sich *indirekt* wie folgt äußern:**
- **Stagnation der Sprachentwicklung,**
- **Verhaltensauffälligkeiten,**
- **motorische Unruhe,**
- **Konzentrationsschwierigkeiten.**

Neben diesen Symptomen, die zunächst diskret sein können, gibt es auch ganz *direkte Hinweise* der Kinder. Viele Schüler beschreiben genau, daß sie weniger oder schlechter hören können. Andere Kinder fragen vermehrt nach, weil sie etwas nicht gehört oder verstanden haben. Kleine Kinder reagieren beispielsweise, indem sie die Hörgeräte ablehnen.

Die *Ablehnung der Hörgeräte oder des Cochlear-Implants* kann aber auch andere Gründe haben. So kann es bei mehrfachbehinderten Kindern z.B. vorkommen, daß die Geräteeinstellung einige Zeit nach der Anpassung nicht mehr optimal ist, weil das Hörvermögen sich durch die Nachreifung der Hörbahn oder eine verbesserte Hörverarbeitung verändert hat. Das Kind hat keinen optimalen Gewinn mehr von den Geräten und will sie nicht mehr tragen. Es ist aber genauso möglich, daß die Ablehnung auf einen Gerätedefekt zurückgeht (vgl. Kap. 9.5, „Checkliste beim Verdacht auf Defekt der Hörgeräte oder des Cochlear-Implants"). Dies sollte im Einzelfall genau überprüft werden. Schließlich ist noch denkbar, daß die zeitweilige Nichtakzeptanz gar nichts mit dem Hörvermögen oder den Hörgeräten bzw. dem Cochlear-Implant zu tun hat. So kann es manchmal zu einer vorübergehenden Ablehnung der Geräte kommen, wenn das Kind sich mit seiner Aufmerksamkeit einem neuen Entwicklungsbereich zuwendet. Werden in dieser Phase beispielsweise motorische Reize für das Kind interessanter, kann das Interesse an Hören und Sprache zeitweilig in den Hintergrund treten.

! Prinzipiell sollte jeder Hinweis auf eine Hörverschlechterung ernst genommen werden, auch wenn andere Ursachen für die entsprechenden Beobachtungen in Frage kommen.

Die Beurteilung solcher Entwicklungen ist am besten im interdisziplinären Team möglich. Es kann dann entsprechend direkt auf die aktuellen Bedürfnisse des Kindes eingegangen werden.

ZUSAMMENFASSUNG

- Hinweise auf eine mögliche Hörverschlechterung sind z. B. die Stagnation der Sprachentwicklung, verschlechterte Hörreaktionen, motorische Unruhe, Verhaltensveränderungen, Konzentrationsschwierigkeiten, vermehrtes Nachfragen oder die Ablehnung der Hörgeräte.
- Beim Verdacht auf Hörverschlechterung sollten immer ein Hörtest und eine Hörgeräte- bzw. Cochlear-Implant-Kontrolle durchgeführt werden.

8 Dimensionen und Inhalte der logopädischen Therapie

Insgesamt setzt sich das Therapie- und Beratungskonzept aus 8 Bereichen (Übersicht 8.1) zusammen, die je nach Bedarf alle im Laufe der gesamten Therapie zum Tragen kommen.

Die Therapie geht das „Problem“ der Hör- und Sprachstörung im Sinne eines *mehrdimensionalen Ansatzes* von mehreren verschiedenen Seiten an. Ziel ist es, einerseits den *emotionalen und sozialen Faktoren*, mit denen sich die Hörstörung auf die Hör-Sprach-Entwicklung des Kindes auswirkt, gerecht zu werden. Andererseits werden die *sprachlichen Symptome*, die mit der Hörstörung verbunden sind, behandelt. Beide Aspekte bilden innerhalb der Therapie eine Einheit.

Die Darstellung der verschiedenen Bereiche ist nicht als zeitliche Abfolge innerhalb einer Therapie zu verstehen (vgl. Kap. 7.2, „Relevanz der 8 verschiedenen Therapiebereiche“). Wichtig ist lediglich, daß beide großen Themenblöcke, nämlich die Arbeit mit den Eltern und die Therapie des Kindes, von Anfang an Eingang in die Therapiegestaltung finden.

Gleichwohl ist es denkbar und oft genug sinnvoll, zeitweilig Schwerpunkte bei einem speziell betroffenen Bereich zu setzen. So kann es Phasen geben, in denen die Elternarbeit im Vordergrund steht und andere, in denen die Ar-

Übersicht 8.1. Die acht Bereiche des mehrdimensionalen Therapie- und Beratungskonzeptes

Innerhalb der gesamten Therapieplanung sollten folgende Bereiche berücksichtigt werden:

1. Elternberatung.
2. Elterntraining zum Sprachmodell- und Kommunikationsverhalten.
3. Hörtraining.
4. Sprachverständnis und Wortschatz.
5. Syntax und Morphologie.
6. Artikulation.
7. Tonus – Atmung – Stimme.
8. Interdisziplinäre Zusammenarbeit.

beit mit dem Kind den meisten Raum einnimmt. Diese vorübergehenden Schwerpunktsetzungen dürfen aber nicht dazu führen, daß die übrigen Bereiche aus den Augen verloren werden. Letztlich kann die Berücksichtigung aller verschiedenen beschriebenen Elemente bei der gesamten Therapieplanung als Maßstab für eine mehrdimensionale und ganzheitliche Therapie angesehen werden. Dieses Kriterium erlaubt es auch betroffenen Eltern, die Qualität der angebotenen Therapie einzuschätzen und zu kontrollieren.

ZUSAMMENFASSUNG

- Das Konzept umfaßt die Therapie des hörgeschädigten Kindes sowie die Beratung und Hilfestellung seiner Familie.
- Der mehrdimensionale Ansatz beinhaltet die Behandlung der Sprachstörung unter Berücksichtigung aller Symptome und der darauf einwirkenden Faktoren, z. B. auch die sozial-emotionale Komponente.

8.1 Bereich I: Elternberatung

Dieser Bereich ist von besonderer Bedeutung, wenn die Diagnosestellung und Versorgung mit Hörgeräten oder dem Cochlear-Implant erst kurze Zeit zurückliegen. Es wurde bereits darauf hingewiesen, welche Reaktionen der Diagnoseschock auslösen kann (vgl. Kap. 4.1, „Die Situation der Eltern bei der Erstvorstellung"). Die Beratung der Eltern in dieser Phase kommt letztlich dem Kind zugute.

Zu Beginn der logopädischen Intervention steht der Verarbeitungsprozeß oft erst am Anfang. Aber auch bei älteren Kindern wird dieses Thema immer wieder aktuell.

! **Die Bewältigung der Behinderung erfordert langfristig Beratung, auch über die frühe Phase nach der Diagnose hinaus. *Von einem längerfristigen Beratungsangebot hängt die Krisenbewältigung sogar erheblich ab.*** [1]

Manchmal sind es auch rein praktische Fragen, mit denen sich Eltern älterer Kinder an Logopäden wenden. Diese können beispielsweise die Einschätzung der Sprachkompetenz sowie Fragen zur Einschulung oder Schulschwierigkeiten betreffen.

Ziel

Jede Familie hat ihre eigenen Schwierigkeiten und Lösungsstrategien. In der Beratung muß dementsprechend individuell auf diese eingegangen werden. Langfristig gesehen erfolgt dies mit dem Ziel, den Eltern Hilfestellungen für die *Diagnoseverarbeitung* und die Annahme der Behinderung des Kindes anzubieten. Dies geschieht in einer Form, die es den Eltern ermöglicht und freistellt, ihren individuellen Weg zur Lösung und Bewältigung zu entwikkeln. Unabdingbar dafür ist ein *Vertrauensverhältnis*, in dem sich die Betroffenen angenommen und kompetent beraten fühlen. Nicht selten ergeben sich im Alltag und innerhalb der Familie Kommunikationsprobleme, die aus der neuen Situation resultieren. Gibt es Hinweise darauf, sollte in der Therapie auch auf dieses Thema eingegangen werden.

Neben der Begleitung der Eltern bei der Diagnoseverarbeitung geht es auch darum, die Eltern zur *Beobachtung der kindlichen Reaktionen* anzuregen und ihnen dafür entsprechende Kriterien anzubieten. Darüber hinaus sind *Aufklärung und Hilfestellungen bei praktischen Fragen* nötig, die sich aus dem Alltag mit dem Kind ergeben. Zu diesen Fragen gehört beispielsweise auch die Information über Elternkreise, mögliche Fördermöglichkeiten und spezielle Beratungsstellen sowie ggf. die Vermittlung der entsprechenden Kontakte.

[1] Eine österreichische Studie kommt nach einer Elternbefragung zu dem Ergebnis, daß die Verbesserung der Situation mehr von der „gezielte(n) fachliche(n) Hilfestellung bei der Diagnoseverarbeitung und (...) längerfristiger Begleitung und Beratung" abhängt, als von der Veränderung externer Variablen (Fellinger et al. 1997, S. 62).

Im Laufe der Therapie und darüber hinaus können so die *Eltern zu Experten in Fragen der Hörstörung ihres Kindes* werden (vgl. Kap. 4.1, Abschnitt „Themenkreise für die Elternberatung"). Dieser Aspekt ist auch deshalb wichtig, weil die Begleitung der Familie durch die Logopädie oder andere Therapien immer nur für eine vorübergehende Zeit stattfindet. Die *Transparenz* der therapeutischen Ziele ist daher unerläßlich.

! **Die Beratung zielt insgesamt darauf ab, daß sich die Familie dauerhaft selber helfen kann und die Hörstörung des Kindes besser in den Alltag zu integrieren vermag.**

ZUSAMMENFASSUNG

- Im Sinne einer transparenten Therapie werden mit den Eltern von Anfang an die Untersuchungsergebnisse wie die sich daraus ergebenden Therapieschritte besprochen.
- Die Begleitung der Eltern bei der Diagnoseverarbeitung zielt auf einen verantwortlichen, mündigen und angemessenen Umgang der Familie mit der Hörstörung.

Häufige Fragen betroffener Eltern an Logopäden

Bei der Untersuchung oder im späteren Therapieverlauf spiegeln sich die anfängliche Hilflosigkeit und die Belastung, unter denen Eltern hörgeschädigter Kinder stehen, in typischen, häufig gestellten Fragen wider. Die Auflistung in der Ich- oder Wir-Form geschieht wahllos (Übersicht 8.2). In der Praxis können sowohl ein Elternteil alleine als auch beide zusammen diese Fragen haben.

! **Die Fragen sind Ausdruck für die einsetzende Auseinandersetzung mit der Hörbehinderung des Kindes, die immer sehr schmerzlich ist. Dementsprechend einfühlsam sollte seitens der Logopädin auf die Fragen eingegangen werden.**

Themenschwerpunkte bei Eltern von erstversorgten Klein- und Vorschulkindern

Die Fragen in Übersicht 8.2 betreffen verschiedene Aspekte. Im folgenden werden einige Anregungen gegeben, wie den unterschiedlichen Themen und Fragen begegnet werden kann. Eine Anleitung für die Hilfestellung bei der Diagnoseverarbeitung und der Auseinandersetzung mit der Hörbehinderung ist in dieser konkreten Form nicht möglich. Die Ausführungen zu diesem Thema zeigen daher nur die grobe Richtung der Interventionen sowie mögliche unterstützende Aktivitäten auf.

Es ist jedoch entscheidend, daß Logopäden um die Schwierigkeiten bei der Verarbeitung der Hörbehinderung wissen. Denn nur so können sie ent-

Übersicht 8.2. Fragen, die sich betroffene Eltern stellen

- Woher kommt die Hörstörung? Was habe ich falsch gemacht?
- Hätte die Hörstörung früher erkannt werden können? Hätte ich mehr auf entsprechende Untersuchungen drängen müssen?
- Wird mein Kind jemals normal sprechen?
- Was soll ich mit dem Kind üben?
- Kann das Kind den Regelkindergarten bzw. die Regelschule besuchen?
- Ist mein Kind behindert?
- Muß das Kind die Hörgeräte oder das Cochlear-Implant immer tragen, oder wird das Hören irgendwann besser?
- Kann sich die Schwerhörigkeit beim nächsten Kind wiederholen?
- An wen müssen wir uns jetzt wenden?
- Welche spezielle Förderung braucht unser Kind?
- Kann man operieren?
- Wie soll ich mich gegenüber dem Kind verhalten?
- Wie sollen wir mit dem Kind sprechen? Sollen wir nur reagieren, wenn das Kind etwas deutlich ausgesprochen hat?
- Sollen wir das Kind verbessern?
- Wie sollen die anderen Geschwister mit dem Kind umgehen?
- Das Kind schaltet die Hörgeräte manchmal einfach aus. Was bedeutet das? Ist es in Ordnung?
- Das Kind will die Hörgeräte z.Z. nicht tragen. Was sollen wir tun?
- Darf das Kind mit den Hörgeräten oder mit dem Cochlear-Implant schwimmen gehen?
- Wie sollen wir über die Hörgeräte oder das Cochlear-Implant reden? Wie können wir die Geräte nennen („Ohrringe", „Lauscher" usw.)?
- Wie kann ich überprüfen, ob die Hörgeräte oder das Cochlear-Implant in Ordnung sind?

sprechende Aussagen und Fragen der Eltern auch vor diesem Hintergrund hören und verstehen. Wie darauf im Einzelfall eingegangen werden kann, hängt von den Personen und der jeweiligen Situation ab. Mit Sensibilität, Einfühlsamkeit und entsprechender Erfahrung wird die Begleitung und Beratung der Eltern gelingen.

Grundlegendes zur Förderung im Alltag

Die hier exemplarisch angeführten Hinweise sind vielen Eltern auch aus der Frühförderung bekannt. Von der Logopädin werden diese Elemente sowohl in der Elternberatung aufgegriffen, als auch im Rahmen der Therapie mit dem Kind umgesetzt.

- Hilfreich für die Alltagskommunikation können *optische Darstellungen* sein, die die Struktur des Alltags, z.B. den Tagesablauf oder die Woche, in einer Übersicht abbilden. Auch bevorstehende oder zurückliegende Ereignisse können auf diese Weise dargestellt werden. Hier ist Phantasie gefragt. Es können Fotos, Zeichnungen, Collagen, Alben, Hefte, Stundenpläne oder was gerade paßt, verwendet werden. Parallel kann auch in der Therapie z.B. eine Uhr mit Klebepunkten zur transparenten Strukturierung einer Sitzung benutzt werden.
- Gegebenenfalls sind die Eltern über *zusätzliche Fördermöglichkeiten* wie durch pädaudiologische Frühförderstellen, ambulante oder stationäre Wechselgruppen oder andere regionale Einrichtungen der Hörfrühförderung zu informieren. In der Regel ist dies aber geschehen, bevor die logopädische Therapie beginnt.
- Das hörgeschädigte Kind braucht wie alle Kinder *Kontakt zu Gleichaltrigen*. Dies betrifft den Kontakt zu normalhörenden Kindern wie zu anderen schwerhörigen Kindern.

Günstige allgemeine Kommunikationsvoraussetzungen

Die genannten Aspekte wirken sich in der Alltagskommunikation mit Kindern generell positiv aus. Hörgeschädigte Kinder sind in besonderem Maße auf die Einhaltung dieser Regeln angewiesen.

- *Stör- und Hintergrundgeräusche*, z.B. ständige Radiomusik, sollten eingeschränkt werden, da diese Geräusche genauso laut verstärkt werden wie Sprache und alles andere.
- Beim Sprechen sollte *Blickkontakt* aufgenommen werden.
- Eine *Kultur des Zuhörens* ist für die Hör-Sprach-Entwicklung günstig. Dies bedeutet, daß Erwachsene zuhören, wenn das Kind etwas erzählen möchte und darauf eingehen. Umgekehrt darf aber auch das Kind zum Zuhören aufgefordert werden, wenn es andere unterbricht.
- Wird deutlich, daß das Kind mit einer Kommunikationssituation überfordert ist, können die Eltern versuchen, die *störenden Faktoren* zu *reduzieren*. Ansonsten sollte akzeptiert werden, wenn das Kind sich aus der Situation zurückziehen möchte.
- Eindeutige Regeln, *transparente und regelmäßige Tagesabläufe* und Rituale sind wichtig, um dem hörgeschädigten Kind im Alltag einen klaren Rahmen zu bieten.

Information zur Hörstörung

Eine Informationsweitergabe zum Thema Hörschädigung berührt immer auch die Auseinandersetzung der Eltern mit der kindlichen Behinderung.

Eine realistische Einschätzung der Hörstörung wird unterstützt. Zugleich werden die Eltern darin bestärkt, daß sie das Problem bewältigen können.

- Die möglichen Ursachen können zwar allgemein benannt werden. Eine definitive Abklärung ist im Einzelfall aber häufig nicht möglich. Bei bestehendem Kinderwunsch sollte dennoch auf die Möglichkeit einer zusätzlichen *humangenetischen Untersuchung* hingewiesen werden. Darüber hinaus scheint es aber eher hilfreich, den Blick der Betroffenen weg von Schuldgefühlen, Selbstvorwürfen und der Suche nach Versäumnissen in der Vergangenheit, hin zu den aktuellen Möglichkeiten zu lenken. Konkret fordert dies von den Eltern, daß sie zu akzeptieren versuchen, was sich nicht ändern läßt. Erst damit wird eine *pragmatische Hinwendung zu den veränderbaren Faktoren* möglich, die eine Verbesserung des Status herbeiführen können.
- Die *Befunde* müssen den Eltern in der Regel ausführlich erklärt werden.
- Schwerhörigkeit und Gehörlosigkeit können nicht geheilt werden. Auch eine Operation (z.B. die Cochlear-Implantation) bringt *keine Heilung* im eigentlichen Sinne. Es handelt sich beim Hörgerät und beim Cochlear-Implant also um Hilfsmittel (Hörgerät) bzw. eine Prothese (Cochlear-Implant), die das Kind sein ganzes Leben lang brauchen wird.
- Zu Beginn einer Anpassung kann noch niemand mit Sicherheit sagen, wie sich ein Kind nach der Versorgung entwickeln wird. Kinder entwickeln mitunter *enorme Fähigkeiten zur Kompensation* und können entsprechend auch schwere Beeinträchtigungen ausgleichen. Auch wenn die Frage nach der späteren Einschulung in der Regel nicht beantwortet werden kann, sollten die Eltern auf dieses kindliche Potential hingewiesen und dementsprechend ermutigt werden.
- Generell ist es ratsam, die Eltern langsam darauf vorzubereiten, daß Hörstörungen auch bei Kindern progredient verlaufen können (vgl. Kap. 7.2, Abschnitt „Hörverschlechterungen und Nichtakzeptanz der Hörgeräte"). Dies ist einmal im Hinblick auf die Beobachtung von *Verschlechterungen der Hörreaktionen* oder der sprachlichen Fähigkeiten von Bedeutung. Es gehört aber genauso zum Thema der Krankheitsverarbeitung.
- Auf die Notwendigkeit *regelmäßiger Hörtests und Hörgeräte- bzw. Sprachprozessorkontrollen* sollte hingewiesen werden.

Einstellung zur Hörbehinderung

Der Prozeß der Verarbeitung der Diagnose „Hörbehinderung" sollte sowohl im Rahmen der logopädischen Therapie, als auch durch geeignete zusätzliche Maßnahmen begleitet werden. Es kommen verschiedene Möglichkeiten in Frage:

- Der Blick der Eltern wird vom „Defizit" Hörbehinderung auf die *Stärken des Kindes* gelenkt. Dieses Bemühen wird durch das eigene Therapeutenverhalten im Umgang mit dem Kind unterstützt. Eltern lernen, ihr Kind (wieder) in erster Linie als Kind mit normalen Bedürfnissen und Interessen, Stärken und Schwächen zu sehen. Indem sie ihr Kind so nehmen, wie es ist, können sie auch die Hörbehinderung leichter akzeptieren.

- Das Training zum Sprachmodellverhalten verstärkt in Intention und Art der Durchführung diese Blickrichtung. Denn es erfolgt auch unter dem Aspekt des „Programmierens" auf die kindlichen Stärken.
- Der *Kontakt zu anderen Eltern hörgeschädigter Kinder* sollte gefördert werden. Wenn die Eltern dazu bereit sind, können sie Kontakt zu einer Selbsthilfegruppe aufnehmen. Ansonsten können ihnen Adressen anderer Eltern sowie von *hörgeschädigten Jugendlichen und Erwachsenen* zur Verfügung gestellt werden. Es ist wichtig, daß die Eltern sehen, wie andere mit der Hörbehinderung im Alltag zurecht kommen. Dies zeigt ihnen Perspektiven, wie die Zukunft ihres Kindes aussehen kann. Nicht zuletzt ist der möglichst frühe Kontakt zu anderen Hörgeschädigten für die emotionale und soziale Entwicklung des Kindes günstig.[2]
- Die Diagnose Hörstörung führt meist zu vermehrten Aktivitäten und Aufmerksamkeit zugunsten des hörgeschädigten Kindes. Dies führt dazu, daß *Geschwisterkinder* sich vernachlässigt fühlen können. Sie reagieren beispielsweise mit Verhaltensauffälligkeiten oder Schulschwierigkeiten. Psychologische Beratung oder auch das Aufsuchen einer Erziehungsberatungsstelle können sinnvoll sein.
- Bei Bedarf und bei entsprechender Bereitschaft der Eltern sollte auf die Möglichkeit *psychologischer Beratung oder Therapie* auch im Hinblick auf die Bewältigung der Hörbehinderung und aller damit verbundenen Krisen und Konflikte unbedingt hingewiesen werden.

Hörförderung im Alltag

Hörförderung läßt sich teilweise ganz natürlich in den Alltag integrieren, ohne in die Form einer Übung abzudriften. Einige Beispiele verdeutlichen, wie die Hörentwicklung in der häuslichen Umgebung sinnvoll unterstützt werden kann:

- Besonders zu Beginn der Versorgung ist es nötig, das Kind auf Geräusche und Klänge aufmerksam zu machen und seine *akustische Neugier* zu wekken.
- Reagiert das Kind auf ein Geräusch, sollten Eltern ihm zeigen und sprachlich veranschaulichen, wo diese herkommen. Daraus kann auch ein Spiel entstehen, wenn das Geräusch z.B. nachgeahmt und immer wieder variiert wiederholt wird.
- Das Anbieten von Instrumenten oder von *akustischen Spielzeugen* (Mundharmonika, Flöte, Keyboard o.ä.), auch in Verbindung mit Bewegung (Tanzen, Klatschen etc.) kann die auditive Aufmerksamkeit und Verarbeitung fördern. Genauso eignen sich aber anfangs auch Haushaltsgegenstände, mit denen das Kind spielen kann (Töpfe, Löffel im Glas, Kindertelefon

[2] Dies betonen auch Fellinger et al. (1997, S. 62), wenn sie schreiben: „*Die Beziehung der Eltern zu gehörlosen Erwachsenen und ein Erfassen ihres Gruppenverständnisses erscheint uns jedoch als ein wesentlicher Faktor für die Entwicklung der Identität und des Selbstwertgefühls ihrer Kinder.*" (Zum Thema Identität und Sprache vgl. auch Kap. 7.1, „Kommunikationsfähigkeit und Identitätsentwicklung").

etc.). Darüber hinaus gibt es *spezielle Hörspiele*, die auch zu Hause gespielt werden können, sobald das Kind sicherer im Zuordnen von Höreindrücken ist. Diese werden im Kapitel Hörtraining beschrieben.

- Manche Eltern neigen anfangs dazu, das Kind auch zu Hause ständig einer Situation wie im Hörtest zu unterziehen. Das belastet die Eltern und setzt das Kind unter Druck. Günstiger ist es, dem Kind Geräusche, Klänge, Sprache und Stimme *anzubieten, ohne immer gleich eine Reaktion zu erwarten.*

Sprachmodellverhalten und allgemeine Sprachförderung

In Kap. 8.2, „Bereich II: Elterntraining zum Sprachmodell- und Kommunikationsverhalten", werden einige der hier angeführten Elemente vertieft, soweit sie speziell besprochen oder eingeübt werden. Mit den Bezugspersonen des Kindes, die nur gelegentlich oder gar nicht an der Therapie teilnehmen, können die genannten Aspekte besprochen werden. Hierzu steht eine Kurzfassung in Form eines Elternmerkblattes zur Verfügung (s. Kap. 9.3, „Merkblatt für Eltern und Erzieher hörgeschädigter Kinder zu sprachentwicklungsförderndem Kommunikationsverhalten"). Zu den Grundlagen für die hier aufgelisteten Empfehlungen vgl. auch Innerhofer (1990) und Wendlandt (1998).

- Solange das Kind noch wenig spricht, ist ein *erlebnisbezogenes Versprachlichen* dessen, was das Kind gerade interessiert, günstig. Die kindlichen Handlungen oder das, was gerade passiert, werden sprachlich begleitet, z.B. beim Waschen: Benennen der Körperteile, beim Anziehen erzählen, was gerade angezogen wird, bei den Mahlzeiten etc. Es geht um *handlungsbezogenen Spracherwerb.* Dies sollte aber nicht übertrieben werden. Das Kind braucht auch Zeit, um das Gehörte zu verarbeiten und evtl. aufzugreifen.
- Beginnt das Kind zu sprechen und interessiert sich dafür, wie die Dinge heißen, sind es manchmal mehrfach hintereinander die gleichen Wörter, die für das Kind immer wieder in kurzen variierten Sätzen wiederholt werden. Vom Kind sollte dabei nicht verlangt werden, daß es diese bereits nachspricht.
- Das Kind sollte *weder mit Fragen überhäuft* werden, *noch zum (Nach-) Sprechen aufgefordert* werden.
- *Übermäßig lautes Sprechen* mit dem Kind sollte *vermieden* werden. Denn lautes Sprechen kann mit Hörgeräten oder Cochlear-Implant oft nur verzerrt wahrgenommen werden.
- Außerdem ist die Unterstützung des Gesagten mit *mimischen und gestischen Mitteln* hilfreich. Dabei ist aber darauf zu achten, eine natürliche Sprechweise beizubehalten.
- Das *Mundbild* des jeweiligen Sprechers sollte als zusätzliche Hilfe für das Kind (vor allem anfangs bei hochgradiger Schwerhörigkeit und Hörrestigkeit) gut sichtbar sein. Mindestens genauso wichtig ist der Blickkontakt während des Gesprächs.
- Ein langsames, deutliches Sprachvorbild mit kurzen, verständlichen Sätzen wirkt sprachentwicklungsfördernd. Die Intonation sollte *rhythmisch-melodische Elemente* enthalten, ohne unnatürlich und übertrieben zu klingen.

- Wenn das Kind sich sprachlich äußert, soll darauf reagiert werden. Es ist zunächst völlig unbedeutend, ob das Kind die Wörter korrekt ausgesprochen hat. *Im Vordergrund steht nicht, wie das Kind etwas sagt, sondern was es sagt.* Es geht hier um das *Wecken der Sprechfreude.* Die Artikulation braucht von den Eltern nicht gefordert oder verbessert zu werden.
- Hat das Kind etwas gut gesagt oder gehört, darf es ruhig *häufiger gelobt* werden. Das fördert die Motivation.
- Äußerungen des Kindes sollten *nicht direkt korrigiert* werden. Statt dessen kann vom Kind Geäußertes möglichst beiläufig aufgegriffen und erweitert wiederholt werden. Die Korrektur erfolgt indirekt und in einer bestätigenden Art und Weise („corrective feedback").
- Zu Beginn des Spracherwerbs ist es günstig, das *Sprachangebot eng am aktuellen Geschehen* zu *orientieren* und nicht mitten im Thema auf eine andere Ebene (anderes Thema, vergangene Erlebnisse, Thema ohne Bezug zum situativen Kontext) zu wechseln.
- Während das Sprachangebot am Anfang sehr konkret und nah am Erleben sein sollte, *erweitert sich langsam der Horizont des Kindes.* Es beginnt, sich für Dinge außerhalb seiner unmittelbaren Umgebungs- und Erfahrungswelt zu interessieren, und möchte Neues kennenlernen. Die Sprachentwicklung und die Begriffsdifferenzierung können dann gefördert werden, indem immer wieder über vergangene Ereignisse und Zukünftiges gesprochen wird. Entsprechende Hilfsmittel zur Veranschaulichung können Bücher, Fotoalben etc. sein.
- Wenn das Kind schon mehr versteht, kann das *Sprachvorbild zunehmend komplexer* werden. Dies betrifft dann sowohl den Satzbau als auch die Erweiterung des Wortschatzes (z. B. auch auf abstrakte und emotionale Begriffe).
- Der Erwerb von Abstrakta und insbesondere von Wörtern, die Gefühle beschreiben oder eine übertragene Bedeutung haben, fällt hörgeschädigten Kindern meist schwer. Diese Begriffe können nur schwer in Bilder gefaßt werden. Um dem Kind den Ausdruck seiner emotionalen Verfassung zu erleichtern, können ihm *non-verbale Ausdrucksmöglichkeiten* wie Malen, Musik und Bewegung angeboten werden. Dabei kommt es auch auf die Interessen und Neigungen des Kindes an. Parallel dazu können die Gefühlszustände des Kindes im Spiel oder bei gemeinsamen Aktivitäten versprachlicht werden.
- Je nach Interessen des Kindes eignen sich zur allgemeinen Sprachförderung z. B. *Vorlesen, Geschichten erzählen, Kinderreime, kleine Lieder singen* oder gemeinsam Musik machen etc.

Akzeptanz der Hörhilfen und Handhabung der Geräte

Die gesamten Aspekte werden besonders am Anfang einer Hörgeräte- oder Cochlear-Implant-Versorgung regelmäßig Thema sein. Es ist nötig, den Eltern genau zuzuhören, um auf Schwierigkeiten beim alltäglichen Umgang mit den Hörhilfen und auf Widerstände in bezug auf die Auseinandersetzung mit der Behinderung angemessen und direkt eingehen zu können.

- In manchen Situationen schalten oder legen Kinder ihre Geräte ab, obwohl sie diese sonst tragen und gut akzeptieren. Typische Situationen sind: nach dem Besuch des Kindergartens, im Auto, bei lauter Umgebung und wenn sie müde sind. Dieses Verhalten ist völlig normal. Das *Kind „klinkt" sich einfach aus*, weil es etwas Ruhe braucht. Hören mit Hörgeräten und dem Cochlear-Implant fordert große Konzentration. Es ist daher nicht schlimm, wenn Kinder ihre Geräte einmal abschalten und für eine Weile nicht ansprechbar sind. Beunruhigend ist dies erst, wenn ein Kind die Geräte ganz verweigert oder immer häufiger abschaltet. Dann sollte sicherheitshalber überprüft werden, ob ein technischer Defekt oder eine Hörverschlechterung vorliegen.
- Es gehört zu den Aufgaben der Eltern, regelmäßig zu *kontrollieren, ob die Hörgeräte oder das Cochlear-Implant funktionieren*, ob z.B. die Batterien oder Akkus noch voll sind, und ob die Geräte eingeschaltet sind. Diese Dinge sind als erstes zu überprüfen, wenn das Kind auf Ansprache oder Geräusche, die es sonst gehört hat, nicht mehr reagiert (vgl. Kap. 9.5, „Checkliste beim Verdacht auf Defekt der Hörgeräte oder des Cochlear-Implants").
- Die Eltern müssen mit der Handhabung und Kontrolle des Hörgerätes bzw. des Cochlear-Implants vertraut gemacht werden. Dies sollte anfangs wiederholt mit den Eltern eingeübt werden. Außerdem sollten regelmäßig fachgerechte Gerätekontrollen und Hörtests durch den Audiologen oder Hörgeräteakustiker erfolgen (vgl. Abschnitt „Information zur Hörstörung").
- Bei Hörgeräten ist es erforderlich, daß die *Ohrpaßstücke* regelmäßig von den Eltern gesäubert werden, da es sonst zu Rückkopplungspfeifen kommen kann. Ebenso sind regelmäßige HNO-ärztliche Kontrollen zwecks *Cerumenentfernung* nötig.
- Eltern sollten selbstverständlich und möglichst unbefangen mit den neuen Geräten umgehen und dem Kind den natürlichen Umgang damit vermitteln.
- Die Hörgeräte können zwar einen *speziellen Namen* wie „Lauscher", „Horschis" o.ä. bekommen. Bezeichnungen wie „Ohrringe" o.ä. sind jedoch nicht angebracht. Erstens verwirren sie, und zweitens führen sie zu Mißverständnissen, wenn das Kind von anderen gefragt wird, was es da am Ohr hat. Der irreführende Sprachgebrauch ist aber auch Ausdruck dessen, daß die Verarbeitung der Hörbehinderung den Eltern Schwierigkeiten bereitet und sie das Problem lieber verdrängen oder beschönigen wollen. Sie möchten gerne ein „normales" Kind haben.
- Spätestens nach einer Weile der Versorgung merken Kinder, daß ihren Eltern etwas daran liegt, daß sie die Hörgeräte oder das Cochlear-Implant tragen. Sie stellen fest, daß sie damit eine gewisse *Macht über die Eltern* gewonnen haben. Bei vielen Kindern führt dies dazu, daß sie vorübergehend versuchen, ihre Eltern mit den Hörgeräten oder dem Cochlear-Implant zu „erpressen". Sie nehmen die Geräte ab und werfen sie weg, verstecken sie oder drohen, diese kaputt zu machen.
- Ebenso kann es vorkommen, daß *Geschwisterkinder*, die sich durch die vermehrte Aufmerksamkeit für das hörgeschädigte Kind zurückgesetzt fühlen, die Geräte verstecken oder „verschenken".

ZUSAMMENFASSUNG

Die Beratung der Eltern erstversorgter Klein- und Vorschulkinder umfaßt:

- Aspekte der allgemeinen und sprachbezogenen Alltagskommunikation,
- konkrete Hinweise zum Sprachmodellverhalten und zur allgemeinen Sprachförderung,
- Informationen zur Hörstörung,
- Aspekte der persönlichen Einstellung zur Hörbehinderung und der Diagnoseverarbeitung,
- Anregungen zur allgemeinen Hörförderung im Alltag,
- Fragen zur kindlichen Akzeptanz der Hörhilfen und zum Umgang mit den Geräten.

Besondere Aspekte bei Eltern von Schulkindern

Anders als in der frühen Phase nach der Diagnostik interessieren sich Eltern von Schulkindern nicht mehr für Fragen zur Ursache und Art der Hörstörung. Sie wissen meist sehr viel über Schwerhörigkeit und die Versorgung mit Hörgeräten und dem Cochlear-Implant und sind mit den verschiedenen Fördermöglichkeiten vertraut. Auch kennen sie die Stärken und Grenzen ihres Kindes und seine Möglichkeiten, die Hörstörung zu kompensieren. Technische Beratung und Schulung ist lediglich bei einer Umversorgung auf neue Hörgeräte oder bei Neuversorgung mit einem Cochlear-Implant nötig. Dasselbe gilt für Zusatzgeräte wie beispielsweise FM-Systeme. Die Aufklärung darüber sollte durch den klinischen Audiologen oder den Hörgeräteakustiker erfolgen.

Die im vorangehenden Kapitel aufgeführten Hinweise zum Sprachmodellverhalten können bei Schülern nur sehr eingeschränkt angewendet werden. Zwar haben auch die meisten Kinder dieser Altersgruppe noch Sprachschwierigkeiten. Das Lernen von Sprache und Sprechen erfolgt aber überwiegend nicht mehr natürlich, sondern eher systematisch. Entsprechend ist die Therapie eher didaktisch aufgebaut und orientiert sich an den vorhandenen Symptomen.

Ein Teil der vorher genannten *Empfehlungen für die Alltagskommunikation* behält aber seine Gültigkeit:

- Störende Hintergrundgeräusche vermeiden,
- Blickkontakt beim Sprechen suchen,
- nach Möglichkeit einsehbares Mundbild bieten, vor allem bei hochgradiger Schwerhörigkeit und Hörrestigkeit,
- eine Kultur des Zuhörens und Nicht-Unterbrechens schaffen,
- deutliches und natürliches Sprachvorbild sein,
- übertrieben lautes Sprechen vermeiden,
- das Kind nicht mit Fragen überhäufen,
- syntaktisch oder artikulatorisch fehlerhafte Äußerungen nicht direkt korrigieren,
- Rückzugsmöglichkeiten fördern und „Ausklinken" akzeptieren,
- auf ausgewogenes Sprachausmaß und Aktivitätenverteilung achten,
- Gespräche über vertraute und neue Themen anbieten.

Die aufgezählten Aspekte sollten darüber hinaus auch im *Schulalltag* berücksichtigt werden. Hier hängt vieles davon ab, ob das Kind eine Schwerhörigen- oder Gehörlosenschule oder eine Regelschule besucht.

An *Regelschulen* sollte besonders darauf geachtet werden, daß das hörgeschädigte Kind entsprechend weit vorne sitzt. Der *Einsatz eines FM-Systems* kann es dem Schulkind erleichtern, dem Unterricht zu folgen. Im einzelnen muß aber ausprobiert werden, wie weit ein Schüler davon profitieren kann. Der Nutzen eines FM-Systems hängt nicht zuletzt von der Kooperation der Lehrer und der ganzen Schulklasse ab.

In den meisten Regionen gibt es Pädagogen, die hörgeschädigte Kinder an Regelschulen betreuen, ihre Interessen und Bedürfnisse gegenüber den Lehrern vertreten und diese beraten. Sie sorgen dann auch dafür, daß die Lehrer mit der Handhabung von Hörgeräten und dem Cochlear-Implant vertraut sind. Außerdem setzen sie sich dafür ein, daß in den Schulräumen die entsprechenden Schallschutzmaßnahmen durchgeführt werden.

Schülern an *Schwerhörigen- und Gehörlosenschulen* stehen die entsprechenden Räumlichkeiten und technischen Geräte wie *Hör-Sprech-Anlagen* oder FM-Systeme für die ganze Klasse zur Verfügung. Nicht selten entstehen Probleme durch die Zweisprachigkeit (Lautsprache - Gebärde), wenn Schüler mit relativ guten lautsprachlichen Fähigkeiten durch das Gefälle innerhalb der Klasse erworbene Fähigkeiten zu verlieren drohen.

Daneben kommen durch die *zunehmende Selbständigkeit* des Kindes andere Themenkomplexe ins Blickfeld. Es geht nicht mehr nur um Entscheidungen, die die Eltern treffen. Alle diese Themen betreffen Kinder im Schulalter auch direkt. Entsprechend sollten sie in Überlegungen miteinbezogen werden, und so zunehmend selbst die Verantwortung für sich übernehmen. Das fängt bei der Handhabung der Hörgeräte und des Sprachprozessors an.

Komplexer wird es beim Thema der *Identitätsfindung*. Spätestens mit dem Schulalter ihres Kindes sollten die Eltern *Kontakt zu schwerhörigen Jugendlichen und Erwachsenen* haben, die in der Ausbildung oder berufstätig sind. Es entlastet die Eltern und hilft ihnen, wenn sie sehen, wie andere das Leben mit der Hörschädigung bewältigen. So gelingt es ihnen leichter, sich konkrete Perspektiven für ihr eigenes Kind vorzustellen und darauf zu vertrauen, daß ihr Kind das auch erreichen kann. Die Kontakte zu anderen Schwerhörigen sind mindestens genauso wichtig für die Kinder selber. Gerade in der Zeit der Entwicklung der eigenen Identität brauchen sie Vorbilder und *„positive Identifikationsfiguren"* (Fellinger et al. 1997, S. 62).

ZUSAMMENFASSUNG

- Im Schulalter verschieben sich die Themen zu Fragen im Zusammenhang mit der Bewältigung des Schulalltags und der schulischen Perspektive des Kindes.
- Die Förderung der Entwicklung einer eigenen Identität des Kindes als Schwerhöriger rückt in den Vordergrund und sollte durch Kontakte zu erwachsenen Schwerhörigen unterstützt werden.

8.2 Bereich II: Elterntraining zum Sprachmodell- und Kommunikationsverhalten

Der Bereich Elterntraining nimmt in der Therapie von Klein- und Vorschulkindern einen breiteren Raum ein als bei Schülern. Das liegt vor allem daran, daß sich die Sprachtherapie bei kleinen Kindern bezüglich ihrer Ziele und Methoden noch *am natürlichen Spracherwerb orientieren* kann. Innerhalb des hier beschriebenen Therapiebereiches werden mit den Eltern Kommunikationsregeln und teilweise auch Feedback-Techniken eingeübt.

Bei Schülern ist dies so nicht mehr möglich; die fehlenden Sprachstrukturen und Lautmuster werden eher systematisch erarbeitet. Eine direkte Einbindung der Eltern in derart strukturierte Übungen ist nicht sinnvoll.

Ziel

Durch das Kommunikationstraining sollen keine neuen, zusätzlichen Anforderungen geschaffen werden. Ziel ist eher, die *Eltern mittelfristig zu entlasten*, denn Eltern hörgeschädigter Kinder stehen verständlicherweise unter Druck, wenn der Dialog mit ihrem Kind nicht gelingt. Dies wirkt sich auf das sprachliche wie metasprachliche Verhalten aus und belastet Eltern und Kind.

! **Ein Elterntraining anhand konkreter Beispiele und Feedback-Aufgaben fördert den Dialog zwischen Eltern und Kind.**

Quasi als Nebeneffekt entstehen daraus immer wieder Anlässe, über die *Interaktion und die Beziehung* zwischen Eltern und Kind zu sprechen. So trägt das Sprachmodelltraining neben der sprachlichen Förderung des Kindes dazu bei, die Kommunikation auch auf der Beziehungsebene entspannter und effektiver zu gestalten.

! **Im Vordergrund des Trainings steht nicht das formale Erlernen von Techniken, sondern das *Zurückfinden zu einer natürlichen Interaktion* mit dem Kind. Die Eltern bekommen zwar klare Hilfen und Aufgaben an die Hand. Die Anwendung dieser Techniken für sich alleine bewirkt aber noch keine ausreichende Veränderung des kindlichen Sprachstatus. Wichtiger ist der Prozeß, der dadurch in Gang gesetzt wird: Die Eltern merken, daß sie selber etwas Konkretes tun können. Diese Erfahrung ist entscheidend, denn sie wirkt dem Gefühl der Hilflosigkeit und Ohnmacht gegenüber der Hörstörung entgegen und stärkt so das Vertrauen der Eltern in ihre eigenen Fähigkeiten. Erst dadurch wird dann ihr *natürliches intuitives Potential im Umgang mit dem Kind* aktiviert. Und dies wiederum wirkt sich positiv auf die Sprach- und Gesamtentwicklung des Kindes aus.**

Allerdings muß man klar sehen, daß dieses Konzept sehr *viel Einsatz und Lernbereitschaft* von den Eltern verlangt. Es gibt immer einzelne Fälle, wo ein solches Vorgehen nicht den Möglichkeiten der Familie entspricht oder auch auf anhaltende Widerstände der Eltern stößt. Dies ist zu respektieren. Im Einzelfall müssen dann andere Wege gefunden werden, wie auf die Bedürfnisse des Kindes und der Familie eingegangen werden kann.

ZUSAMMENFASSUNG

- **Das Elterntraining fördert den Dialog zwischen Eltern und Kind und zielt darauf, das Vertrauen der Eltern in ihre eigenen Fähigkeiten zu stärken.**
- **Das so gewonnene Selbstvertrauen aktiviert das intuitive Potential der Eltern, mit dem diese zu einer natürlichen Interaktion und Beziehung mit dem Kind finden können.**
- **Das Training verlangt von den Eltern eine große Einsatzbereitschaft.**

Methode

Über die beschriebenen positiven Auswirkungen auf die Eltern-Kind-Beziehung hinaus erleichtert die eingeübte Art und Weise, wie Sprache angeboten wird, dem Kind die Sprachaufnahme und -verarbeitung merklich.

Voraussetzung ist dabei, daß sich die Eltern auf den *aktuellen Sprachstand* des Kindes, seine Möglichkeiten und Grenzen einstellen. Ein angemessenes Sprachvorbild verändert sich entsprechend den Fortschritten, die das Kind bei der Sprachentwicklung macht.

Als Orientierung für das Vorgehen genügt aber nicht die Erhebung des kindlichen Sprachstatus. Mindestens genauso wichtig für die Festlegung der Therapieziele ist eine *sorgfältige Interaktionsanalyse.* Wenn möglich, sollte zu diesem Teil eine Diplom-Psychologin hinzugezogen werden. Auch empfiehlt es sich, die entsprechenden Sequenzen mit einer Videokamera aufzuzeichnen.

Beim Aufbau des Trainings bieten sich verschiedene Methoden an. Eine ist die Demonstration eines alternativen sprachlichen oder interaktiven Verhaltensmusters durch die Logopädin. Im Anschluß können die Eltern versuchen, ähnliche Strategien selber einzusetzen. Zu anderen Zeiten sind Elterngespräche geeigneter, wenn es beispielsweise um Konflikte oder emotionale Schwierigkeiten geht, die sich im konkreten Kommunikationsverhalten widerspiegeln.

TIP

Unabhängig davon, welches Vorgehen jeweils bevorzugt wird, sollten einige Prinzipien beachtet werden:

- Fortschritte werden über Motivation erzielt. Motivation geschieht über Erfolge. Gemeint ist so etwas wie das *Prinzip, die „Perle im Misthaufen"* zu suchen. Ist innerhalb der beobachteten Sequenz auch nur eine einzige kleine Äußerung kommunikations- und sprachfördernd zu werten, wird diese in der anschließenden Besprechung von der Logopädin herausgegriffen und verstärkt. Beim nächsten Mal sind vielleicht schon drei oder vier solcher Muster gelungener Kommunikation zu beobachten, die dann wieder verstärkt und entsprechend erläutert werden. So können immer mehr Teilziele hinzukommen, ohne daß die Eltern dabei ihr Gesicht verlieren oder sich als Versager fühlen.
- *Motivation* ist in gleichem Maße für das Kind von Bedeutung. Sie schafft die Voraussetzung für das Lernen und so auch für die Sprachentwicklung. Kinder lernen Sprache nur, wenn Sprechen interessant ist und *Spaß* macht oder einen *Gewinn* bringt. Deshalb muß bei den individuellen Interessen des Kindes angesetzt werden. Ein Antrainieren irgendwelcher Wörter, die das Kind im Alltag nie einsetzen wird, ist nutzlos und kontraproduktiv. Es geht darum, die Sprechfreude anzuregen und auf kindliche Äußerungen verstärkend einzugehen.

ZUSAMMENFASSUNG

- Der aktuelle Sprachstand des Kindes und die familiären Interaktionsmuster werden beobachtet und beurteilt.
- Positive Tendenzen im Kommunikationsverhalten werden verstärkt und multiplizieren sich dadurch.

Ungünstige Kommunikationsmuster bei Eltern hörgeschädigter Kinder

Viele Eltern geben den Druck, den sie selber spüren, an das hörgeschädigte Kind weiter, indem sie es mit Fragen bedrängen, es auffordern nachzusprechen oder andere übertriebene Erwartungen an seine Sprache haben (Übersicht 8.3). Dies geschieht natürlich in der Absicht, das Kind möglichst gut zu fördern, überfordert das Kind aber meist. Seine sprachliche Entwicklung wird durch dieses Verhalten nicht in der gewünschten Weise beeinflußt.

Hinzu kommen Situationen, in denen die Eltern vielleicht anderen zeigen möchten, was ihr Kind schon alles kann. Auch diese – durchaus verständliche – Haltung führt zu übertriebenem Fragen oder zur Aufforderung an das Kind, Wörter nachzusprechen.

Insgesamt sind viele Eltern mehr mit der Beobachtung und Korrektur der Sprachform des Kindes beschäftigt, als darauf einzugehen, was das Kind

Übersicht 8.3. Typische Verhaltensweisen, die häufig beobachtet werden können

- Fehlender Blickkontakt beim Sprechen.
- Ansprache in übertriebener Lautstärke.
- Schnelles oder übertrieben langsames Sprechen.
- Undeutliche oder überakzentuierte Artikulation.
- Unpassende, übertriebene oder fehlende Mimik und Gestik.
- Zu komplexe oder zu einfache Sätze und Inhalte.
- Fehlende Ansprache oder ständiges Einreden auf das Kind.
- Störende Geräuschkulisse, Durcheinanderreden.
- Focus auf dem, was das Kind noch nicht kann.
- Korrigieren der kindlichen Äußerungen.
- Wörter nachsprechen lassen.
- Antrainieren bestimmter Wörter.
- Fixierung auf die Hörstörung.
- Ständiges Reinszenieren der Hörtestsituation im Alltag.
- Umfunktionieren jeder Kommunikation und jedes Spiels zur Test- oder Übungssituation.
- Überstimulation.
- Abfragestil „Wie heißt das? Was ist das?"
- Direktiver Stil, der dem Kind wenig Raum läßt, Dinge selbst auszuprobieren.
- Fehlen von Grenzen und Regeln, weil es das Kind ja schon schwer genug hat.

sagt. Dies demotiviert alle Beteiligten und erschwert den Dialog. Ein Training zum Sprachmodellverhalten trägt dazu bei, die Kommunikation zu erleichtern.

Zusätzlich zu den Verhaltensmustern, die in Übersicht 8.3 aufgelistet sind, finden sich all jene Muster sprachlichen Verhaltens, die schon in Kap. 8.1, „Bereich I: Elternberatung", angesprochen wurden.

Welche Aspekte des Sprachvorbildes und der Kommunikation werden verstärkt?

Die Arbeit am Kommunikationsverhalten betrifft zwei Ebenen (Übersicht 8.4 und 8.5). Einmal geht es um die direkte sprachliche Umsetzung bestimmter Verhaltensweisen im eigenen Sprachvorbild für das Kind. Darüber hinaus wird aber auch auf die metasprachliche Kommunikation und die Beziehungsebene eingegangen.

Übersicht 8.4. Ebene 1: Sprachmodellverhalten

Ziele des Sprachmodelltrainings können sich auf folgende Parameter beziehen:

- Blickkontakt bei hochgradig schwerhörigen und hörrestigen Kindern (ggf. Antlitzgerichtetheit).
- Ansprache in normaler Lautstärke[a].
- Deutliches, langsames, natürliches Vorbild.
- Ausgewogenes Sprachausmaß.
- Einsatz natürlicher Mimik und Gestik.
- Rhythmisch-melodische Sprechweise.
- Orientierung am Sprachstand des Kindes.
- Sprachförderung mit Kontext- und Handlungsbezug.
- Erweiterndes Wiederholen kindlicher Äußerungen („corrective feedback“)[b].
- Versprachlichen kindlicher Handlungen, Vorhaben und Gefühle („parallel talking“) und „self talking“ (vgl. Dannenbauer 1983, S. 460, der sich auf van Riper bezieht).

[a] Bei zu lautem Sprechen können Verzerrungen auftreten. Diese sind unangenehm und erschweren das Verstehen. Sie führen daher oft dazu, daß das Kind nicht mehr zuhören will.

[b] Zum Sprachkreis und den verschiedenen Feedbackmethoden vgl. Wyatt (1973, v.a. S. 17–36). Ähnliches beschreibt Dannenbauer (1983) mit Expansion und Extension. Gemeint ist ein rein formales, erweiterndes Wiederholen der kindlichen Äußerungen oder eine Erweiterung, die formal und inhaltlich über die Äußerung des Kindes hinausgeht.

Übersicht 8.5. Ebene 2: Allgemeines Kommunikationsverhalten

Im Hinblick auf ein günstiges Kommunikationsverhalten sind verschiedene mögliche Schwerpunkte des Elterntrainings zu nennen:

- Kultur des Zuhörens zu Hause schaffen.
- Wahrnehmen der Stärken und Erfolge des Kindes.
- Loben (einfach, aber wirkungsvoll!).
- Übereinstimmung von Sprechen und Handeln.
- Dem Kind Raum lassen, Dinge selbst auszuprobieren.
- Schaffen und Einhalten klarer Grenzen (Orientierung!).

! Nicht alle aufgezählten Punkte werden regelrecht trainiert. Die Schwerpunkte und die Art der Vermittlung richten sich nach den Faktoren, die in einer Familie jeweils zum Tragen kommen, sowie nach der Persönlichkeit und den Möglichkeiten der Eltern.

Problematisierung der Rolle der Eltern als Co-Therapeuten

Der Einsatz der Eltern als sog. Co-Therapeuten bezieht sich nur auf die hier aufgeführten indirekten Methoden der Sprachförderung. Es ist deutlich geworden, daß es nicht darum geht, mit dem Kind Sprechen zu üben oder gar Wörter zu pauken. Vielmehr unterstützen die Eltern das Kind durch ihr eigenes Sprachmodellverhalten, indem sie für es die Voraussetzungen schaffen, damit ihm die Aufnahme von Sprache leichter gelingen kann.

! Die eingesetzten Feedbacktechniken sollen nicht stur, sondern situationsadäquat und flexibel im Sinne einer natürlichen Interaktion angewandt werden.

Problematisch an dieser aktiven Rolle der Eltern ist zum einen, daß die Eltern mangelnde oder zu langsame Fortschritte als eigenes Versagen interpretieren können. Dem muß seitens der Therapeutin von Anfang an entgegengesteuert werden.

Zum anderen lernen die Eltern in der Therapie, wie sie mit ihrem Kind sprechen und angemessen umgehen können, damit es dabei Sprache leichter aufnehmen kann. Für viele Eltern ist dies anfangs eine schwierige und peinliche Situation: Ein „Profi" zeigt ihnen, wie sie mit ihrem Kind spielen können. Es kann das Gefühl entstehen, nicht mal das zu können und jetzt auch noch gezeigt bekommen zu müssen, wie man mit dem eigenen Kind spielen soll. Implizit wird allein durch die Tatsache des Elterntrainings ja angezweifelt, daß die Eltern ihre Aufgabe gut machen. Auch hierbei ist es unbedingt notwendig, *einfühlsam vorzugehen*, und dem Empfinden der Eltern, versagt zu haben, vorzubeugen und ggf. entgegenzuwirken.

Es geht wieder um das beschriebene *Prinzip der Perle im Misthaufen* (vgl. S. 136. Durch die Verstärkung multipliziert sich das positiv sanktionierte Verhalten). Die Eltern des hörgeschädigten Kindes sollen durch die Therapie unterstützt und gestärkt werden. Die Verantwortung für die Therapie und ihren Erfolg liegt nie allein bei ihnen. Dies muß allen Beteiligten klar sein. Aber auch in anderen Therapiemodellen, in denen die Eltern nicht aktiv mit in die Therapie einbezogen werden, übernehmen sie unausgesprochen eine Mitverantwortung für das Gelingen der Therapie. Im Unterschied dazu wird diese Verantwortung hier direkt angegangen, indem den Eltern konkrete Hilfen an die Hand gegeben werden. Letztlich hängt aber alles an der *Einstellung zu den Eltern* und der daraus resultierenden Art, mit denen die Themen mit ihnen erarbeitet werden.

! **Gelingt ein partnerschaftliches Begleiten der Eltern in einem Prozeß, in dem sie und das Kind immer die Richtung angeben, ist die Co-Therapeutenrolle durchaus positiv zu bewerten.**

ZUSAMMENFASSUNG

- Die Eltern befinden sich in einer schwierigen Doppelrolle. Einerseits übernehmen sie Aufgaben eines Co-Therapeuten und andererseits sind sie selbst Klienten/Patienten.
- Die Logopädin muß sich der darin liegenden Gefahren bewußt sein und einfühlsam auf die Gefühle und besonderen Umsetzungsschwierigkeiten der Eltern eingehen.

Konkrete Durchführung in der Therapiesitzung

Die Durchführung des Sprachmodell- und Kommunikationstrainings erfordert eine sensible Beobachtungsgabe und individuelles Vorgehen. In einer Atmosphäre des Vertrauens bestimmen die Eltern das Tempo und die Teilziele für die Umsetzung mit.

! **Das Eingreifen der Logopädin besteht im wesentlichen im *Verstärken der vorhandenen positiven Kommunikationsansätze.* Auf diese Weise lassen sich diese schrittweise ausbauen und erweitern. Die Motivation der Eltern überträgt sich auf das Kind und umgekehrt.**

Therapiesitzung bei Klein- und Vorschulkindern

Bei der ersten Sitzung zu diesem Thema geht es zunächst darum, die spezielle Interaktion mit dem konkreten Sprachvorbild einer Familie kennenzulernen. Zu diesem Zweck wird ein Elternteil aufgefordert, etwa 10 Minuten lang mit dem Kind so zu spielen, wie sie es zu Hause tun. Die Logopädin protokolliert dabei einzelne oder auch alle Äußerungen des Kindes mit der jeweiligen sprachlichen Reaktion des Elternteils im Sinne des „Kommunikationsprotokolls“ (s. Kap. 6.1, Abschnitt „Kommunikationsprotokoll: Kombination von erweiterter Spontansprachanalyse und Interaktions- und Sprachmodellbeobachtung“). Im Anschluß daran kann direkt mit der Mutter oder dem Vater besprochen werden, welche Aspekte ihnen schon gut gelingen, und was deshalb nicht mehr bearbeitet werden muß. Mit dem Protokoll läßt sich das sehr gut an Beispieldialogen erläutern (vgl. Beispielprotokolle in Kap. 6.1, „Diagnostik von Klein- und Vorschulkindern“). Durch das *Herausgreifen der positiven Interaktionsbeispiele* erfahren die Eltern *Wertschätzung* und fühlen sich sicherer.

Denn natürlich bedeutet diese Interaktionsbeobachtung für die Eltern zunächst Streß und Verunsicherung. In der Spielsequenz möchten sie das Kind zum Sprechen anregen und zeigen, was es schon kann. Außerdem haben sie Angst, selbst etwas falsch zu machen.

Haben sich Eltern und Kind an die Beobachtungssituation gewöhnt, ist der Einsatz von Videoaufnahmen für diese Sequenzen besonders günstig.[3] Es können jeweils Einheiten mit den Eltern und mit der Logopädin aufgenommen werden. So haben die Eltern die Möglichkeit, beim *gemeinsamen Auswerten des Videobandes* selbst Unterschiede zu beobachten und zu sehen, was ihnen gut gelingt und was nicht. Sie sehen auch, wie das Kind auf das sprachliche Angebot der Logopädin reagiert, und können beide Muster vergleichen. Außerdem kann mit Hilfe von Videoaufnahmen auch leichter auf die metasprachliche Kommunikation und die Beziehungsebene zwischen Eltern und Kind eingegangen werden. Das Vorgehen ist im wesentlichen *partnerschaftlich* orientiert. In der Praxis bedeutet das auch, daß die nächsten Arbeitsschritte und *Ziele jeweils gemeinsam mit den Eltern festgelegt* werden. Die Logopädin will die Eltern nicht belehren, sondern gemeinsam mit ihnen einen praktikablen Weg entwickeln.

TIP

Zu Beginn des Elterntrainings sollten die Eltern in den ersten 10 Minuten jeder Sitzung eine solche Spielsequenz durchhalten. Dies ist auch deshalb erforderlich, um dem Kind eine verläßliche Struktur zu bieten. Die *Besprechung des Sprachmodellverhaltens* und der anderen aufgetretenen Fragen kann *jeweils unmittelbar im Anschluß* daran erfolgen. Nach einiger Zeit tritt der Informations- und Trainingsbedarf der Eltern in den Hintergrund. Dann kann langsam zur intensiven Arbeit mit dem Kind übergegangen werden. Der Übergang kann auch so gestaltet werden, daß die Eltern nur noch jede 2. Sitzung mit dem Kind spielen. Danach spielen die Eltern während der Sitzung nur noch zur Verlaufskontrolle des Spontansprachprofils oder bei konkret auftretenden Fragen mit dem Kind. Sie können aber auch nach dieser Phase weiterhin gelegentlich an den Sitzungen als Beobachter teilnehmen. Um Mißverständnisse zu vermeiden, ist es hilfreich, zuvor die veränderte Struktur der Therapiesitzungen und die reine Beobachterrolle der Eltern zu klären.

Eine *realistische Einschätzung der individuellen Möglichkeiten der Eltern* trägt dazu bei, daß von den Eltern nicht mehr gefordert wird, als sie leisten können. Wenn eine Methode ihnen zu schwer fällt oder nicht den gewünschten Erfolg bringt, sollten Alternativen angeboten werden. Manchmal brauchen die Eltern und das Kind einfach nur mehr Zeit. Es kann aber genauso vorkommen, daß die Aufnahmefähigkeit des Kindes geringer ist als vorher angenommen. Oder die Konzentration des Kindes unterliegt – beispielsweise

[3] Um die Situation für die Eltern zu entschärfen, sollte vor der Aufnahme geklärt werden, welches der Gegenstand der Beobachtung und Auswertung ist. Es wird vereinbart, welches konkrete Sprachmodellverhalten von dem Elternteil während des Spiels umgesetzt werden soll. Nach der Sequenz können die Eltern darauf angesprochen werden, wie sich während der Aufzeichnung gefühlt haben, und wie sich dies auf ihr Verhalten ausgewirkt hat. Eine Konkurrenz zwischen Logopädin und Eltern ist unbedingt zu vermeiden.

aufgrund einer Zusatzstörung – starken Schwankungen. Wenn die Grenzen hier erreicht sind, ist es oft schwierig, diese Tatsache zu akzeptieren. Gerade dann ist es aber besonders wichtig, diese Faktoren mit den Eltern anzusprechen. Es kann sonst dazu führen, daß sie entweder den Sinn der Therapie anzweifeln, oder meinen, sie selbst hätten versagt.

Therapiesitzung bei Schülern

Im Rahmen der Therapie von Schülern ist ein regelrechtes Elterntraining seltener nötig. Der Bedarf dazu kann aber z. B. entstehen, wenn die Eltern sehr unter Druck stehen und eine Anleitung brauchen. Denkbar ist auch, daß das Kind durch ungünstige Kommunikationsmuster ständig unter- oder überfordert wird. In solchen Fällen bietet sich die Durchführung eines kurzen *Elterntrainingsblocks* an. Als Technik kann beispielsweise das *„aktive Zuhören"* bzw. *„Reformulieren"* eingeübt werden (vgl. Gordon 1989).

In der Regel ist im Schulalter jedoch die *Elternberatung zu den entsprechenden sprachfördernden Aspekten* ausreichend (vgl. entsprechende Ausführungen in Kap. 7.2, Abschnitt „Aufbau des mehrdimensionalen Therapie- und Beratungskonzeptes"). Dabei sind die Schwerpunkte etwas andere als bei kleinen Kindern. Es geht mehr um den *Abbau ungünstiger eingespielter familiärer Kommunikationsmuster.* Daß bei Schülern die Gesprächsthemen nicht mehr nur konkret sein können, sondern der Erweiterung des Horizontes dienen sollten, versteht sich von selbst. Sprache ist ja nicht zuletzt auch ein Medium der Wissensvermittlung.

ZUSAMMENFASSUNG

Bei der Durchführung des Trainings ist folgendes zu beachten:

- Die Auswertung der Sequenzen und die Festlegung der nächsten Teilschritte erfolgen im Sinne transparenten Vorgehens unmittelbar und gemeinsam mit den Eltern.
- Dabei wird vorrangig auf gelungene Beispieldialoge eingegangen.
- Die Eltern dürfen in Tempo und Schwierigkeitsgrad der Aufgaben nicht überfordert werden.
- Bei Schülern entfällt das Training in aller Regel zugunsten der Beratung und der direkten Therapie mit dem Kind.

8.3 Bereich III: Hörtraining

Das Hörtraining beginnt schon während der Vorbereitung einer Anpassung von Hörgeräten oder des Sprachprozessors eines Cochlear-Implants. Die Hörübungen setzen sich über die gesamte Anpassungsphase fort. Im Vordergrund steht dabei die Gewährleistung einer optimalen Einstellung der Geräte. Einen anderen Stellenwert nimmt das Hörtraining in der unmittelbar auf die Versorgung mit Hörgeräten oder dem Cochlear-Implant folgenden Zeit ein. Es dient zunächst dem grundsätzlichen Aufbau eines Hörbewußtseins. Danach geht es um die Förderung der Einzelleistungen der auditiven Wahrnehmung wie der Verarbeitung der neuen Eindrücke. So bereitet das Hörtraining die Sprachentwicklung vor und unterstützt diese im weiteren Verlauf maßgeblich.

Die Vorgehensweise hängt vom Stand der Hörentwicklung des einzelnen Kindes ab. Zu berücksichtigen sind der Grad des Hörverlustes und die Kompensationsmöglichkeiten des Kindes.

Im Alltag kann das Hörtraining durch die *Förderung des auditiven Interesses und der Aufmerksamkeit durch die Eltern* unterstützt werden. Auch Teilbereiche wie die Hörmerkspanne und Sequenzierung können zu Hause auf spielerische Weise gut gefördert werden. Der Schwerpunkt liegt dabei auf der spielerischen Anregung, die *Hören als interessantes Erlebnis und bereichernde Dimension des Alltags* vermittelt. Mit einer allgemeinen Hörförderung des Kindes wird die Therapie in diesem Bereich ausreichend unterstützt.

Von einem regelrechten Hörtraining durch die Eltern ist abzuraten. Zielgerichtete und insbesondere sprachbezogene Übungen durch die Eltern belasten die Eltern-Kind-Beziehung. Sie sollten daher nur innerhalb der Therapie mit der Logopädin durchgeführt werden.

Ziel

Das Kind soll mit den Hörgeräten oder dem Cochlear-Implant zu einem seinen Möglichkeiten und Grenzen entsprechenden optimalen Hörgewinn kommen. Über die Förderung der Teilbereiche der auditiven Wahrnehmung (Übersicht 8.6, vgl. z.B. Fritze et al. 1976) lernt das Kind, Höreindrücke über verschiedene Strategien einzuordnen und zu verarbeiten. Die Hörstörung kann so teilweise über zentrale Leistungen kompensiert werden. Damit wird langfristig eine größere Unabhängigkeit und Sicherheit in der Verarbeitung von Hörreizen erreicht, die auch zu einer Optimierung des offenen Sprachverstehens beiträgt.

Beim Hörtraining sollten möglichst alle zentralen Leistungen, die in Übersicht 8.6 aufgelistet sind, in irgendeiner Weise erfaßt werden, jedoch unter Berücksichtigung der individuellen Voraussetzungen in unterschiedlicher

Übersicht 8.6. Teilbereiche der auditiven Wahrnehmung

- Auditive Aufmerksamkeit.
- Auditive Lokalisation (binaural).
- Auditive Selektion (Figur-Hintergrund-Unterscheidung, Trennung von Nutz- und Störschall).
- Auditive Analyse, Diskrimination, Identifikation und Synthese.
- Auditives Gedächtnis.
- Auditive Sequenzerfassung.

Übersicht 8.7. Bereiche des Hörtrainings

- Interesse für Geräusche und Sprache.
- Auditive Aufmerksamkeit.
- Identifikation von Schallereignissen und sprachlichen Merkmalen.
- Auditive Diskrimination.
- Hörmerkspanne, Speichern von Abläufen, Sequenzierung.
- Beidohriges Hören, Richtungshören und Selektion (Trennen von Nutz- und Störschall).

Gewichtung. Die Stufen des Vorgehens nach Schwierigkeitsgraden werden nachfolgend noch eingehend beschrieben. Zu beachten ist insbesondere die Tatsache, daß das Richtungshören als binaurale Leistung zur Förderung der zentralen Verarbeitungsprozesse zwar hilfreich sein kann, für Cochlear-Implant-Träger aber wegen der zur Zeit noch vorwiegend einseitigen Versorgung[4] eine Überforderung darstellt. Übersicht 8.7 faßt die verschiedenen Bereiche des Hörtrainings zusammen, wie sie für non-verbales und verbales Material gelten.

Prinzipien

Die genannten Teilbereiche werden sowohl isoliert wie auch kombiniert gefördert. Letzteres entspricht eher den alltäglichen Anforderungen. Dasselbe gilt für die Aufnahme von Sprache. Sprachverstehen ist ein synthetischer und ganzheitlicher Prozeß. Im Verlauf des Hörverarbeitungsprozesses werden akustische und andere verfügbare Informationen gebündelt, ausgewertet und ergänzt. Sprache wird teilweise auch dann noch verstanden, wenn Teilinformationen wie das Erkennen einzelner Laute im Wort fehlen. Sonst wäre z.B.

[4] Den Erfahrungen mit ersten laufenden Versuchen beidseitiger Versorgung bei Kindern kann mit Spannung entgegengesehen werden.

Telefonieren, bei dem nur ein eingeschränkter Frequenzbereich übertragen wird, gar nicht möglich.

Entsprechend des synthetischen Charakters der Verarbeitungsprozesse geschieht auch das Hörtraining wieder unter ganzheitlichen Gesichtspunkten.

! **Multisensorische Unterstützung erleichtert die Integration der auditiven Verarbeitung.**

Gut eignet sich die Kombination mit Bewegung bei der rhythmisch-musikalischen Erziehung von Klein- und Vorschulkindern. Aber auch bei klar umschriebenen Übungen mit Schülern können andere Sinneskanäle miteinbezogen werden. Unterstützende Reize oder Bewegungen werden in die Aufgabenstellung der Hörübung eingebaut und dann schrittweise langsam abgebaut oder modifiziert, wenn das Kind auf dem auditiven Kanal sicherer ist. Die Unterstützung kann weiterhin entweder visuell über Bildkarten oder taktil mit Realgegenständen geschehen. Je nach vorhandenen Räumlichkeiten lassen sich auch kinästhetische und vestibuläre Reize einbauen.

Die Hörerziehung beginnt – vor allem im Zusammenhang einer Anpassung und bei Kleinkindern – vorzugsweise mit non-verbalem Material, mit starken Hörreizen und weiten Kontrasten. Das Training mit non-verbalen Reizen geht dann zu einem sprachbezogenen Hörtraining über. Anfangs ist die Auswahlmenge der Items eher klein und überschaubar („closed set") und wird dann langsam ausgeweitet. Bei Schulkindern wie bei postlingual ertaubten Schülern wird schneller mit rein sprachlichem Material gearbeitet.

ZUSAMMENFASSUNG

Prinzipien zum Vorgehen:

- Wecken auditiver Aufmerksamkeit und Konzentration als Grundvoraussetzung,
- von non-verbalen zu sprachlichen und sprachlautspezifischen Aufgaben,
- von starken zu schwachen Reizen,
- von audiovisueller zu auditiver Stimulierung,
- von weiten zu engen Kontrasten,
- vom „closed set" zum „open set",
- von konkretem zu abstraktem Material,
- schrittweise Annäherung an Alltagsbedingungen mit Störlärm usw.

Die auditive Verarbeitung sollte multisensorisch unterstützt werden.

Inhalte und Aufbau eines umfassenden Hörtrainings

Hörtraining ist erst möglich, wenn eine Sensibilität für akustische Reize vorhanden ist. Hinführende Übungen zur *Schulung der allgemeinen Wahrnehmung* können das Hörtraining bei Bedarf vorbereiten. Darauf bauen *non-verbale* und zuletzt *sprachliche* und *sprachlautspezifische Hörübungen* auf. Am

Abschluß des Trainings sollte möglichst eine Phase des Transfers zum offenen Sprachverstehen im Alltag stehen.

! Es ergeben sich vier Stufen des Hörtrainings:
- **Vorbereitung mit allgemeiner Wahrnehmungsschulung in bezug auf Kontraste,**
- **non-verbales Hörtraining mit Geräuschen und Klängen,**
- **Hörtraining mit sprachlichem Material,**
- **sprachlautspezifisches Hörtraining zur Phonemidentifikation und -diskrimination.**

Stufe 1: Vorbereitende Übungen

Vor der Konzentration auf den auditiven Kanal sind bei vielen Kindern Übungen hilfreich, die auf das Hörtraining hinführen. Das Heranführen an die neuen Reize ist einerseits zur Unterstützung der Anpassung von Hörgeräten oder vor einer Cochlear-Implantation angebracht. Es kommt aber gleichzeitig dem darauf aufbauenden Hörtraining zugute.

! Kategorien für die Wahrnehmung akustischer Reize werden mit Hilfe anderer Wahrnehmungsbereiche (visuell, taktil, kinästhetisch, vestibulär, gustatorisch) erarbeitet und später auf die Hörwahrnehmung übertragen.

Beispielsweise kann die Unterscheidung von groß und klein, warm und kalt oder fest und locker spielerisch eingeübt werden. Im zweiten Schritt lassen sich diese Qualitäten auf Kategorien wie laut und leise oder hoch und tief übertragen.

Stufe 2: Allgemeines, non-verbales Hörtraining

Ein non-verbales Hörtraining bietet sich bei Kindern an, die noch keine sprachspezifische Aufmerksamkeit entwickelt haben. Es geht zunächst um eine allgemeine auditive Sensibilisierung; d.h. Spaß und Freude am akustischen Phänomen werden geweckt. Dies beinhaltet die Förderung des auditiven Interesses und der auditiven Aufmerksamkeit.

Sobald ein Hörbewußtsein geschaffen ist, kann mit der Konditionierung für die Hörtestsituation begonnen werden. In der Vorbereitungsphase einer Anpassung lernt das Kind, auf einen akustischen Reiz eine bestimmte Reaktion zu zeigen. Bei sehr kleinen Kindern sowie bei der Erstversorgung hochgradig schwerhöriger oder hörrestiger Kinder muß auf eigene Angaben des Kindes allerdings in der Regel verzichtet werden, da das Kind noch keine Hörgerichtetheit entwickeln konnte. Das eigentliche Hörtraining beginnt dann erst parallel zur Versorgung mit Hörgeräten oder einem Cochlear-Implant.

Das non-verbale Hörtraining bereitet das darauf aufbauende sprachliche und sprachlautspezifische Hörtraining vor. Es *fördert indirekt auch die auditive Wahrnehmung und Verarbeitung*. Neben der Zuordnung von Geräuschquellen werden beispielsweise Kategorien wie „gehört - nicht gehört" und „hoch - tief" erarbeitet. Hierfür können folgende Materialien eingesetzt werden:

- eigene Stimme (Tierstimmen usw.),
- eigener Körper, z. B. Hände (klatschen, klopfen etc.) und Füße (stampfen),
- Alltagsgeräusche,
- Instrumente.

Es können Geräusche und Klänge identifiziert, nachgeahmt und diskriminiert werden, lange von kurzen Geräuschen oder hohe von tiefen Klängen unterschieden und mit der eigenen Stimme produziert werden. Manche Übungen lassen sich mit geringem Aufwand in den Kontext eines vorstrukturierten Spiels integrieren. In diesem Rahmen kann auch die Differenzierung von Nutz- und Störschall gefördert werden, indem bestimmte Klangereignisse unter anderen herausgehört werden müssen.[5] Auch die Erweiterung zu *Sequenzen und Rhythmen verschiedener Geräusche und Klänge* ist möglich, um bereits auf dieser Stufe die auditive Merkfähigkeit und Sequenzierung zu fördern. Übersicht 8.8 faßt verschiedene Kontraste zusammen. Hierbei kommen auch *grobmotorische Elemente* aus der Rhythmikerziehung zum Einsatz. Parallel zum Angebot akustischer Reize wird das Kind kontinuierlich zur Nach-

Übersicht 8.8. Inhalte des non-verbalen Hörtrainings (Stufe 2)

Beim non-verbalen Hörtraining geht es um eine allgemeine, auditive Sensibilisierung. Neben der Identifikation von Geräuschquellen und Übungen zum Richtungshören wird teilweise auch schon an der auditiven Diskrimination gearbeitet. Besonders eignen sich die Kontraste:

- Gehört - nicht gehört (wie im Hörtest).
- Hoch - tief.
- Lang - kurz.
- Laut - leise.
- Schnell - langsam (bei Rhythmen).
- Wichtig - unwichtig (Figur-Hintergrund).

Der eigene Körper und die Stimme werden zur Unterstützung der auditiven Integration miteinbezogen.

[5] Diese Unterscheidung fällt Kindern mit Hörgeräten oder Cochlear-Implant oft besonders schwer, da alle Schallereignisse auf die gleiche Lautstärke verstärkt werden (vgl. Kap. 5.1, „Schweregrad der Hörstörung und Art der Sprachstörung").

ahmung und *Eigenproduktion* angeregt. Dies erfolgt im Hinblick auf eine ausgewogene *Aktivitätenverteilung* und zur Förderung der Eigenwahrnehmung bzw. des Eigenhörens. Aufbauend auf das allgemeine non-verbale Hörtraining wird dann langsam Sprache in die Hörübungen miteinbezogen.

Stufen 3 und 4: Sprachliches und sprachlautspezifisches Hörtraining

Das sprachliche Hörtraining (Stufe 3) erfolgt zunächst in klar abgegrenzten Übungssituationen und wird dann schrittweise in Richtung auf natürliche Hörsituationen ausgeweitet. Denn letztlich soll das Kind auch in offenen Kommunikationssituationen im Alltag möglichst viel verstehen und gut zurechtkommen. Darüber hinaus beinhaltet jede Arbeit mit und an der Sprache immer auch ein Hörtraining. In Übersicht 8.9 sind einige Kontraste und Inhalte für das sprachliche Hörtraining zusammengestellt. Die letztgenannten Inhalte sind allerdings nur für fortgeschrittene, hörerfahrene Schulkinder geeignet.

Hieran schließt sich Stufe 4 mit dem sprachlautspezifischen Hörtraining an. Minimalpaarübungen, also die Arbeit an phonematischen Kontrasten (erst Vokale, dann Konsonanten isoliert und in Wörtern) werden üblicherweise mit der Artikulationstherapie verknüpft (vgl. Kap. 8.6, „Bereich VI: Artikulationstherapie").

Hinweise zur Durchführung in der Therapie

Bei der Durchführung ist insbesondere zu beachten, daß die Hörübung möglichst *am Anfang der Sitzung* steht, da diese vom Kind am meisten Aufmerksamkeit erfordert.

Übersicht 8.9. Inhalte des sprachlichen Hörtrainings (Stufe 3)

- Gleich - ungleich (Sprachverständnis hierzu nicht nötig).
- Lange - kurze Wörter.
- Lautes - leises Sprechen.
- Analyse der Silbenanzahl.
- Schnelles - langsames Sprechen.
- Erweiterung der Hörmerkspanne.
- Wort-, Satzverständnis im „closed set".
- Verbesserung des Wort-, Satz- und Textverständnisses im „open set".
- Trainieren des Sprachverstehens im Störschall, z.B. auch in vivo.
- Üben des Telefonierens im „closed set", dann offene Gesprächsthemen.

Vor den eigentlichen Übungsaufgaben sollte dem Kind genügend Zeit für die Demonstration und das Vertrautmachen mit den Klängen, Geräuschen, Lauten oder Wörtern zur Verfügung stehen. Dazu gehört auch das eigene Ausprobieren und Imitieren. Anfangs können das Mundbild oder andere visuelle, taktile und kinästhetische Hilfen angeboten werden. Dies hängt davon ab, welche Sinneskanäle für das einzelne Kind geeignet scheinen. Dasselbe gilt für Verstärkermaterialien. Spezielle Hilfen wie die Mundbildkontrolle werden mit zunehmender Steigerung des Schwierigkeitsgrades abgebaut. Die Unterstützung durch geeignete grob- und feinmotorische Bewegungselemente bleibt im Sinne multisensorischen Vorgehens erhalten.

Innerhalb einer Übungs- oder Testsituation, wie sie zur Verlaufkontrolle erfolgen kann, ist vom Untersucher darauf zu achten, keine unbeabsichtigten Lösungshinweise zu geben. Gestische oder mimische Andeutungen, z.B. ein kurzer Blick auf die richtige Bildkarte, werden von hörgeschädigten Kindern garantiert beobachtet und ausgewertet.

Der Einsatz von Tonbändern und Audiokassetten ist wegen der schlechten Klangqualität bei hörgeschädigten Kindern problematisch. Die Arbeit mit diesen Medien in der Therapie entspricht einer hohen Schwierigkeitsstufe. Oft wird sie gar nicht möglich sein.

Besser läßt sich mit neueren *Programmen auf CD mit Computer* arbeiten, wenngleich diese manchmal unübersichtlich aufgebaut sind und die Gefahr der visuellen Reizüberflutung und Überbetonung des visuellen Kanals bergen. Dies kann umgangen werden, wenn die Übungen über CD-Player abgespielt werden. Die Arbeit mit Computerunterstützung hat aber den entscheidenen Vorteil, daß sie auf die meisten Kinder enorm motivationssteigernd wirkt.

Im übrigen gilt auch für den Bereich des Hörtrainings: Verschlechterungen der Hörreaktionen sind immer ernst zu nehmen. Reagiert das Kind unsicher oder gar nicht mehr auf Geräusche oder Sprache, die vorher gehört wurden, sollte sofort ein Hörtest und eine Kontrolle der Hörgeräte oder des Cochlear-Implants durchgeführt werden.

ZUSAMMENFASSUNG

- Kinder brauchen vor der Hörübung etwas Zeit, um sich mit dem Material vertraut zu machen.
- Hörübungen sollten möglichst zu Beginn einer Therapiesitzung durchgeführt werden.
- Hörspiele und Feedback über Tonband oder Audiokassette sind aufgrund der schlechten Klangqualität für schwerhörige Kinder weniger geeignet als CDs.

Übungsbeispiele zum Hörtraining für Klein- und Vorschulkinder

Viele der folgenden Vorschläge betreffen die allgemeine non-verbale Hörförderung. Sie lassen sich aber bei Bedarf auch leicht erweitern und zu sprachlichen Übungen abwandeln. Der Schwierigkeitsgrad der Übungen kann jeweils variiert werden. Als schwierigste Stufe kommt die Durchführung der Aufgaben mit Störgeräuschen in Frage. Parallel zum isolierten Hörtraining wird durch das Einbeziehen anderer Sinneskanäle zugleich immer auch die Hörverarbeitung gefördert:

- **„Steh oder geh“** (gehört - nicht gehört).
  Einer trommelt, der andere bewegt sich, tanzt oder läuft. Bricht das Trommeln ab, hält er in der Bewegung inne und bleibt stehen. Danach werden die Rollen getauscht. Die Übung kann ausgeweitet werden zu Bewegungen im gleichen Rhythmus. Auch andere Instrumente oder Radiomusik sind möglich.
- **„Percussionübung“** (Sequenzierung, auditives Gedächtnis).
  Verschiedene Rhythmen werden getrommelt, geklatscht oder gestampft. Bei abwechselndem Vor- und Nachmachen kann der Schwierigkeitsgrad gesteigert werden.
- **„Bauernhof“** (Identifikation - Diskrimination).
  Tierstimmen werden von der Logopädin vorgemacht. Sie sollen dann vom Kind einzelnen Bildern oder Realgegenständen zugeordnet werden. Dabei wird das Kind die Stimmen meist spontan imitieren. Eine Erweiterung zur Äußerung von verschiedenen Stimmungen ist sinnvoll und kann viel Spaß machen.
- **„Instrumenteraten“** (Identifikation - Diskrimination - Sequenzierung - auditives Gedächtnis).
  Verschiedene Musikinstrumente werden erst ausprobiert und dann abwechselnd geraten. Eine Erweiterung zum Nachmachen von vorgespielten Sequenzen und Melodien ist genauso möglich wie die Durchführung mit Stimme.
- **„Radiospiel“** (Identifikation - Diskrimination).
  Unter einer Decke liegen verschiedene Alltagsgegenstände, die unterschiedlich klingen, z. B. Seidenpapier, Plastikfolie, Topf mit Kochlöffel, Rassel etc. Ein zweiter Satz der gleichen Gegenstände liegt offen auf dem Tisch. Einer nimmt sich unter der Decke einen Gegenstand und macht damit ein Geräusch, der andere rät und macht das Geräusch nach.
- **„Geräuscheraten“** (Identifikation - Diskrimination - Sequenzierung).
  Gebraucht werden verschiedene Geräuschquellenpaare. Das Kind hat die gleichen Gegenstände wie die Logopädin, z. B. Glas mit Löffel, Trillerpfeife, Tröte, Klingel, Heulstab. Zwischen Kind und Logopädin steht ein Sichtschutz. Die Übung beginnt mit Vormachen und Nachmachen der Geräusche und wird gesteigert von weiten zu engen Kontrasten und schließlich zu Sequenzen mehrerer Geräusche hintereinander.
- **„Geräuschmemory“** (Identifikation - Diskrimination - auditives Gedächtnis).
  Gemeinsam wird ein Geräuschmemory hergestellt. Dazu können beispielsweise gleich aussehende Filmdosen verwendet werden. Jeweils zwei werden mit dem gleichen Inhalt gefüllt. Als Material eignet sich Reis, kleine Steine, Klangkugeln, Schellen, Büroklammern, Streichhölzer, Erbsen, Murmeln, Kandiszucker usw. Danach werden die Dosen gemischt. Allein durch Schütteln und Hinhören soll das Kind die Paare herausfinden.

- **„Wecker verstecken"** (Lokalisation).
Die Logopädin versteckt einen klingelnden Wecker im Raum, während das Kind sich die Augen zuhält oder sich umdreht. Danach muß das Kind den Wecker suchen. Je nach Alter des Kindes können Hilfen wie „heiß" – „kalt" oder auch Eingrenzen des Suchbereiches gegeben werden. Hat das Kind den Wecker gefunden, darf es ihn selber verstecken. Die Logopädin muß suchen. Bei der Auswahl des Weckers sollte der Hörverlust des Kindes bedacht werden. Je nach Grad und Art der Schwerhörigkeit muß ein lauter Wecker oder einer mit tieffrequenten Brummgeräuschen gewählt werden. Mit einem hochfrequenten Weckton kann die Übung u. U. zu schwierig sein.
- **„Bello-Spiel"** (Lokalisation).
Der müde Bello bewacht einen Knochen. Er hat dabei die Augen geschlossen und muß daher genau hinhören, aus welcher Richtung der Dieb sich nähert. Dieser stampft, schleicht, macht ein Geräusch oder summt, je nach gewünschtem Schwierigkeitsgrad.
- **„Mäuschen, sag mal piep"** (Lokalisation).
Dieses bekannte Spiel ist für die Gruppensituation gut geeignet. Die Durchführung ist auch mit einer Klingel oder einer anderen Geräuschquelle möglich. Als Steigerung können eine leisere Stimme eingesetzt bzw. leise Geräusche gewählt werden. Man kann auch zu einem Frequenzbereich wechseln, mit dem das Kind mehr Schwierigkeiten hat.
- **„Topfschlagen"** (Lokalisation).
Die Logopädin macht Geräusche mit einem Topf und einem Kochlöffel. Das Kind hat die Augen verbunden und soll hören, woher das Geräusch kommt. Es kann dann in diese Richtung zeigen. Genauso ist die bekanntere Variante möglich, daß das Kind mit verbundenen Augen durch den Raum krabbelt. Es darf dabei auf dem Boden um sich herum solange mit dem Kochlöffel schlagen, bis es den Topf auf diese Weise gefunden hat.
- **„Wassermusik"** (hoch – tief).
Kind und Logopädin experimentieren mit Gläsern, die mit verschiedener Füllhöhe mit Wasser gefüllt werden.
- **„Vogel und Bär"** (hoch – tief).
Entsprechende Klebebilder von einem Vogel und einem Bär (wahlweise auch Elefant und Maus oder andere Tiere) werden oben und unten auf der Tastatur aufgeklebt. Die Logopädin schlägt Tasten im hohen oder tiefen Bereich an; das Kind errät, ob das der Vogel war oder der Bär. Die Übung läßt sich gut von weiten zu engeren Kontrasten steigern und bietet sich dazu an, Rhythmen und Bewegung mit in den Ablauf aufzunehmen. So kann das Kind das entsprechende Tier stampfend oder flügelschlagend nachahmen und den Rhythmus übernehmen. Ein Rollentausch ist sinnvoll. Mit veränderter Geschwindigkeit oder Lautstärke des Keyboardspiels können auch Stimmungen zum Ausdruck gebracht werden. Manchmal entwikkeln sich daraus regelrechte Rollenspiele.
- **„Turmbau"** (laut – leise).
Die Logopädin produziert laute (rot) oder leise (blau) Töne oder Geräusche mit ihrer Stimme oder mit Instrumenten etc. Das Kind baut mit

Bauklötzen den blauen oder roten Turm auf. Am Ende darf es die Türme mit Getöse einstürzen lassen.

- **„Buschtrommel“** (laut – leise).
  Mit Trommeln oder anderen Musikinstrumenten werden laute und leise Geräusche im Rollentausch abwechselnd vor- und nachgemacht. Dieses Spiel ist sehr beliebt, birgt aber auch die Gefahr des Entgleisens. Für Kinder, die keine Grenzen und Regeln einhalten können, ist es zum Hörtraining ungeeignet. Möglich ist die Durchführung auch im Kontext einer vorgegebenen Situation wie z. B. Aufwachen, Streiten, Gewitter, Fest.

Im Handel erhältliche *Spiele zur Hörförderung auf Audiokassette* sind z. B. „Was hörst du?“[6] und „Lotto Sonore“[7].

Beide Spiele sind in der Art ihrer Aufmachung ausschließlich für Vorschulkinder geeignet. Das Material umfaßt jeweils Bildkarten. Es können jedoch auch andere Bilder oder Realgegenstände benutzt werden. Die Klangqualität ist für Schwerhörige allerdings nur bedingt geeignet.

Sprachliche und sprachlautspezifische Übungen bei älteren Kindern

Mit Schülern ist ein non-verbales Hörtraining in der Regel unangebracht. Identifikation und Diskrimination von Geräuschen und Klängen haben hörgeschädigte Schulkinder meist jahrelang geübt. Diese Aufgaben langweilen und unterfordern sie zunehmend.

Sofern ein isoliertes Hörtraining überhaupt angezeigt ist, liegen die Schwerpunkte eher bei der phonematischen Diskrimination, der Verbesserung der auditiven Merkspanne und Sequenzierung sowie beim Training der Selektion von Nutz- und Störschall. Es empfiehlt sich, sprachlautspezifisch und in Kontrasten zu arbeiten. In Kap. 8.3, „Stufen 3 und 4: Sprachliches und sprachlautspezifisches Hörtraining“, sind einige Kontraste aufgeführt.[8] Unterstützend können die unten beschriebenen Computerprogramme in die Therapie miteinbezogen werden. Zur Steigerung der Motivation ist auch das Wiederholen von Tests (BLDT, Mottier-Test, Bildwortserie zur Lautagnosieprüfung) oder von Testaufgaben am Computer in gewissen Abständen sinnvoll. Schüler wollen gefordert werden. Sie sind aus der Schule konzentriertes Arbeiten gewöhnt. Dosierter Streß kann die Motivation zuweilen erhöhen.

In vielen Fällen geht es jedoch weniger um ein isoliertes Hörtraining, als vielmehr um die *Verbesserung der Eigenkontrolle*. Im Rahmen einer Artikulations- oder Stimmbehandlung können Muster verschiedener Sprech- oder Stimmweisen direkt gegenüber gestellt werden. Fremd- und Eigenhören werden parallel zur Produktion gefördert. Für die auditive Eigenkontrolle der

---

[6] Herausgegeben vom Ravensburger-Spieleverlag.
[7] Herausgegeben von Nathan 337101, Nr. 71771.
[8] Auf die Auflistung sprachlautspezifischer Übungen und Wortpaare wird verzichtet, da jeder Logopädin genügend entsprechende Wortlisten aus der SES- und Dyslalietherapie zur Verfügung stehen dürften.

Stimme bietet sich als Hilfe oft der kinästhetische Kanal an, während sich bei der Artikulationsbehandlung für die Anbahnung eher lautunterstützende Bewegungen bewährt haben. Dies gilt insbesondere bei hochgradig Schwerhörigen und bei Cochlear-Implant-Trägern, da die auditive Eigenkontrolle über die Knochenleitung hier komplett wegfällt.

In jedem Fall ist mit fortgeschrittenem Alter der Kinder die Transparenz der Therapieziele immer wichtiger. Viele Schüler wissen, was sie beim Hören oder Sprachverstehen bzw. an ihrer Stimme oder Aussprache verbessern möchten. Der Therapieplan kann dann gut gemeinsam entwickelt werden. Bei der Gestaltung der einzelnen Aufgaben sind Hobbys und individuelle Interessen der Schüler zu berücksichtigen. Motivationsfördernd wirkt auch, wenn die Lernschritte möglichst alltagsbezogen konzipiert sind. Dies können beispielsweise Trainieren des Sprachverstehens im „open set", Telefonieren, sprachlautspezifisches Hörtraining mit Tonband oder eine Testsituation bei leichtem Störlärm sein.

Hörtrainings auf CD, die mit Bildunterstützung am Computer und teilweise auch über CD-Player durchgeführt werden können, sind z. B.:

- Audiolog – Förderung auditiver Funktionen,
- IBM-Sprechspiegel III – Therapie bei Hör-, Stimm- und Sprechstörungen,[9]
- Detektiv Langohr,[10]
- Audio 1,[11]
- Hörlabor 1.0.[12]

Das Material eignet sich teilweise zwar auch für Vorschulkinder; die Hauptzielgruppe sind jedoch Schüler. Die Aufmachung der meisten Programme als Lernspiel erlaubt älteren Kindern über die Therapiesituation hinaus auch ein eigenständiges Üben zu Hause. Es ist dann allerdings darauf zu achten, daß die Übungssequenzen nicht zu lange ausgedehnt werden.

ZUSAMMENFASSUNG

- **Im Schulalter gewinnt die Verbesserung der Eigenwahrnehmung zunehmend an Bedeutung.**
- **Das Hörtraining wird in bezug auf Artikulation und Stimme ausgeweitet.**
- **Mit zunehmendem Alter werden Schüler stärker in die Therapieplanung miteinbezogen und übernehmen selbst Verantwortung für die Therapie und den Transfer.**

[9] Beide Programme werden vertrieben durch die Phoenix Software GmbH, Adolf-Hombitzer-Str. 12, D-53227 Bonn (www. phnxsoft.com).

[10] Es ist erhältlich bei: Trialogo Verlag, Bücklein & Joekel GbR, Postfach 102117, D-78421 Konstanz.

[11] Es kann bezogen werden vom Eugen Traeger Verlag, Hoher Esch 52, D-49504 Lotte.

[12] Bestellt werden kann es bei A. Tschammer, Schubertstr. 21, D-53359 Rheinbach (www. datelsoft.de).

Besonderheiten des Hörtrainings in der Cochlear-Implant-Rehabilitation

Die leicht veränderten Akzente in der Cochlear-Implant-Rehabilitation ergeben sich teilweise aus dem Grad der mit Cochlear-Implant versorgten Hörstörungen, teilweise auch aus den technischen Gegebenheiten. Hinzu kommt das stetig sinkende durchschnittliche Implantationsalter.

Kinder, die vor der Implantation *noch nie verwertbare Höreindrücke* hatten, müssen erst einmal Interesse an dem neu erworbenen Kanal entwickeln. Das Kind weiß noch nichts mit den neuen Erfahrungen anzufangen, da die Hörbahnreifung noch gar nicht erfolgen konnte. Daher ist es in den meisten Fällen günstig, zunächst mit starken Höreindrücken zu stimulieren. Die Sprachanbahnung besteht bei diesen Kindern dementsprechend in einer grundlegenden *Anregung der vorsprachlichen Laut- und Lallproduktion.*

Entsprechend wird auch die Beratung der Eltern zum Kommunikationsverhalten zuerst betonen, daß die Aufmerksamkeit im Alltag auf akustische Reize gelenkt werden soll. Zu diesem Zweck müssen dem Kind besonders in der ersten Phase nach der Anpassung regelmäßig *starke Höreindrücke* angeboten werden. Zusätzlich sollen die Eltern Geräusche für das Kind versprachlichen. Ähnlich wie bei der Hörgeräteanpassung ist darüber hinaus eine genaue Beobachtung der Reaktionen des Kindes auf das Cochlear-Implant nötig. Dies ist im Hinblick auf die Sicherung der Akzeptanz des Gerätes und bezüglich einer optimalen Prozessoreinstellung von Bedeutung.

Unabhängig vom Alter des Kindes und seinen vorangegangenen Hörerfahrungen können sich im Verlauf der Sprachentwicklung mit dem Cochlear-Implant auch Schwierigkeiten ergeben bei der Kontrolle der eigenen Lautproduktion, der Lautstärke, der Stimmhöhe und des Stimmklangs. Symptome sind beispielsweise eine überhöhte Lautstärke, ein hypernasaler und gepreßter Stimmklang sowie Schwierigkeiten bei der Lautbildungskontrolle. Im Verlauf der Rehabilitation sollten auch diese Faktoren berücksichtigt und entsprechend behandelt werden.

Zu den technischen Besonderheiten gehört einerseits die Art der Übertragung und andererseits die bisher noch überwiegend einseitig erfolgende Versorgung. Die Übertragung durch das Cochlear-Implant wird von den meisten Kindern und Erwachsenen im *Vergleich zu Hörgeräten als hochfrequenter* empfunden. Die Unterscheidung zwischen Männer- und Frauenstimmen ist dadurch für ehemalige Hörgeräteträger anfangs oft schwierig. Auch scheinen häufiger Schwierigkeiten bei der Diskrimination hochfrequenter Laute zu bestehen. Aus der derzeit noch überwiegend *einseitigen Versorgung* mit dem Cochlear-Implant ergeben sich Nachteile für die binaurale Hörverarbeitung. Das Richtungshören erfordert eigentlich das beidohrige Hören und bereitet dem Cochlear-Implant-Träger entsprechende Schwierigkeiten. Übungen zur Lokalisation besitzen daher in der Rehabilitationsphase keine Priorität.[13]

[13] Dazu ist zu bemerken, daß manche Kinder am nichtimplantierten Ohr noch eine gewisse Zeit vom Hörgerät profitieren. Insbesondere zeigen Verlaufskontrollen nach der Implantation, daß das Hörvermögen des nichtimplantierten Ohres sich in dem ersten halben Jahr nach der Sprachprozessoranpassung mitunter erheblich verbessern kann. Allerdings nimmt diese Wirkung danach in der Regel wieder ab.

ZUSAMMENFASSUNG

- Zur Anregung der Hörbahnreifung sollte zunächst mit starken akustischen Reizen stimuliert werden.
- Der durch das Cochlear-Implant vermittelte Höreindruck wird von vielen ehemaligen Hörgeräteträgern subjektiv als hochfrequenter wahrgenommen.
- Aufgrund der noch vorwiegend einseitigen Versorgung mit dem Cochlear-Implant ist das Richtungshören damit erschwert.

8.4 Bereich IV: Sprachverständnisaufbau und Wortschatzerweiterung

Die hier beschriebenen Aspekte der Semantiktherapie betreffen hauptsächlich die Arbeit mit Klein- und Vorschulkindern, die prä- oder perilingual eine Hörschädigung erlitten haben. Dabei gibt es oft gar keinen direkten Zusammenhang zur Hörkurve. Auch das Sprachaudiogramm mit Hörgeräten oder Cochlear-Implant ist für die Beurteilung der Sprachverständnisfähigkeiten nur bedingt aussagekräftig. Es zeigt das Sprachverstehen bei Konzentration. Das heißt, es zeigt, was das Kind hört, aber nicht, ob es die Bedeutung der Wörter versteht.

Kinder mit später eingetretener Schwerhörigkeit oder mit längeren Hörgeräte- oder Cochlear-Implant-Erfahrungen verfügen in aller Regel bereits über einen gewissen Sprachschatz, auf dem sie aufbauen können. Die gezielte Förderung im Bereich Semantik bildet dann meist keinen eigenen Therapieschwerpunkt mehr, sondern begleitet die gesamte Therapie quasi im Hintergrund. Außerdem differenziert sich der Wortschatz mehr und mehr auch im Alltag. Problematisch und mit Schwierigkeiten behaftet ist bei vielen Kindern dennoch der Erwerb von Abstrakta, und insbesondere von Wörtern mit emotionalem Inhalt oder vom direkten Inhalt abweichender Konnotation. Ein Extremfall abweichender Bedeutung des Gesagten vom direkten Wortlaut ist beispielsweise die Ironie. Ironische Äußerungen werden auch von älteren hörgeschädigten Kindern kaum verstanden. Die Wortschatzerweiterung und die Verbesserung des Sprachverständnisses auf dieser Ebene hängen auch von der sprachlichen Umgebung, der gezielten Anregung durch Gespräche und Lesen und nicht zuletzt von den eigenen Interessen des Kindes ab.

In diesem Kapitel geht es somit darum, wie dieser Prozeß angeregt und in Gang gebracht werden kann, wenn bislang zu wenig verwertbare Höreindrücke vorhanden waren. Somit beinhaltet die Arbeit am Sprachverständnis und am Wortschatz gleichzeitig auch immer eine Förderung der auditiven Wahrnehmung und Verarbeitung auf sprachlicher Ebene.

Ein frühzeitiger Beginn der Sprachverständnistherapie ist ratsam, um die Auswirkungen der Hörbehinderung auf die Sprachentwicklung und mögliche Sekundärfolgen für die soziale und emotionale Entwicklung zu begrenzen (vgl. Kap. 2.3, Abschnitt „Auswirkungen der erschwerten Kommunikationsbedingungen auf das Verhalten“).

Ziel

Langfristig geht es bei der Semantiktherapie natürlich auch um eine Verbesserung des offenes Sprachverstehens. Wörter, die bekannt sind, werden leichter gehört und verstanden als unbekannte und damit für das Kind manchmal sinnleere Wörter.

Zunächst steht aber die Förderung einer an lautsprachliche Begriffe gebundenen Bedeutungs- und Begriffsentwicklung im Vordergrund des Interesses.

Das Kind soll die Möglichkeit haben, frühzeitig mit dem Aufbau eines Lexikons beginnen zu können, das ihm dann passiv wie aktiv zur Verfügung steht.

Prinzipien und Inhalte der Semantiktherapie

Zu Beginn lehnt sich die Auswahl der Themen und Materialien möglichst eng an die Erfahrungs- und Erlebniswelt des Kindes an. Es geht um einen *handlungsbezogenen Spracherwerb*, der sich an den *individuellen Interessen* des Kindes orientiert.

Das Kind profitiert nicht vom Antrainieren einzelner Wörtern, deren Sinn es gar nicht versteht. Es bildet keine Begriffe davon und kann diese Wörter kaum in seinen aktiven Wortschatz aufnehmen. Ansprechende Spiel- oder Gesprächssituationen, in denen neue Wörter in immer wieder neuen Handlungszusammenhängen angeboten werden, fördern dagegen die *Begriffsbildung*. Zur Unterstützung der Sprachverarbeitung bezieht die Auswahl und Gestaltung der „Spiele" verschiedene Sinneskanäle mit ein. Zugleich wird das Kind zu einem *kreativen Umgang mit seinen eigenen Sprachäußerungen* angeregt und ermuntert. Es erhält Raum, selber mit der Sprache zu experimentieren.

Dies kann dann bei den verschiedensten Aktivitäten fortgesetzt werden. Dabei sollte auch immer wieder sprachlich auf die Gefühlszustände des Kindes eingegangen werden, um einerseits die *emotionale Entwicklung* zu fördern und dem Kind zugleich den Zugang zu abstrakten Begriffen zu erleichtern. Entsprechende Spiele mit emotionalem Bezug sind dafür genauso geeignet wie eine situationsadäquate, spontane Verbalisierung der kindlichen Empfindungen in der Therapie oder im Alltag (vgl. Axline 1990).

Das heißt, die *Begriffs- und Bedeutungsentwicklung* wird Hand in Hand mit der *Sprechfreude* und der emotionalen Entwicklung gefördert.

! **Das Wecken von Interesse an Sprache ist die grundlegende Voraussetzung für das Gelingen der gesamten Sprachentwicklung.**

Indem das Kind erfährt, daß es in einen Dialog mit seiner Umwelt treten kann, wird es motiviert, sich selbst Sprache anzueignen. Es wird selbst aktiv für seine Sprachentwicklung und übernimmt immer mehr die Regie für diesen Prozeß. Dazu ist allerdings die initialisierende Anregung und Förderung in der Therapie und im Alltag wichtig. Eine erfolgreiche Umsetzung kann spätere, langwierige Therapiemaßnahmen verkürzen oder manchmal auch überflüssig machen. Dies gilt auch für Artikulationstherapien.

Regelmäßige Spontansprachtranskripte dienen dazu, die Entwicklung des Wortschatzes und den Erwerb bestimmter Wortarten zu dokumentieren. Die Semantikentwicklung verläuft im Klein- und Vorschulalter meist noch eng an der syntaktisch-morphologischen Entwicklung. Die sprachliche Verstärkung beinhaltet wie bei der herkömmlichen Semantiktherapie vorwiegend indirekte, modellierende Verfahren. Das entspricht z.B. dem von Wyatt beschriebenen semantischen Feedback und der Extension und Expatiation nach Dannenbauer (vgl. Wyatt 1973, v.a. das Kapitel zum Sprachkreis und den verschiedenen Feedbackmethoden, S. 17–36; Dannenbauer 1983, S. 457ff).

ZUSAMMENFASSUNG

- Die kindliche Begriffsbildung wird gefördert durch direkten und sinnvollen Handlungsbezug. Dazu gehören auch die so angebotenen sensorischen Reize.
- „Spiele" mit emotionalen Bezügen und die Versprachlichung von Gefühlszuständen des Kindes fördern die emotionale Entwicklung wie den Spracherwerb von Abstrakta und Gefühlswörtern gleichermaßen.
- Ein kreativer Umgang des Kindes mit seinen eigenen Sprachäußerungen wird unterstützt.

Allgemeine Durchführungshinweise

Die Methoden entsprechen im wesentlichen der Sprachverständnistherapie bei Sprachentwicklungsstörungen normalhörender Kinder. Bei der Durchführung ist aber auf die besonderen Schwierigkeiten des schwerhörigen Kindes einzugehen.

TIP

Anfangs werden vor allem die Sinneskanäle mit Sprache kombiniert angeregt, die dem jeweiligen Kind bei der Aufnahme von Sprache eine Hilfe sind. Dies kann sehr unterschiedlich sein. Während ein Kind eher von *rhythmischer Strukturierung* und *grobmotorischen Elementen* profitiert, kann das gleiche Vorgehen die Konzentration und Aufnahmefähigkeit eines anderen Kindes eher negativ beeinflussen. Manche Kinder brauchen Unterstützung durch *Feinspannungsaufgaben mit taktil-kinästhetischen Reizen*, andere bedürfen vielleicht nur einiger klarer und konsequent durchgehaltener *Regeln*.

Bei der *multisensorischen Förderung* sollten von Zeit zu Zeit auch die Sinneskanäle versuchsweise miteinbezogen werden, mit denen das Kind Schwierigkeiten hat. Erstens kann sich die Bevorzugung bestimmter Reizarten bei der Aufnahme oder Produktion von Sprache verändern. Zweitens geht es auch um die Steigerung der Anforderungen und das Schaffen neuer, alltagsbezogener Lernanreize. Außerhalb der Therapiesituation ist eine Begrenzung auf bestimmte Einflußreize oft nicht möglich. Darauf muß das Kind vorbereitet werden, um entsprechende Lösungsstrategien oder Möglichkeiten der Abgrenzung entwickeln zu können. Die Eltern hospitieren oder werden über die aktuellen Therapieschritte auf dem Laufenden gehalten, damit sie die Therapie zu Hause unterstützen können. Der Transfer kann zuweilen auch darin bestehen, dem Kind konkrete Sinneserfahrungen im Alltag zu ermöglichen, die ihm noch als Basis für die Sprachentwicklung fehlen.

! **Auf eine ausgewogene Aktivitätenverteilung ist sowohl in der Therapie als auch im Alltag zu achten. Das *eigene Ausprobieren und die intensive Beschäftigung mit* Materialien ist für die Begriffsbildung wie für das Selbstvertrauen des Kindes entscheidend (vgl. Szagun 1996, Ayres 1984).**

Es ermöglicht dem Kind auch, seine eigene Phantasie in den Spracherwerbsprozeß miteinzubringen. Werden diese Aspekte beachtet, fördert das die Konzentration und Lernbereitschaft wie auch das Selbstbewußtsein des Kindes.

In der Therapie und im Gespräch wird dem Kind das *Mundbild* als zusätzliche Hilfe angeboten. Auch in der häuslichen Umgebung sollten die Bezugspersonen dem Kind zur Unterstützung ihrer Sprachäußerungen ihr Mundbild - doch nicht krampfhaft und künstlich - zur Verfügung stellen. Der visuelle Kanal ist bei hörgeschädigten Kindern häufig überdurchschnittlich gut entwickelt und hilft, die fehlenden auditiven Informationen zu kompensieren. Daher kann das Kind in der Regel mit Hilfe des Mundbildes Sprache besser aufnehmen. Dies gelingt um so mehr, wenn es bereits eine Fähigkeit zum Lippenablesen ausgebildet hat. Aber auch ohne die Entwicklung dieser Fähigkeit wirkt das Mundbild unterstützend bei der Sprachaufnahme und -verarbeitung, wie übrigens bei normalhörenden Kindern auch. Warum sollte man dem hörgeschädigten Kind ausgerechnet bei der schwierigen und komplexen Aufgabe der Sprachentwicklung Kanäle vorenthalten, die fast jedem normalhörenden Kind zur Verfügung stehen?[14]

Schließlich ist noch anzumerken, daß es bei vielen Kindern im Verlauf der Therapie mit wachsender Sprachkompetenz und -performanz zu einer erneuten Trotzphase kommt. Dies ist ein Zeichen dafür, daß das Kind die Macht der Sprache entdeckt hat und zu nutzen beginnt. Insofern ist diese Entwicklung zu begrüßen und sprachlich entsprechend zu verstärken. Allerdings bedeutet das nicht, daß dem Kind diesbezüglich keine Grenzen gesetzt werden sollen.

ZUSAMMENFASSUNG

- **Eine ausgewogene Aktivitätenverteilung sowie Raum für die kindliche Phantasie und sensomotorische Erfahrungen fördern die Entwicklung des Sprachverständnisses.**
- **Die konventionell multisensorische Sprachverständnistherapie wird unterstützt durch rhythmisch-melodische, grobmotorische und feinmotorische Aufgaben wie durch visuelle Hilfe durch das Mundbild.**

[14] Diese Auffassung, genauso wie die Notwendigkeit multisensorischer Förderung, wird zunehmend auch von Verfechtern der streng eindimensionalen, sog. „unisensorischen" Hörerziehung zur Kenntnis genommen (vgl. Schmid-Giovannini 1996).

Durchführung innerhalb einer Therapiesitzung

Bewährt hat sich, eine Sitzung jeweils unter ein *Oberthema* zu stellen. Die Auswahl des Oberthemas sollte sich an den Interessen des jeweiligen Kindes orientieren. Die neu angebotenen Wörter stammen so aus einem Wortfeld. Diese klare Zuordnung erleichtert dem Kind die Verarbeitung und Zuordnung im Lexikon.

In verschiedenen *sinnvollen Handlungzusammenhängen* erfährt das Kind durch intensive Beschäftigung mit dem Material, durch eigenes Ausprobieren und durch das Vorbild, was man mit den Dingen tun kann, und wie die Wörter benutzt werden.

Beispiel

Zum *Beispiel* kann das Wortfeld Früchte mit unterschiedlichen Spielaufgaben und unter Einbeziehung verschiedener Sinneskanäle erarbeitet werden. Wenn die Früchte vorgestellt sind, bieten sich an:

- Plastikfrüchte mit den Händen unter einem Tuch ertasten und benennen,
- Kaufladen mit denselben Früchten spielen,
- das Plastikobst waschen und abtrocknen, danach Picknick spielen,
- Verknüpfen mit kleinem Singreim, mit Bewegung oder Fingerspiel
- Kim-Spiel,
- das Kind z.B. vier Früchte mitbringen lassen, das Obst waschen und anschließend zu Obstsalat verarbeiten,
- Pantomimeratespiel dazu, wie man diese Früchte schält und ißt, die Früchte sollen erraten werden,
- Bildkarten mit Abbildungen der Früchte dazu, um zu abstrakterer Stufe überzugehen,
- Memoryspiel mit den entsprechenden Bildkarten,
- Verstecken oder Verteilen von Bildkarten im Raum, anschließend abtreffen und benennen; es kann dann dazu übergegangen werden, mehr zu den Bildern zu erzählen, z.B., wann man das gegessen hat, ob es süß oder sauer ist, welche Tiere das mögen (wenn das Wortfeld Tiere schon erarbeitet wurde) etc.

Diese Liste ist nicht vollständig und soll nur veranschaulichen, wie im Einzelfall das Vorgehen aussehen könnte. Während dieser Aufgaben werden die Handlungen immer wieder versprachlicht. Das geschieht zunächst vielleicht nur durch das Wiederholen einzelner Wörter und wird dann mit zunehmendem Sprachschatz des Kindes systematisch ausgeweitet. Dabei ist es einmal wichtig, kontinuierlich das Mundbild anzubieten und dem Kind desweiteren immer wieder Raum zu lassen, die Wörter aufzugreifen oder sich selbst anders zu äußern.

In der darauffolgenden Sitzung sollten dieselben Wörter wieder in irgendeiner Form präsent sein, und zur Festigung entweder nur wiederholt oder in neue Themen und Handlungen einbezogen werden. Indem so ein Wortfeld schrittweise erweitert wird, kann das Kind etwas mit den Wörtern anfangen. Dadurch, daß das Wortmaterial in verschiedenen Situationen immer wieder aufgegriffen wird, lernt das Kind, die Wörter zu begreifen, sie zu kategorisieren und in verschiedenen Situationen selber einzusetzen. Auf diese Weise kann dann auch zum Erarbeiten *semantischer Relationen* (Sortieren nach Wortfeldern, Oberbegriffe - Unterbegriffe, Teil - Ganzes etc.) übergegangen werden.

TIP

Es sollte darauf geachtet werden, daß sowohl das Sprachangebot wie das Feedback kommunikationsadäquat in lebendiger und natürlicher Weise erfolgen.

Ein mechanisches Wiederholen hat eher zur Folge, daß das Kind das Interesse verliert und seine Aufmerksamkeit abwendet. Mit etwas Geschick kann mit wachsendem Sprachschatz des Kindes auch die Syntaxtherapie in solche Sitzungen eingebaut werden, ohne daß das jeweilige Oberthema der Sitzung verändert werden müßte. Es ändert nur die Art, in der die Spielsituation von der Logopädin vorstrukturiert wird.

8.5 Bereich V: Syntaxbehandlung

Dieser Bereich der Therapie zieht sich häufig über einen langen Zeitraum hin. Wie eingangs in Kap. 2.4, Abschnitt „Syntax und Morphologie“, zu den speziellen syntaktischen Problemen hörgeschädigter Kinder ausführlich erläutert, bestehen hauptsächlich Schwierigkeiten beim Erkennen und Zuordnen syntaktischer Beziehungen innerhalb eines Satzes sowie bei den morphologischen Markierungen.

Aufgrund unvollständiger Sprachinformationen über das Gehör ist die syntaktische Regelableitung erschwert. Das zeigt sich unter anderem im Fehlen von Funktionswörtern, besonders Pronomen, die nicht vorrangig inhaltstragend sind, sondern eher Bezüge unter den Satzteilen herstellen.

Die Methoden der Syntaxbehandlung entsprechen weitgehend denen bei normalhörenden Kindern. Entsprechend wird die erweiterte Spontansprachanalyse, wie bereits in Kap. 6.1, Abschnitt „Erweiterte Spontansprachanalyse“, beschrieben, oder die Grammatikanalyse von Schrey-Dern (vgl. Dickmann et al. 1994, S 51–76, „Morphologisch-syntaktische Analyse“ und der Auswertungsbogen für das „Screening-Grammatikerwerb“) zur Verlaufskontrolle und zur Anpassung der Therapieziele auf das aktuelle Sprachniveau angewendet. Die Behandlung erfolgt mit Hilfe modellierender Verfahren, wie sie z. B. von Dannenbauer (1983) zusammengestellt wurden.

Ziel

Dem hörgeschädigten Kind soll auch in bezug auf Syntax und Morphologie ein möglichst natürliches Lernen ermöglicht werden. Dies geschieht, indem sich die Therapie genau an den individuellen Sprachentwicklungsschritten des Kindes orientiert. Das Angebot reiner Alltagssprache genügt jedoch nicht, um den Erwerb von Regeln und Strukturen der Grammatik unter den erschwerten Bedingungen einer Hörschädigung zu gewährleisten. Insbesondere bei der Therapie mit Schülern ist diese unzureichend, auch deswegen, weil die Sprachvorbilder und das Ausmaß der Ansprache in den Familien sehr stark variieren.

Es geht daher um einen Mittelweg, nämlich die Verbindung von natürlichem Sprachangebot und gezielter Stimulation bestimmter Syntaxmuster in vorstrukturierten Kommunikationssituationen. Diese Kombination erlaubt es dem Kind, ähnlich wie im natürlichen Spracherwerb, selbständig syntaktische und morphologische Regeln aus dem vorhandenen Sprachmaterial abzuleiten und umzusetzen. Es lernt durch Nachahmung und Abstraktion, selbst korrekte Sätze zu „bauen“, ohne daß das Gefühl systematischen Lernens aufkommt. Spiel- oder Aufgabenkontexte mit interessanten Handlungen und der Unterstützung durch andere Sinneskanäle können den Einsatz bestimmter grammatikalischer Strukturen nahelegen. Der Einsatz der Sprachmuster wirkt damit natürlich und bleibt situationsadäquat. Ein solches Vorgehen fördert außerdem die langfristige Motivation des Kindes, die zum weiteren Sprachausbau nötig ist.

Erst bei älteren Schülern muß diese Arbeitsweise manchmal durch ein *systematisches Üben fehlender syntaktischer und morphologischer Strukturen* ersetzt werden.

ZUSAMMENFASSUNG

Im Klein- und Vorschulalter folgt die Syntaxtherapie weitgehend dem natürlichen Spracherwerb. Dagegen ist im fortgeschrittenen Schulalter je nach Grad des Sprachrückstands teilweise gezieltes, systematisches Üben nötig.

Prinzipien und Methoden

Während mit den Eltern beim Sprachmodelltraining eher unspezifische, sprachentwicklungsfördernde Techniken und Verhaltensweisen erarbeitet werden, sollte das logopädische Vorgehen innerhalb der Therapiesitzungen gezielter sein. Der Aufbau und die Verstärkung unvollkommen ausgebildeter Sprachstrukturen ist jeweils genau an die aktuellen Sprachentwicklungsschritte des Kindes anzupassen. Dazu sind fortlaufende morphologisch-syntaktische Analysen, also regelmäßige Spontansprachtranskripte in bezug auf Syntax und Morphologie erforderlich, die zeigen, welche Strukturen das Kind gerade dabei ist, zu erwerben.

Abgestimmt auf die Phase der Sprachentwicklung wird versucht, dem Kind innerhalb des von ihm bevorzugten Materials Sprach-Erlebnis-Felder zu eröffnen. So kann gezielt auf die Strukturen oder Wortarten eingegangen werden, mit denen das Kind jeweils beschäftigt ist. Ein entsprechend zugeschnittenes Sprachangebot, das die neuen Strukturen verstärkt und einen Schritt über sie hinausgeht, soll dennoch unbedingt in einer natürlichen Art und Weise erfolgen.

Hilfreich ist das Vorstrukturieren der Kommunikations- und Spielsituationen. So werden bestimmte Handlungsabläufe und Dialogmöglichkeiten quasi mit der Spielplanung zusammen angeboten.

Beispiel

Einem Kind, das gerade beginnt, die Verbzweitstellung umzusetzen, können beispielsweise vermehrt Verben in einfachen SP-Sätzen angeboten werden. Hierzu eignen sich Bewegungsspiele oder Fotos von Kindern oder Tieren, die etwas tun, genauso wie Rollen und Pantomimespiele. Im weiteren Vorgehen kann dann zu Verben, die ein Objekt verlangen, übergegangen werden.

Statt Spielvorgaben können genauso kindliche Spielvorschläge aufgegriffen werden, die dann geschickt so abzuwandeln sind, daß die neuen Sprachstrukturen darin eingebaut werden können. Zur Verstärkung werden die bekannten modellierenden Verfahren gezielt für die jeweils aktuellen Therapieziele eingesetzt. Es sind vor allem die Expansion, die Expatiation/Extension, das „parallel talking" und das „Modellieren von Selbstkorrekturen" zu nennen (Dannenbauer 1983, v. a. S. 450–473). Zur psychologischen Wirkung des Versprachlichens von Gefühlen des Kindes vgl. außerdem Axline (1990).

Die Systematik läuft bei der Syntaxbehandlung genauso wie bei der Semantiktherapie im Hintergrund ab, ohne daß das Kind dies bemerkt.

Dieses Vorgehen fordert von der Logopädin ein erhebliches Maß an Flexibilität, Phantasie und Geschick. Dem Kind erleichtert diese Methode jedoch die Aufnahme der Sprachstrukturen sehr. Es hat die Möglichkeit, Regeln selbständig abzuleiten, wie dies in der natürlichen Sprachentwicklung geschieht.

Bei älteren Schülern reicht diese Vorgehensweise je nach Schweregrad des Dysgrammatismus teilweise nicht mehr aus. Der direkte systematische Syntaxaufbau ist dann für die Kinder sehr mühsam. In die Therapie sollten daneben aber auch Gespräche und Elemente natürlicher Sprechsituationen sowie sprachsystematische Übungen, kombiniert mit Bewegungsunterstützung und Möglichkeiten zur Eigenkontrolle aufgenommen werden. Ebenso bietet es sich an, diese Kinder direkt in die Therapieplanung miteinzubeziehen.

ZUSAMMENFASSUNG

- Wie in der konventionellen Syntaxtherapie werden modellierende Verfahren auf der Basis der Spontansprachanalyse angewendet. Die Syntaxbehandlung unterscheidet sich kaum von der Arbeitsweise bei normalhörenden Kindern.
- Sind zur Unterstützung eher systematische Übungsmethoden nötig, werden diese mit multisensorischen Reizen verknüpft und alltagsnah gestaltet.

Die Eltern werden nicht zu diesem therapeutischen Vorgehen bei der Syntaxförderung angeleitet. Das wäre eine eindeutige Überforderung. Außerdem besteht die Aufgabe der Eltern nicht im Therapieren oder Üben mit dem Kind, im Alltag geht es vielmehr um intuitives erweiterndes Wiederholen. Eltern sollen sich auf den Inhalt, nicht auf die Form der kindlichen Äußerungen konzentrieren. Diese Rolle ist für die Beziehung zum Kind und für dessen emotionale Entwicklung viel entscheidender.

8.6 Bereich VI: Artikulationstherapie

Eine frühzeitige logopädische Therapie mit Einbeziehung der Eltern verkürzt häufig eine später notwendige Artikulationstherapie. In diesem Bereich wird vorzugsweise mit dem Kind alleine gearbeitet. Eine gezielte Mithilfe der Eltern ist nicht nötig, die Therapieziele sollten ihnen aber transparent gemacht werden. Ihre Unterstützung besteht im Nicht-Korrigieren, im Anwenden der bekannten Feedbackverfahren und des allgemein sprachentwicklungsfördernden Verhaltens.

Bei hörgeschädigten Vorschulkindern steht die Artikulationsstörung meist nicht im Vordergrund. Die Dyslalietherapie schließt sich dann erst an die Förderung der Sprechfreude und die Therapie in den Bereichen Sprachverständnis, Wortschatz, Syntax und Morphologie an. Bei älteren Kindern ist neben der eigentlichen Lautanbahnung häufig auch die Auffrischung bereits erlernter Artikulationsmuster nötig. Es ist nicht selten, daß eigentlich technisch beherrschte Lautmuster in der Spontansprache nur inkonstant eingesetzt werden. Dies kann mit der Konzentration und Anspannung, mit der Sprache für Hörgeschädigte verbunden ist, zusammenhängen, die dann zur schnelleren Ermüdung führt. Es ist aber ebenso möglich, daß Kinder zeitweise mit anderen Entwicklungsschritten beschäftigt sind, wobei die Sprachentwicklung für eine Weile in den Hintergrund rückt. Ältere Kinder können hier zur vermehrten eigenen Kontrolle motiviert werden.

Ziel

! **Die Arbeit an der Artikulation zielt auf eine möglichst gut verständliche, natürlich klingende Aussprache. Im Vordergrund steht nicht eine 100%ig fehlerfreie Ausdrucksweise, sondern die verständliche Aussprache bei Erhaltung eines natürlichen Sprechrhythmus.**

Eine verkrampfte, künstlich wirkende, aber korrekte Artikulation kann kein zufriedenstellendes Therapieergebnis sein.

Bei der Lautanbahnung geht es darum, dem Kind geeignete Hilfen zur Eigenkontrolle und zur Umsetzung an die Hand zu geben und es durch Lob und Erfolge zu motivieren. Dieses Vorgehen muß bei schwerst- und mehrfachbehinderten Kindern, sofern eine Artikulationsbehandlung als Therapieziel in Frage kommt, entsprechend modifiziert und intensiviert werden. Denn diesen Kindern ist die Eigenkontrolle oft erheblich erschwert. Es ist dann erforderlich, direktere Methoden mit multisensorischer Unterstützung anzuwenden.

Die Therapieteilziele können sich auf die Voraussetzungen der Artikulation, auf beeinflussende Faktoren und auf die Lautanbahnung und Festigung selber beziehen. Hier kommt also auch wieder das sprachlautspezifische Hörtraining, insbesondere die auditive Eigenkontrolle zum Tragen. Es spielen aber auch Bereiche wie Tonusregulierung, Förderung der kinästhetischen Kontrolle und lautunterstützende Bewegungen eine Rolle. Motivations- und integrationsfördernd wirkt auch in diesem Bereich eine multisensorische Förderung, die Bewegung und Spaß an Sinneserfahrungen in die Artikulationsübungen einbezieht. Das Vorgehen weicht damit grundlegend von den immer noch gängigen, eindimensionalen Methoden wie Absehtraining und vibratorischen Fühlübungen ab.

ZUSAMMENFASSUNG

- Die Artikulationsbehandlung zielt auf eine verständliche, natürlich klingende Sprechweise.
- Durch multisensorisch ausgerichtete Spielangebote und Übungen wird die Lautanbahnung unterstützt.
- Die Eigenkontrolle wird auf dem Sinneskanal verstärkt, der dem Kind am besten bei der Umsetzung der Lautmuster hilft.

Vorbereitende Übungen bei Vorschulkindern

Bei schwerhörigen Vorschulkindern stellt eine bestehende Artikulationsstörung in der Regel nicht das Leitsymptom dar. Fast immer stehen die Förderung der Sprechfreude sowie der Aufbau von Semantik und Syntax im Vordergrund.

Daher wird an der Aussprache in diesem Alter meist nur vorbereitend gearbeitet. Eine Ausnahme bilden lediglich die Kinder, bei denen die Artikulationsstörung die Verständlichkeit der Spontansprache vorrangig und nachhaltig beeinträchtigt. Daneben ist eine Indikation gegeben, wenn sich bezüglich der fehlerhaften Aussprache ein Störungsbewußtsein zu entwickeln droht.

Eine grundlegende Voraussetzung für die Lautunterscheidung, und damit die korrekte Produktion, bildet die Diskriminationsfähigkeit. Dieser Bereich ist durch das Hörtraining abgedeckt und wird im Vorschulalter meist noch nicht sprachlautspezifisch ausgeweitet. Grundlegender erscheint die allgemeine Schulung des Fremd- und Eigenhörens.

Viele schwerhörige Kinder setzen bei der Lautbildung sehr viel Kraft im Mundbereich ein. Die Artikulation klingt dann abgehackt und hart. Plosive und Nasale werden häufig fortisiert (vgl. Senf 1999). Diese Sprechweise erleichtert den Kindern die kinästhetische Kontrolle, die sie aufgrund der erschwerten auditiven Eigenkontrolle suchen. Mit abnehmender Konzentration wird die Artikulation teilweise auch *undeutlich*, was eher mit Lenisierungen der Plosive und Frikative einhergeht. Therapieinhalt kann dann neben einem *Muskelfunktionstraining* das Herstellen eines flexiblen Tonus im Mundbereich sein. Allein durch diese Faktoren verbessert sich die Aussprache oft schon erheblich. Manchmal wird auch die eigentliche Lautanbahnung dadurch schon überflüssig.

ZUSAMMENFASSUNG

Im Vorschulalter wird die korrekte Artikulation vorrangig durch Muskelfunktionsübungen und tonusregulierende Übungen gefördert. Eine regelrechte Artikulationstherapie ist meist noch nicht angezeigt, weil gravierendere Spracherwerbsprobleme im Vordergrund stehen.

Prinzipien und Inhalte bei Schulkindern

Prinzipiell müssen bei der Lautanbahnung bei hörgeschädigten Kindern zusätzliche Hilfen zu den bekannten Methoden aus der Dyslalietherapie eingesetzt werden. Dies ist notwendig, da die auditive Eigenkontrolle wie das Fremdhören eingeschränkt sind. Bei hochgradig schwerhörigen Kindern fällt die Kontrolle der eigenen Sprache über die Knochenleitung komplett weg. Hörgeräte oder das Cochlear-Implant bieten hierbei keine Hilfe, da sie den Schall nur über die Luftleitung bzw. direkt an den Hörnerven weiterleiten. Die Rückkopplung unvollständiger auditiver Informationen zur Lautbildung beeinträchtigen den Kreisprozeß dahingehend, daß unzureichende oder falsche taktil-kinästhetische Muster abgespeichert werden. Es ist darüber hinaus möglich, daß die physiologische Umstellung von auditiver auf kinästhetische Eigenkontrolle, wie sie bei normalhörenden Kindern einsetzt, aufgrund der mangelnden Sicherheit beim Eigenhören und der fehlenden auditiven Kriterien nur unvollständig erfolgen kann.

Die Folge ist oftmals ein erhöhter Tonus im Bereich der Artikulationsorgane, der durch die ständige Anspannung und Konzentration in Bezug auf Hören und Sprechen noch gesteigert wird. Allein die *artikulatorische Anspannung führt zur Ersatzlautbildung*, ohne daß der Unterschied vom Kind registriert würde. Als Gegenreaktion auf die erhöhte Anspannung ist dann bei nachlassender sprachlicher Konzentration und bei allgemeiner Müdigkeit oft eine *undeutliche Artikulation* zu beobachten.

Bezüglich des Fremdhörens bleibt vor allem die Diskrimination ähnlich klingender Phoneme schwierig. Hochgradig schwerhörige Kinder tun sich meist lange schwer mit der Unterscheidung hochfrequenter Laute, auch wenn der Hörverlust über alle Frequenzen etwa gleich ist. Ansonsten sind die Diskriminationsschwierigkeiten abhängig von den Hauptfrequenzen des Hörverlustes. Will man auf diese Schwierigkeiten bei der phonematischen Diskrimination eingehen, bietet sich die *Anbahnung eines Lautes jeweils im Kontrast mit dem fehlgebildeten Ersatzlaut* an.[15] Als Unterstützung sind hier selbstverständlich das *Mundbild* und die Förderung der kinästhetischen Eigenkontrolle der Artikulationsmuster erlaubt. Auch bei der *Aktivierung des kinästhetischen Feedbacks* bietet sich die Gegenüberstellung ähnlich klingender Phoneme im Kontrast an. Kriterium für die Eigenwahrnehmung ist dabei nicht

[15] Manchmal ist dieses Vorgehen aber auch zu schwierig, und es muß mit einem einzelnen Laut begonnen werden.

nur der jeweils korrekte *Artikulationsort*, sondern vor allem auch *Spannungszustände*, vorrangig im Mund- und Halsbereich.

Sehr hilfreich für die Anbahnung ist der Einsatz lautunterstützender Bewegungen. Sie helfen, ein verkrampftes Konzentrieren auf die korrekte Lautbildung zu umgehen, und über grob- und feinmotorische Muster direkt die Verarbeitung der Lautmuster zu fördern. Zudem wirken sie sich regulierend auf den Gesamtkörpertonus aus, was wiederum der Artikulation zugute kommt.

Insgesamt verändern sich die Ziele wie auch die Vorgehensweise mit zunehmendem Alter insofern, als die älteren Kinder zunehmend selbst Verantwortung für die Therapie und für sich selbst übernehmen. Zum einen wissen sie oft sehr genau, was sie am meisten stört und was sie als nächstes ändern möchten. Zum anderen beginnen sie, sich aktiv mit ihrer Behinderung auseinanderzusetzen.

Bei der Auswahl des Materials sollte eine Orientierung an den individuellen Interessen und aktuellen Hobbys des Schulkindes selbstverständlich sein. Der Transfer in den Alltag wird unterstützt mit Hausaufgaben- oder Stundenplänen, in die die Schüler ihre Beobachtungen oder Symbole für erledigte Aufgaben eintragen.

ZUSAMMENFASSUNG

- Artikulationstherapie bei hörgeschädigten Kindern bedeutet häufig zuerst Tonusregulierung.
- Das kinästhetische Feedback wird auch in bezug auf die bestehenden Spannungszustände aktiviert. Gut geeignet hierzu sind ganzkörperliche Wahrnehmungsübungen in Verbindung mit sprachbezogenen Eigen- und Fremdhöraufgaben.
- Korrekte Laute werden im Kontrast zum fehlgebildeten Laut erarbeitet. Der Kontrast wird über mehrere Sinneskanäle vermittelt.

8.7 Bereich VII: Tonus – Atmung – Stimme

Diesem Bereich sollte auch schon in der Kindertherapie Beachtung geschenkt werden. Die frühe Schulung der Eigenwahrnehmung und Beeinflussung von Fehlspannungen beugt der Festigung ungünstiger Muster und damit späteren Fehlfunktionen vor. Bei kleinen Kindern ist das Vorgehen eher indirekt und geschieht über die Auswahl grob- und feinmotorischer Angebote. Mit älteren Kindern wird direkter gearbeitet.

Vor allem bei hochgradig schwerhörigen und hörrestigen Kindern sind Gesamtkörpertonus, Atemrhythmus und Stimme häufig mitbeeinträchtigt. Diese Tatsache hängt zum einen mit der *permanenten Anspannung* zusammen, die diese Kinder aufbauen, um die nötige Dauerkonzentration in Kommunikationssituationen aufbringen zu können. Häufig zu beobachtende Symptome sind:

- Störungen der Sprech- und Ruheatmung,
- fixierter, erhöhter Körpertonus.

Ein anderer Grund, der mehr die Stimmgebung direkt beeinflußt, ist die stark *eingeschränkte Möglichkeit der Eigenkontrolle über das Gehör.* Selbst wenn Hörgeräte oder das Cochlear-Implant die auditive Eigenwahrnehmung über das Mikrophon teilweise ermöglichen, kann die Schallübertragung über die Knochenleitung nicht gehört werden. Die Folge sind:

- Schwierigkeiten beim Atem- und Sprechrhythmus,
- erschwerte Kontrolle der eigenen Stimmlautstärke, des Stimmklangs, der Tonhöhe, der Nasalität und der Dynamik der Stimme.

Kompensatorisch versuchen viele Schwerhörige, ihre Stimme mit Hilfe des kinästhetischen Kanals zu kontrollieren. Das führt wiederum zu erhöhtem Spannungsaufbau und *vermehrtem Krafteinsatz bei der Stimmgebung.* Symptome sind beispielsweise:

- dorsal oder nasal verlagerter Stimmansatz,
- gepreßter Stimmklang,
- überhöhte Sprechstimmlage,
- harte Stimmeinsätze.
- hypernasale Verlagerung der Stimme im Sinne einer funktionellen Rhinophonia aperta als Kompensationsmechanismus oder Sekundärreaktion auf die Anspannung,
- gesteigerte Lautstärke, um die auditive Eigenkontrolle der Stimme zu erleichtern.

Die mangelnde Eigenkontrolle im Bereich Stimme kann weiterhin zu unangemessener Betonung, eingeschränkter Modulation und abgehackter Sprechweise führen.

ZUSAMMENFASSUNG

- Die Hörstörung kann sich auf alle Funktionen der Stimmgebung auswirken.
- Mangelnde auditive Kontrolle kann zur Tonusfixierung, zu hyperfunktionellen Zeichen, zu offenem Näseln sowie zu auffälliger Prosodie der Stimme führen.

Ziel

In diesem Bereich geht es letztlich um ähnliche Ziele wie in der Stimmtherapie Normalhörender, nämlich das Erreichen eines *flexiblen Tonus* und die *Verbesserung der Eigenwahrnehmung*. Sind diese Voraussetzungen geschaffen, werden sich auch Stimmklang, Stimmansatz, Lautstärke und prosodische Elemente leichter beeinflussen lassen.

Es ist allerdings kaum zu erwarten, daß dem hochgradig Schwerhörigen die Kontrolle aller Stimmfunktionen durchgängig gelingt. Ein hinreichendes Ziel ist bereits, daß das Kind auf Dauer lernt, die eigene Stimme sicher beurteilen zu können. Darüber hinaus sollte es wissen, wie die Stimme beeinflußt werden kann, um bei Bedarf geeignete Hilfsstrategien anwenden zu können.

Die beschriebenen Symptome werden in den meisten Fällen, besonders bei nachlassender Aufmerksamkeit, immer wieder auftreten und sich kaum vollständig beseitigen lassen. Wichtiger als eine absolut unauffällige Atem- und Stimmgebung scheinen eine natürliche Sprechweise und die Fähigkeit, Tonus, Atmung und Stimme in bestimmten Situationen selbst zu beeinflussen. Die Förderung der Eigenwahrnehmung ist demnach auch im Hinblick auf eine Vorbeugung späterer funktioneller Stimmstörungen sinnvoll.

ZUSAMMENFASSUNG

Die Therapie dient der Schulung der Eigenwahrnehmung von Stimme und Tonus. Sie beugt damit später eintretenden Stimmstörungen vor.

Prinzipien und Inhalte bei Vorschulkindern

Bei kleinen Kindern kann eine *Tonusregulierung* am leichtesten über Bewegung erreicht werden. Die Eigenwahrnehmung kann ab dem Vorschulalter teilweise über Wahrnehmungskontraste wie fest – locker, laut – leise, hoch – tief erarbeitet und dann auf Stimme übertragen werden. Auch Luftstromlenkungsübungen und spielerisches Muskelfunktionstraining zur Behandlung eines kompensatorischen offenen Näselns sind in diesem Alter schon möglich, zumal sich solche Übungen nebenbei günstig auf die Artikulation auswirken können. Ein eigener Therapieschwerpunkt in diesem Bereich ist allerdings erst dann sinnvoll, wenn das Kind bereits viel spricht, und die Rhinophonie oder andere Stimmauffälligkeiten die Verständlichkeit erheblich beeinträchtigen. Die Durchführung der Aufgaben ist nur effektiv, wenn diese regelmäßig spielerisch in den Alltag zu Hause integriert werden.

ZUSAMMENFASSUNG

Die Beeinflussung der Stimmfunktionen geschieht bei Vorschulkindern im wesentlichen über die spielerische Tonusregulierung mit Hilfe von Bewegung.

Vorgehensweise bei Schülern

Demgegenüber ist bei älteren Kindern ein direktes Arbeiten an der Stimme möglich. Es können die bekannten Elemente aus der Stimm- und Rhinophonietherapie Eingang finden. Im Vordergrund steht zunächst die *Förderung der Eigenwahrnehmung* bezüglich der Spannungszustände, des Atemrhythmus und der Stimmgebung. Darüber hinaus geht es um das Bewußtmachen der Zusammenhänge und das direkte Erfahren und Experimentieren mit den verschiedenen Einflußfaktoren. Meist bietet sich zur Förderung der Körperwahrnehmung Bewegungsarbeit in Verbindung mit Stimmübungen an.

Die Kontrollmöglichkeiten variieren individuell sehr stark, und dementsprechend auch die angebotenen Hilfen. Manche Kinder können sich nur kinästhetisch kontrollieren und merken dann im Hals, ob die Stimme gut klingt. Anderen gelingt die Verbesserung der auditiven Kontrolle so gut, daß sie auf kinästhetische Hilfen kaum mehr zurückgreifen müssen.

Einschränkend ist zu den Methoden, die die Eigenwahrnehmung fördern, zu sagen, daß Audiokassetten sich für das akustische Feedback bei hörgeschädigten Kindern meist nicht eignen. Aufgrund der schlechten Klangqualität profitieren Schwerhörige davon nur wenig und nur mit Anstrengung. Videoaufnahmen können dagegen zumindest zur visuellen Unterstützung der Eigenbeobachtung einbezogen werden.

ZUSAMMENFASSUNG

Im Schulalter können alle Bereiche der Stimmtherapie in altersgemäßer Weise zum Tragen kommen. Der Schwerpunkt liegt auf der Förderung einer geeigneten Möglichkeit zur Eigenkontrolle der Stimme.

8.8 Bereich VIII: Interdisziplinäre Zusammenarbeit im Team

Der kontinuierliche Austausch im therapeutischen Team ist ein wesentliches Merkmal der Arbeitsweise, stellt aber keinen eigenen Therapieinhalt dar. Zumeist werden die damit verbundenen Aufgaben in die Vorbereitungs- und Nachbereitungszeit fallen. Bei gezielten Fragestellungen und Abstimmungen zur weiteren Therapieplanung ist es darüber hinaus durchaus sinnvoll, daß die Vertreter mehrerer Berufsgruppen auch im Rahmen einer Therapiesitzung oder Untersuchung zusammenarbeiten.

Das interdisziplinäre Team „lebt" vom Informationsaustausch. Übersicht 8.10 zeigt die möglichen Inhalte der Zusammenhänge auf.

Übersicht 8.10. Aufgaben und Chancen des interdisziplinären Teams
Die interdisziplinäre Zusammenarbeit umfaßt im einzelnen:

- Die Dokumentation der Therapie als Voraussetzung für den fachlichen Austausch im Team und nach außen.
- Die kontinuierliche Evaluierung der Therapiefortschritte und zusätzlicher Maßnahmen zur Anpassung des Therapieplans im therapeutischen Team.
- Regelmäßige Koordinationstreffen aller Untersucher und Mitbehandler.
- „Schnelle Wege", wenn neue Erkenntnisse dazukommen oder akuter Handlungsbedarf besteht.
- Die Zusammenarbeit mit dem behandelnden Arzt.
- Die Rückmeldung über eigene Beobachtungen an den Facharzt für Phoniatrie und Pädaudiologie oder Hörgeräteakustiker und einen Austausch, insbesondere in der Erprobungsphase bei Neu- und Umversorgung oder anstehender Cochlear-Implantation.
- Die Rückmeldung an den HNO-Arzt bzw. den Pädaudiologen bei sprachlicher Stagnation, rückläufiger Sprachentwicklung, häufigem Nachfragen seitens des Kindes oder Verhaltensänderungen.
- Die intensive Zusammenarbeit mit der Diplom-Psychologin bei der Diagnostik, im Rahmen der Elternarbeit und hinsichtlich der kindlichen Verhaltensbeobachtung.
- Den Austausch mit anderen Behandlern wie Ergotherapeuten, Physiotherapeuten, Motopäden, Psychomotorikern.
- Die Koordination mit den Beobachtungen und Interventionen der Frühförderung, der Wechselgruppe und ggf. des Cochlear-Implant-Centrums.
- Die Zusammenarbeit mit dem Kindergarten, der Schule und allen wichtigen sprachlichen Bezugspersonen des Kindes.

Ziel

Eine funktionierende interdisziplinäre Abstimmung ermöglicht die Diskussion unterschiedlicher Einschätzungen und Befunde. Auf diese Weise entsteht ein umfassenderes Bild des behandelten Kindes und seiner speziellen Fähigkeiten und Schwierigkeiten, was letztlich auch dem Kind und seiner Familie zugute kommt. Gute Absprachen gewährleisten auch, daß auf Veränderungen angemessen, flexibel und schnell reagiert werden kann

9 Materialien für die Praxis und Kopiervorlagen

9.1 Anamnesefragebogen für kindliche Hörstörungen

(Zutreffendes unterstreichen oder ergänzen)

Name: ______________ **Geburtsdatum:** ______________

Adresse: ______________

____

Datum der Hörgeräte-/CI-Versorgung: ______________

1. Familiäre Situation

- **Lebenssituation der Familie:** ______________
- **Sozioökonomische Situation:** ______________
- **Familienanamnese:** Ist ein Elternteil, ein Geschwisterkind, ein(e) Tante/ Onkel oder ein anderes Familienmitglied schwerhörig oder gehörlos?

  ____

2. Schwangerschaft und Geburt

- **Erkrankte die Mutter während der Schwangerschaft?**
  Ja / nein / an ______________
- **Gab es andere Schwierigkeiten während der Schwangerschaft?**
  Welche? ______________
- **Hat die Mutter Medikamente eingenommen?**
  Wenn ja, welche? ______________
- **Wie verlief die Geburt?** (Frühgeburt? termingerecht? spontan?
  - ▸ Probleme während der Geburt? Sauerstoffmangel? Probleme/Maßnahmen nach der Geburt?) ______________

3. Kindliche Entwicklung

- **War das Kind im Kleinkindalter häufig erkältet?**
  - ▸ Wie oft? ______________
- **Wie verlief die allgemeine Entwicklung des Kindes?**

  ____

- **Wie verlief die motorische Entwicklung?** (Krabbeln, sitzen, laufen, turnen, klettern) ______________

- **Gab oder gibt es Auffälligkeiten oder Störungen in einzelnen Entwicklungsbereichen?** (Verhalten, Grob- und Feinmotorik, Visus)
  - ▶ Aktuell oder früher Schwierigkeiten oder Abwehr bei: Essen / Trinken / Körperkontakt / Gleichgewicht / Gefahreneinschätzung / Vermeidung bestimmter Reize / Verweigerung bestimmter Spiele oder Alltagshandlungen

  ____

- **Hat das Kind als Säugling gelallt? Wann und wie lange?**

  ____

- **Hat das Kind schon einmal gesprochen? Was und wieviel genau?**

  ____

- **Wann ist das Kind verstummt, bzw. seit wann ist der Wortschatz rückläufig oder stagnierend?** ______________________________

4. Angaben zur Schwerhörigkeit

- **Wann vermuteten die Eltern erstmals, daß das Kind nicht richtig hört? Aufgrund welcher Beobachtungen?** ______________________________
- **Wer diagnostizierte die Hörstörung? Wann?** ______________________________
- **Welche Ursache der Hörschädigung vermuten die Eltern?**

  ____

- **Wie schätzen die Eltern den Grad der Schwerhörigkeit des Kindes ein?**

  ____

- **Aktuelles Audiogramm:** ______________________________
- **BERA-Ergebnisse:** ______________________________
- **Tympanometrie:** ______________________________
- **Bei versorgten Kindern: aktuelle Aufblähkurve mit Hörgeräten oder dem CI.** ______________________________

- **Sprachaudiogramm mit und ohne Hörgeräte bzw. mit dem CI.**

  ____

5. Hörgeräteversorgung/Versorgung mit dem CI

- **Wann erfolgte die Hörgeräte- bzw. die Sprachprozessoranpassung?**

  ____

- **Bei welcher Klinik oder welchem Hörgeräteakustiker?**

  ____

- **Wie hat sich die Hörleistung des Kindes seitdem verändert?** (Verbesserung, keine Veränderung, Hörverschlechterung bei progredientem Verlauf) ____________________
- **Welche Geräte trägt das Kind zur Zeit?** (Angaben zum Gerätetyp)

  ____
- **Akzeptiert das Kind die Hörgeräte/das CI?** Verlangt es nach ihnen/ihm? Gibt es an, wenn die Batterien leer sind oder ein Gerät defekt ist?

  ____
- **Trägt das Kind die Hörgeräte/das CI den ganzen Tag?**

  ____
- **In welchen Situationen möchte es die Hörgeräte/das CI nicht tragen?**

  ____
- **Welchen Nutzen haben/hat die Hörgeräte/das CI?**

  ____
- **Wie wirken sie sich auf die Kommunikation und die Sprachentwicklung aus?** ____________________
- **Benutzt das Kind bereits ein Frequenz-Modulations (FM)-System?** Wo? Wie kommt es damit zurecht? ____________________
- **Wie reagiert die Umwelt auf die Schwerhörigkeit des Kindes?**

  ____

6. Hörwahrnehmung im Alltag

- **Welche Sinneskanäle helfen dem Kind bei der Wahrnehmung von Höreindrücken am meisten?** (Tasten, Fühlen, Lippenablesen, visuelle Kontrolle, verbleibende Hörreste) ____________________
- **Auf welche Geräusche reagiert das Kind?** (Türknallen, Klingel, Telefon, Flugzeug, Musik usw.)

  ____
- **Reagiert es auf Ansprache, z. B. seinen Namen?**

  ____
- **Reagiert es auf verschiedene Stimmen? Welche?**

  ____

7. Kommunikationsverhalten – aktueller Sprachentwicklungsstand

- **Wie verständigen sich die Eltern mit dem Kind?** (Berührung, Blickkontakt, Mimik, Gestik, Lautsprache, Lippenablesen, Gebärde, Zweisprachigkeit) ______________________
- **Wie ist das allgemeine Kommunikationsverhalten des Kindes?** (Mimik, Körperkontakt, Gestik, Lautieren, Wortschatz, Gebärde etc.) ______________________
- **Spricht das Kind nach, oder ahmt es alltägliche Handlungen nach?** ______________________
- **Empfinden die Eltern (und das Kind) die Kommunikation als schwierig oder eher unproblematisch?** ______________________
- **Wie ist die sprachliche Umgebung des Kindes?** ______________________
- **Wieviele Bezugspersonen hat das Kind? Wie treten diese mit ihm in Kontakt?** ______________________
- **Wie gehen die Geschwister mit dem Kind um?** ______________________
- **Wie ist der aktuelle Sprachstatus?** (Laute, Wörter, Mehrwort-Äußerungen, Nachsprechbereitschaft, erkennbare Satzstrukturen, Anzahl der aktiv beherrschten Wörter, Sprachverständnisstatus) ______________________
- **Wie ist das Sozialverhalten des Kindes?** (Spielt es mit anderen Kindern oder lieber alleine, hat es Freunde, etc.) ______________________
- **Gibt es Erziehungsschwierigkeiten oder Verhaltensauffälligkeiten?** (Aggressives Verhalten, Distanzprobleme, geringe Frustrationstoleranz, motorische Unruhe) ______________________

8. Fördermaßnahmen

- **Hat das Kind Kontaktmöglichkeiten zu Gleichaltrigen? Wo?** (Nachbarn, Spielplatz, Krabbelgruppe, Kindergarten, Schule, Verein, Freunde etc.) ______________________
- **Hat das Kind Kontakt zu anderen schwerhörigen Kindern oder Erwachsenen?** ______________________

- **Welchen Kindergarten oder welche Schule besucht das Kind?**
  Wie kommt es da zurecht? (Geht es gerne dorthin? Kommt es gut mit? Wo hat es Schwierigkeiten? Wo sitzt es in der Klasse?)

  ___

- **Welche Fördermaßnahmen oder Therapien erhielt das Kind bis heute? Wo?**

  ☐ allgemeine Frühförderung
  ☐ rhythmisch-musikalische Förderung
  ☐ hörsprachliche Frühförderung
  ☐ Förderunterricht oder Einzelförderung in der Schule
  ☐ Ergotherapie oder Sensorische Integrations-Therapie
  ☐ Krankengymnastik
  ☐ Logopädie

- Erwartungen an die Therapie

  ___

  ___

  ___

9.2 Diagnostikbogen für kindliche Hörstörungen

(Zutreffendes unterstreichen oder ergänzen)

Name: ______________ **Geburtsdatum:** ______________

Adresse: ______________________________

____

Datum der Hörgeräte-/CI-Versorgung: ______________

Akzeptanz der Hörgeräte/des CI: gut / instabil / nicht vorhanden

Selbständiger Umgang mit den Geräten: sicher / unsicher

1. Allgemeines Kontakt- und Kommunikationsverhalten

- **Blickkontakt:** Spontan / möglich / nicht möglich
- **Imitation:** Von Sprache / von Gesten / von Handlungen
- **Bevorzugte Kommunikationsstrategie:**
  Mimik / Gestik / Körperkontakt / Lautsprache / Gebärde
  Sucht das Kind das Mundbild? Immer / manchmal / kaum / gar nicht
- **Kontaktaufnahme:** Gelingt / gelingt selten / gelingt nicht
- **Ein Gespräch über vertraute Themen ist:**
  Gut möglich / mit Hilfe möglich / kaum möglich / nicht möglich

2. Rezeptive Fähigkeiten

- **Sprachverständnis/passiver Wortschatz:** ______________
  Eingesetzte Testverfahren: ______________
  Ergebnisse: ______________
  Überprüfung durch Beobachtung/Befragung: ______________
- **Phonematische Diskrimination:** ______________
  Test: ______________
  Ergebnis: ______________
  Betroffene Phonemgruppen: ______________
- **Auditive Merkfähigkeit:** ______________
  Durchgeführte Tests: ______________
  Überprüfung mit Zahlen / Silben / Sätzen / sprachlichen Aufträgen:
  ____
- **Situationsverständnis:** Gut / unsicher / unklar / nicht vorhanden

- **Welcher Sinneskanal hilft bei der Sprachaufnahme und -verarbeitung?** Visuell / taktil / kinästhetisch / vestibulär

3. Spontansprache

- **Muttersprache** (ggf. Zweisprachigkeit): ____________________
- **Artikulationsstatus:** ____________________
  Partielle Dyslalie / multiple Dyslalie / universelle Dyslalie / undeutliche Artikulation / Tendenz zur Verlagerung der Artikulation nach:

  ____

  Fehlgebildete Laute: __________ → __________

  __________ → __________

  __________ → __________

  __________ → __________

  __________ → __________

  __________ → __________

- **Aktiver Wortschatz, Wortarten:**
  (Protokoll mit Auswertung oder Wortliste beifügen)
  Unauffällig / in der Norm / eingeschränkt / stark eingeschränkt

  Semantische Differenzierung: Unauffällig / altersentsprechend / auffällig

  Eingesetzte Wortarten: ____________________

  Fehlende Wortarten: ____________________

  Durchgeführte Tests: ____________________

  Ergebnisse: ____________________

- **Syntax und Morphologie:** (Spontansprachprotokoll beifügen)
  Phase des Syntaxerwerbs: ____________________

  Vorherrschende Äußerungslänge und Satzstruktur:

  ____

  Auffällige Parameter: ____________________

4. Tonus – Atmung – Stimme

- **Mundmotorik:** Hyperton / hypoton / o.B. / auffällig bei:
 ____
- **Tonus:** Hyperton / hypoton / motorische Unruhe / Kraftdosierung
- **Atmung:** Costoabdominal- / Brust- / Hochatmung / Atemrhythmus adäquat / auffällig
- **Stimmklang und -ansatz:** Gepreßt / verhaucht / physiologisch / hypernasal Stimmansatz vorne / Mitte / hinten ______________
- **Sprechstimmlage/Indifferenzlage:** Physiologisch / zu hoch / nicht absenkbar / instabil
- **Prosodie:** Normal / monoton / schwankend / unkontrolliert / laut / leise

5. Allgemeiner Entwicklungsstand

Durchgeführte Tests: ______________

Ergebnisse:

- **Fein- und Grobmotorik / Körperschema:** unauffällig / auffällig bei:
 ____
- **Visuomotorik:** Altersentsprechend / auffällig
 ____
- **Soziale Fähigkeiten, Selbständigkeit:** ______________
- **Beobachtbare Hinweise auf Wahrnehmungsstörungen oder Zusatzstörungen:** ______________

6. Weitere beeinflussende Faktoren

- **Eigenwahrnehmung:** Gut / unsicher / eingeschränkt
 ____
- **Störungsbewußtsein:** Ausgeprägt / vorhanden / scheinbar nicht vorhanden
 ____
- **Vom Kind bevorzugte Kompensationsstrategie**
 ____
- **Sprachmodellverhalten der Eltern:** Adäquat / Abfragestil / zu schnell oder langsam / laut / unnatürlich / korrigierend / Aufforderungen zum Nachsprechen / Blickkontakt / unangemessen einfaches oder komplexes Sprachvorbild
 ____

9.3 Merkblatt für Eltern und Erzieher hörgeschädigter Kinder zu sprachentwicklungsförderndem Kommunikationsverhalten

- Machen Sie das Kind auf Geräusche und Klänge im Alltag aufmerksam.
- Zeigen Sie dem Kind, wo die Geräusche herkommen.
- Schränken Sie störende Hintergrundgeräusche wie Radio, Fernsehgerät etc. während des Gespräches ein.
- Hören sie zu, wenn das Kind Ihnen etwas mitteilen möchte.
  Achten Sie dabei vorrangig darauf, was das Kind erzählt und nicht, wie es das tut.
- Loben Sie das Kind, wenn es etwas gut gehört oder gesagt hat.
- Akzeptieren Sie, wenn das Kind sich einmal zurückzieht.
- Bieten Sie dem Kind feste Orientierungspunkte im Tages-und Wochenverlauf an.
- Sehen Sie das Kind an, wenn Sie mit ihm sprechen.
- Achten Sie darauf, daß das Kind Ihr Mundbild im Gespräch ggf. gut sehen kann, wenn es dies möchte.
- Begleiten Sie alltägliche Handlungen sprachlich und drücken Sie das, was das Kind gerade anschaut, tut oder fühlt, in einfachen Sätzen aus.
- Stellen Sie sich auf das sprachliche Niveau des Kindes ein.
- Fordern Sie das Kind nicht zum Nachsprechen auf, und korrigieren Sie seine Äußerungen nicht direkt.
  Unvollständige Äußerungen des Kindes können Sie aufgreifen und erweiternd wiederholen.
- Überhäufen Sie das Kind nicht mit Fragen.
- Sprechen Sie das Kind ganz natürlich und in normaler Lautstärke an.
- Unterstreichen Sie Ihre Äußerungen mit Mimik und Gestik und angemessener Sprechmelodie.

9.4 Elterncheckliste beim Verdacht auf Hörschädigung[1]

Sprechen Sie mit Ihrem Arzt

Sprechen Sie mit Ihrem Arzt, wenn Sie denken, daß Ihr Kind Probleme mit dem Hören hat, oder wenn Sie irgendeine dieser Fragen mit *„Ja“* beantworten:

Ja	Nein	
☐	☐	Haben andere in der Familie, einschließlich Ihrer Geschwister, eine Hörstörung?
☐	☐	Die Mutter des Kindes hatte medizinische Probleme in der Schwangerschaft oder während der Geburt (schwere Krankheit oder Verletzung, Drogen oder Medikamente).
☐	☐	Das Baby wurde zu früh geboren (Frühgeburt).
☐	☐	Geburtsgewicht:
☐	☐	Das Baby hatte bei der Geburt körperliche Probleme.
☐	☐	Das Kind reibt oder zieht sich häufig am Ohr/an den Ohren.
☐	☐	Das Kind hatte Scharlach.
☐	☐	Das Kind hatte Meningitis.
☐	☐	Das Kind hatte ______ Mittelohrentzündungen im letzten Jahr.
☐	☐	Das Kind hat Erkältungen, Allergien und Mittelohrentzündungen einmal im Monat ____________, öfter ____________.

[1] Übersetzung der „Infant Hearing Checklist“ der nationalen Kampagne für Hörgesundheit (The National Campaign for Hearing Health NCHH 1999) in den Vereinigten Staaten. Abdruck mit freundlicher Genehmigung der Deafness Research Foundation, New York City und Washington, DC.
Die meisten sprachbezogenen Fragen betreffen die rezeptiven Fähigkeiten. Zur Sprachproduktion werden nur wenige Beispiele genannt. Bei der Übertragung ins Deutsche wurde berücksichtigt, daß die Phasen deutscher Sprachentwicklung sich von den Spracherwerbsphasen im Amerikanischen unterscheiden. Die Unterschiede betreffen vor allem den Syntaxaufbau, aber auch die Sprachverständnisentwicklung. Damit der Screening-Bogen auch für deutschsprachige Kinder verwendet werden kann, mußten drei Beobachtungsfragen zu anderen Altersgruppen verschoben werden. Die entsprechenden Sätze sind kenntlich gemacht.

Hörcheckliste für Ihr Baby

Sprechen Sie mit Ihrem Arzt, wenn Sie eine dieser Fragen mit „*Nein*" beantworten:

Ja	Nein	*Geburt bis 3 Monate*
☐	☐	Reagiert auf laute Geräusche.
☐	☐	Beruhigt sich durch Ihre Stimme.
☐	☐	Dreht den Kopf zu Ihnen, wenn Sie sprechen.
☐	☐	Wacht auf durch laute Stimmen und Geräusche.
☐	☐	Lächelt, wenn es angesprochen wird.
☐	☐	Scheint Ihre Stimme zu kennen und beruhigt sich, wenn es weint.
		3–6 Monate
☐	☐	Sieht auf oder dreht sich zu einem neuen Geräusch.
☐	☐	Reagiert auf „nein" und Wechsel des Tons in der Stimme.
☐	☐	Imitiert seine / ihre eigene Stimme.
☐	☐	Findet Gefallen an Rasseln und anderen Spielzeugen, die Geräusche machen.
☐	☐	Beginnt, Geräusche zu wiederholen (so wie „aah, aah, ba-ba").
☐	☐	Erschrickt bei einer lauten Stimme.
		6–10 Monate
☐	☐	Reagiert auf seinen / ihren eigenen Namen, Telefonklingeln, jemandes Stimme, auch wenn sie nicht laut ist.
☐	☐	Kennt Wörter für alltägliche Dinge (Tasse, Schuh) und Redensarten („winke-winke")[2].
☐	☐	Macht brabbelnde Geräusche, auch wenn es allein ist.
☐	☐	Beginnt, auf Aufforderungen wie „komm her" zu reagieren.
☐	☐	Schaut zu Gegenständen oder Bildern, wenn jemand über sie spricht.

[2] Es gibt keinen analogen deutschen Ausdruck, der sowohl die Doppelsilbe als auch die einfache CV-Verbindung des amerikanischen „bye-bye" wiedergibt.

10–15 Monate

☐ ☐ Experimentiert mit der eigenen Stimme, hat Spaß an ihrem Klang und Gefühl.

☐ ☐ Zeigt oder blickt zu vertrauten Gegenständen oder Leuten, wenn es nach ihnen gefragt wird.

☐ ☐ Befolgt einfache Anweisungen wie „gib mir den Ball"[3].

☐ ☐ Ahmt einfache Wörter und Geräusche nach; gebraucht vielleicht wenige Wörter sinnvoll.

☐ ☐ Hat Freude an Spielen wie „Guck-guck" und „Backe-backe-Kuchen".

15–18 Monate

☐ ☐ Benutzt Wörter, die er / sie häufig gehört hat.

☐ ☐ Kennt 10–20 Wörter.

☐ ☐ Befolgt einfache Anweisungen wie „hol deine Schuhe" und „trink deine Milch"[4].

18–24 Monate

☐ ☐ Versteht einfache Ja-Nein-Fragen (bist du hungrig?).

☐ ☐ Versteht einfache Phrasen („in der Tasse, auf dem Tisch").

☐ ☐ Läßt sich gern vorlesen.

☐ ☐ Zeigt bei Befragen auf Bilder.

☐ ☐ Benutzt 2- bis 3-Wortsätze beim Reden oder beim Fragen nach Dingen[5].

24–36 Monate

☐ ☐ Versteht „nicht jetzt" und „keine mehr".

☐ ☐ Wählt Dinge nach der Größe aus (groß, klein).

☐ ☐ Versteht viele Bewegungsverben (laufen, springen).

---

[3] Dieser Punkt ist im amerikanischen Original bei 15–18 Monaten angesetzt.
[4] Dieser Punkt ist im amerikanischen Original bei 24–36 Monaten angesetzt.
[5] Dieser Punkt ist im amerikanischen Original bei 15–18 Monaten angesetzt.

9.5 Checkliste beim Verdacht auf Defekt der Hörgeräte oder des Cochlear-Implants

Prinzipiell liegt die Verantwortung für Wartung und Pflege der Geräte sowie die grundsätzliche Beobachtung der Funktionstüchtigkeit im Alltag bei den Eltern des versorgten Kindes. Dennoch sollten die behandelnden Therapeuten wissen, was beim Verdacht auf einen Defekt zu tun ist. In einzelnen Fällen kann es auch nötig sein, daß sie zunächst die Initiative ergreifen und einige Grundchecks durchführen.

Der erste Schritt ist der Ausschluß bestimmter, häufig auftretender Fehlerquellen durch direkte Prüfung am Hörgerät oder den äußeren Teilen des Cochlear-Implants. Dazu sind zunächst keine besonderen technischen Hilfsmittel erforderlich. Es handelt sich um die Überprüfung der Basisfunktionen der Geräte. Im einzelnen sind folgende Checks, die in Übersicht 9.1 zusammengefaßt sind, direkt möglich:

Übersicht 9.1. Überprüfung möglicher Fehlerquellen am Hörgerät oder Cochlear-Implant

- Es sollte nachgesehen werden, ob die Geräte überhaupt in Betrieb, d.h. eingeschaltet sind.
- Beim Hörgerät kann man die Batterie testen, indem man es in die Hand nimmt und diese schließt. Es muß ein Rückkopplungspfeifen entstehen.
- Bei den verschiedenen Sprachprozessoren gibt es jeweils optische und/oder akustische Signale bzw. Anzeigen zur Überprüfung des Akkuladestatus. Wegen der schnell wechselnden technologischen Entwicklung sollte ggf. bei der betreffenden Cochlear-Implant-Firma direkt nachgefragt werden.
- Die Batterien (Hörgeräte) bzw. Akkus (Cochlear-Implant) kann man austauschen, um festzustellen, ob diese vielleicht schwach oder leer sind.
- Beim Hörgerät kann man prüfen, ob die Lautstärke – falls ein Lautstärkeregler vorhanden ist – evtl. nicht richtig eingestellt ist.
- Beim Hörgerät ist ein Screening mit dem Stetho-Clip[a] möglich, das ansatzweise zeigt, ob das Mikrophon normal funktioniert oder rauscht bzw. pfeift. (Vorher die Lautstärke unbedingt herunterdrehen!)
- Beim Cochlear-Implant sollte, falls ein Ersatzkabel vorhanden ist, das Kabel ausgetauscht werden. Die Eltern verfügen meist über Ersatzkabel.
- Auch andere Einzelteile sollten beim Cochlear-Implant, wenn Ersatz dafür zur Verfügung steht, probehalber ausgetauscht werden.

[a] Es handelt sich um eine Variante des Phonendoskopes. Die Öffnung am Schlauchende hat genau die passende Größe, daß der Kinderwinkel des Hörgerätes darin festgesteckt werden kann. So kann der Untersucher mit seinen eigenen Ohren die Qualität der Verstärkung durch das Hörgerät grob überprüfen (vgl. Kap. 1.5, Abschnitt „Zusatzgeräte für die logopädische Therapie“).

Erhärtet sich der Verdacht, daß eines der Geräte defekt ist, oder besteht weiterhin Unklarheit über die Funktionstüchtigkeit, sollte die Logopädin die Eltern zu den betreffenden Fachleuten schicken.

Bei Eltern von Kindern mit Hörgeräten ist dies in der Regel der Hörgeräteakustiker oder unter einer laufenden Anpassung die versorgende klinische Einrichtung.

Eltern von cochlear-implantierten Kindern sollten bei der entsprechenden Cochlear-Implant-Firma anrufen und ggf. das defekte Teil sofort einschicken. Die Firmen stellen auf Anfrage einen Ersatzprozessor oder andere Einzelteile zur Verfügung. Bei Unsicherheiten können die Eltern das Gerät oft auch vom Audiologen in der versorgenden Klinik überprüfen lassen. Stellen sich dann größere Schwierigkeiten heraus, können die Firmen sofort handeln und beispielsweise einen ihrer Mitarbeiter zu weiteren Tests vor Ort schicken.

Es kann auch vorkommen, daß die Eltern nicht wissen, wo sie anrufen können, oder daß sie die Logopädin bitten, den ersten Anruf für sie zu erledigen.

Die Adressen der Cochlear-Implant-Firmen im deutschsprachigen Raum sind:

Advanced Bionics GmbH
Bahnhofstraße 16
D-66663 Merzig
Tel: 06861-5844
Fax: 06861-2741
E-mail: abionics@t-online.de
Web-Adresse: www.cochlearimplant.com

Cochlear GmbH
Karl-Wiechert-Allee 76 A
D-30625 Hannover
Tel: 0511-542770
Fax: 0511-5427770

Cochlear AG
Margarethenstraße 47
CH-4053 Basel
Schweiz
Tel: 0041-61-2050404
Fax: 0041-61-2050405
Web-Adresse: www. cochlear.com.au

MED-EL Deutschland GmbH
Truhenseeweg 2
D-82319 Starnberg
Tel: 08151-77030
Fax: 08151-770323
E-mail: office@medel.de

MED-EL Stammhaus
Fürstenweg 77 A
A-6020 Innsbruck
Österreich
E-mail: office@medel.com
Web-Adresse: www.medel.com
Tel: 0043-512-288889
Fax: 0043-512-293381

MXM Medizinische Implantate GmbH
Mainzer Str. 116
D-66121 Saarbrücken
Tel: 0681-9963-0
Fax: 0681-9963-111
Web-Adresse: www.mxmlab.com

9.6 Anregungen für die Arbeit mit den Bezugspersonen

Es werden zwei Vorschläge für Selbsterfahrungsübungen gemacht. Beide eignen sich sowohl für den Einsatz in der Einzelsituation als auch in der Gruppe. Die Übungen sind als Anregungen zu verstehen und können beliebig erweitert oder abgewandelt werden.

Simulationsübung

Selbst für die unmittelbaren Bezugspersonen ist es oft schwierig, sich genauer vorzustellen, wie ein hörgeschädigtes Kind seine Umwelt wahrnimmt und erlebt. Dies gilt für die Eltern und die unmittelbare Familie, aber auch für Freunde, Erzieher und Lehrer. Es ist zwar nicht möglich, die Hörstörung zu Selbsterfahrungszwecken vorübergehend wirklich effektiv zu simulieren. Auch bei einer Dämpfung der Luftleitung mit Gehörgangsstöpseln wie beispielsweise Ohropax, Hansaplast Lärmstopp oder ähnlichen Produkten bleibt die Knochenleitung voll erhalten. Die Beeinträchtigung der Luftleitung kann aber immerhin ein wenig dazu beitragen, sich besser in die Situation des schwerhörigen Kindes hineinzuversetzen.

Die folgende Selbsterfahrung bietet sich für Elternabende in Kindergärten und Schulen oder für Erzieherfortbildungen an:

Der gesamte Übungsablauf wird vom Übungsleiter zunächst erklärt. Es können Paare gebildet werden. Sinnvoller sind Dreiergruppen mit jeweils einem Beobachter, der nicht am Gespräch teilnimmt.

Jeweils eine Person in jeder Kleingruppe, die dazu bereit ist, verschließt sich dann die Ohren mit einem handelsüblichen Lärmstoppartikel. Die Dämpfung beträgt maximal 40 dB, bei industrietauglichen Artikeln jedoch mehr. Die Gesprächsteilnehmer führen eine Unterhaltung zu einem vorher festgelegten oder einem freien Thema.

Nach etwa 5 Minuten werden die Teilnehmer, die keinen Plastikpfropf im Gehörgang haben, vom Leiter der Übung dazu aufgefordert, ab sofort beim Sprechen darauf zu achten, ihr Mundbild z. B. mit der Hand, den langen Haaren oder einem Stück Papier zu verdecken.

Weitere 5 Minuten später schaltet der Übungsleiter Störlärm ein. Dies kann beispielsweise ein Radio oder eine auf Tonband aufgenommene Sprechsequenz sein, deren Lautstärke dann stufenweise erhöht wird.

Die Übung wird unterbrochen, um einen Rollentausch durchzuführen. Sie kann bei Bedarf auch noch provokativ gesteigert werden, indem von den „Normalhörenden" nach vorheriger Absprache mit den Gesprächspartnern bewußt sog. „bestrafendes Verhalten" (vgl. Innerhofer 1990) eingesetzt wird.

Die anschließende Auswertung besteht darin, daß alle Teilnehmer zusammentragen, wie es ihnen ohne oder mit der Schalldämmung ergangen ist, bzw. welche Veränderungen sie bei den anderen beobachtet haben.

- *Die Teilnehmer ohne die Ohrstöpsel erleben z.B. bei sich selbst:*
  - Sie beginnen, lauter zu sprechen.
  - Sie empfinden die Kommunikation als anstrengend.
  - Sie setzen verstärkt Mimik und Gestik ein.
  - Körperhaltung und Verhalten werden übertrieben zugewandt („overprotection").
  - Es kommt Frustration auf: „Der andere versteht ja sowieso nichts."
  - Die Frustration kann auch in Aggression gegen den Gesprächspartner umschlagen.
  - Das Sprechtempo wird verlangsamt, manchmal auch erhöht.
  - Die Prosodie wird künstlich, Akzentuierungen wirken unnatürlich.

- *Die Teilnehmer mit verlegtem Gehörgang zeigen folgende Gefühle oder Verhaltensänderungen:*
  - Das Zuhören ist anstrengend.
  - Sie werden angespannt und nervös.
  - Sie werden motorisch unruhig.
  - Sie suchen zunehmend das Mundbild des Gesprächspartners.
  - Die akustische Eigenkontrolle ist erschwert. Daraus resultieren Lautstärkeveränderungen.
  - Die Wahrnehmung der Umgebung inklusive des Blickfelds schränkt sich ein.
  - Sie schalten zwischendurch mal ab, klinken sich vorübergehend aus der Unterhaltung aus.
  - Teilweise ist es nötig, sich zu vergewissern, ob man etwas richtig verstanden hat.
  - Man geniert sich und möchte nicht ständig nachfragen.
  - Anstatt alles Gesagte wirklich zu verstehen, wird manches nur assoziiert und interpretiert. Dies wirkt frustrierend.

Stetho-Clip-Übung

Für diese Übung sind einige Hilfsmittel nötig. Man braucht zumindest ein funktionierendes Hörgerät, besser mehrere, sowie entsprechend viele Stetho-Clips. Stehen diese Materialien zur Verfügung, beinhaltet der weitere Ablauf wenig Aufwand. Die Durchführung ist auch im Rahmen eines ganz normalen Informationsabends oder Vortrags möglich.

Während also z.B. einer etwas vorträgt, hören die Teilnehmer zu. Dabei benutzen sie der Reihe nach ein Hörgerät am Stetho-Clip. (Der Lautstärkeregler am Hörgerät sollte anfangs unbedingt heruntergedreht sein!) Es wird dann deutlich, wie laut und entsprechend störend Nebengeräusche übertragen werden. Der Klang ist fremd und ungewohnt. Bei lauten Geräuschen oder beim Verstellen des Lautstärkereglers (sofern vorhanden) kann es zu Verzerrungen kommen, die das Verstehen erschweren. Nach einer Weile ist das Zuhören anstrengend.

Die Übung kann noch gesteigert werden, wenn ein defektes Hörgerät mit leichten Verzerrungen eingesetzt wird. Interessant kann auch die Durchführung in einem relativ leeren, hohen oder großen Raum ohne Schallschutz sein.

10 Literatur

Angermaier MJW (1977) Psychololinguistischer Entwicklungstest (PET), 2. Aufl. Beltz, Weinheim

Axline V (1990) Kinder-Spieltherapie im nicht-direktiven Verfahren, 7. Aufl. Reinhardt, München

Ayres AJ (1984) Bausteine der kindlichen Entwicklung. Die Bedeutung der Integration der Sinne für die Entwicklung des Kindes. Springer, Berlin Heidelberg New York

Becker W, Naumann HH, Pfaltz CR (1986) Hals-Nasen-Ohren-Heilkunde, 3. Aufl. Thieme, Stuttgart New York

Bertram B (1999) Die Qualitätssicherung in der Basistherapie bei Kindern mit einem Cochlea-Implantat aus der Sicht der Rehabilitationszentren (CIC). In: Schnecke 24, Deutsche Cochlear Implant Gesellschaft e. V. (Hrsg), Hannover

Behrendt WS, Pascher W (1998) Grundlegende Vorbemerkungen zu diesem Buch. In: Pascher W, Bauer H (Hrsg) Differentialdiagnose von Sprach-, Stimm- und Hörstörungen, 2. Aufl. Edition Wötzel, Frankfurt a/M

Biesalski P, Frank F (1994) Phoniatrie – Pädaudiologie, 2. Aufl. Thieme, Stuttgart New York

Calcagnini Stillhard E (1994) Das Cochlear-Implant. Eine Herausforderung für die Hörgeschädigtenpädagogik. Edition SZH, Luzern

Clahsen H (1986) Die Profilanalyse. Ein linguistisches Verfahren für die Sprachdiagnostik im Vorschulalter. Marhold, Berlin

Clahsen H (1989) Grammatiken für die gestörte Kindersprache – Zur Aufgabe der Profilanalyse bei der Sprachdiagnose. In: Sprache – Stimme – Gehör 13:176

Dannenbauer FM (1983) Der Entwicklungsdysgrammatismus als spezifische Ausprägungsform der Entwicklungsdysphasie. Ladewig, Birkach Berlin München

Dickmann C, Flossmann I, Klasen R, Schrey-Dern D, Stiller U, Tocküss C (1994) Logopädische Diagnostik von Sprachentwicklungsstörungen. Sprachsystematisch konzipierte Prüfverfahren. Thieme, Stuttgart New York

Fellinger J, Holzinger D, Mally B (1997) Aspekte der familiären Verarbeitung von hochgradiger Hörschädigung bei Kindern – Eine empirische Studie. In: Sprache – Stimme – Gehör 21:60–63

Fritze C, Probst W, Reinartz E, Reinartz A (1976) Hören – Auditive Wahrnehmungsförderung. Crüwell, Dortmund

Frostig M (1993), Frostigs Entwicklungstest der visuellen Wahrnehmung: FEW. Deutsche Form des „Developmental Test of Visual Perception" von Marianne Frostig. Deutsche Bearbeitung von Lockowandt O, 7. Aufl. Beltz, Weinheim

Gadamer H-G (1986) Hermeneutik II: Wahrheit und Methode. Ergänzungen. Register (Hans-Georg Gadamer. Gesammelte Werke Bd. 2). Mohr, Tübingen

Gordon T (1989) Familienkonferenz. Heyne, München

Grimm H, Schöler H (1991) Heidelberger Sprachentwicklungstest (HSET), 2. Aufl. Westermann, Göttingen

Grosjean F (1999) Das Recht des gehörlosen Kindes, zweisprachig aufzuwachsen. In: Forum Logopädie (Juli 1999) 4:18–19

Hartmann S, Seifert E (1998) Innenohrschwerhörigkeit. In: Pascher W, Bauer H (Hrsg) Differentialdiagnose von Sprach-, Stimm- und Hörstörungen, 2. Aufl. Edition Wötzel, Frankfurt a/M

Heil W, Martens D, Schmitz M, Schrey D (1986) Diagnostik des kindlichen Grammatikerwerbs. Eine Fallstudie auf der Grundlage der Profilanalyse nach H. Clahsen und Versuche, das Verfahren für die logopädische Praxis zu reduzieren. Projektarbeit Lehranstalt für Logopäden. Medizinische Fakultät der RWTH, Aachen

Hellbrügge T (1994) Münchener Funktionelle Entwicklungsdiagnostik (MFE), 4. Aufl. Reinhardt, München
Innerhofer P (1990) Kleine Psychologie für Eltern, 3. Aufl. Moderne Verlagsgesellschaft, München
Jacobs H, Schneider M, Weishaupt J (1996) Hören - Hörschädigung. Informationen und Unterrichtshilfen für allgemeine Schulen. Der Paritätische Wohlfahrtsverband in Hessen (Hrsg). Imprenta, Obertshausen
Kiese C (1979) Selektive entwicklungsphysiologische und -psychologische Tabelle. Beltz, Weinheim
Kiese C, Kozielski PM (1996) Aktiver Wortschatztest für drei- bis sechsjährige Kinder (AWST 3-6), 2. Aufl. Beltz, Weinheim
Kiphard EJ (1994) Wie weit ist mein Kind entwickelt? Eine Anleitung zur Entwicklungsüberprüfung, 8. Aufl. Verlag modernes Lernen, Dortmund
Lamprecht-Dinnesen A (1998) Beidseitige Hörrestigkeit/Taubheit und Cochlear Implants. In: Pascher W, Bauer H (Hrsg) Differentialdiagnose von Sprach-, Stimm- und Hörstörungen, 2. Aufl. Edition Wötzel, Frankfurt a/M
Lauer N (1999) Zentral-auditive Verarbeitungsstörungen im Kindesalter. Grundlagen - Klinik - Therapie. Thieme, Stuttgart New York
Leiber B (1990) Die klinischen Syndrome. Syndrome, Sequenzen und Symptomkomplexe. Burg G, Kunze J, Pongratz D, Scheurlen PG, Schinzel A, Spranger J (Hrsg) Krankheitsbilder (Bd 1) und Symptome (Bd 2), 7. Aufl. Urban & Schwarzenberg, München Baltimore Wien
Lehnhardt E (1978) Praktische Audiometrie. Lehrbuch und synoptischer Atlas. Begründet von Bernhard Langenbeck, 5. Aufl. Thieme, Stuttgart
McConkey Robbins A, Svirsky M, Kirk K (1997), Children with implants can speak but can they communicate? Otolaryngology - Head and Neck Surgery 117/3, Part 1:155-160
McConkey Robbins A, Bollard P, Green J (1999) Language Development in Children implanted with the CLARION cochlear implant. In: Annals of Otology, Rhinology and Laryngology, Supplement 177 (April 1999) 108/4 Part 2:113-118
Mottier G (1974) Akustische Differenzierungs- und Merkfähigkeitsprüfung. Die psychologische Untersuchung zur Erfassung des Legasthenikers. Züricher Lesetest. Huber, Bern
National Campaign for Hearing Health (NCHH) (1999) Infant Hearing Checklist. Deafness Research Foundation, New York, NY Washington, DC
Niemeyer W (1976) Bremer Lautdiskriminationstest (BLDT). In: Bremer Hilfen für leserechtschreibschwache Kinder. Paul Herbig, Bremen
Pascher W, Bauer H (1998) (Hrsg) Differentialdiagnose von Sprach-, Stimm- und Hörstörungen, 2. Aufl. Edition Wötzel, Frankfurt a/M
Raven JC, Court J, Raven J Jr. (1980) CPM: Raven-Matrizen-Test. Coloured Progressive Matrices, JC Raven Ltd. Deutsche Bearbeitung von Schmidke A, Schaller S und Becker P, 2. Aufl. Beltz, Weinheim.
Reynell JK (1985) Reynell Developmental Language Scales. 2nd revision by Huntley M. NFER NELSON, Windsor
Reynell JK (1985) Sprachentwicklungsskalen. Deutsche Bearbeitung von Sarimski K. Röttger, München
Schäfer H (1986) Bildwortserie zur Lautagnosieprüfung und zur Schulung des phonematischen Gehörs. Beltz, Gießen
Schmid-Giovannini S (1996) Hören und Sprechen - Anleitung zur auditiv-verbalen Erziehung hörgeschädigter Kinder. Internationales Beratungszentrum Meggen. Zollikon, Schweiz
Senf D (1999) CI-Rehabilitation aus logopädischer Sicht. Schnecke 24:18
Szagun G (1996) Sprachentwicklung beim Kind, 6. Aufl. Psychologie Verlags Union, Weinheim
Tellegen PJ, Winkel M, Wijnberg-Williams BJ, Laros JA (1998) Snijders-Oomen Non-verbaler Intelligenztest (SON-R 2 1/2-7). Swets, Lisse
Tewes U (1984) Hamburg-Wechsler Intelligenztest für Kinder - Revision 1983. HAWIK-R. Handbuch und Testanweisung Uwe Tewes (Hrsg und Bearbeitung). 2. Aufl. Huber, Bern Stuttgart Wien
Weiß R, Osterland J (1980) Grundintelligenztest CFT 1, Skala 1, 4. Aufl. Westermann, Braunschweig
Welte V (1981) Der Mottier-Test, ein Prüfmittel für die Lautdifferenzierungsfähigkeit und die auditive Merkfähigkeit. In: Sprache - Stimme - Gehör 5:121-125
Wendlandt W (1998) Sprachstörungen im Kindesalter. Materialien zur Früherkennung und Beratung, 3. Aufl. Thieme, Stuttgart New York

Wirth G (1994) Sprachstörungen, Sprechstörungen, kindliche Hörstörungen. Lehrbuch für Ärzte, Logopäden und Sprachheilpädagogen, 4. Aufl. Deutscher Ärzte-Verlag, Köln

Wyatt GL (1973) Entwicklungsstörungen der Sprachbildung und ihre Behandlung. Hippokrates, Stuttgart

11 Sachverzeichnis

A

B

C

D

E

F

G

H

I

K

L

M

N

O

P

R

S

T

U

V

W

Z

Druck: Saladruck, Berlin
Verarbeitung: H. Stürtz AG, Würzburg